全国高等学校教材
供医学检验技术专业用

临床实验室质量管理基础

主　　审　熊立凡

主　　编　胡晓波　李　莉

副 主 编　居　漪　杨振华

编　　委（以姓氏笔画为序）

　　　　　王文惠　上海中医药大学

　　　　　方文娟　上海健康医学院

　　　　　江　叶　上海交通大学医学院（兼职教授）

　　　　　李　莉　上海交通大学医学院

　　　　　杨振华　上海中医药大学

　　　　　陈伟琴　上海中医药大学

　　　　　金　磊　上海健康医学院

　　　　　周之炜　上海交通大学医学院（兼职教授）

　　　　　居　漪　上海市临床检验中心

　　　　　胡晓波　上海中医药大学

　　　　　黄维纲　上海市临床检验中心

　　　　　彭奕冰　上海交通大学医学院

　　　　　程伟志　上海交通大学医学院（兼职教授）

编写秘书　陈伟琴　上海中医药大学

　　　　　杨卫冲　上海交通大学医学院（兼职教授）

人民卫生出版社

图书在版编目（CIP）数据

临床实验室质量管理基础 / 胡晓波,李莉主编. —北京：人民卫生出版社,2018

ISBN 978-7-117-27321-3

Ⅰ.①临… Ⅱ.①胡… ②李… Ⅲ.①实验室诊断-质量管理-医学院校-教材 Ⅳ.①R446

中国版本图书馆 CIP 数据核字（2018）第 191987 号

| 人卫智网 | www.ipmph.com | 医学教育、学术、考试、健康，购书智慧智能综合服务平台 |
| 人卫官网 | www.pmph.com | 人卫官方资讯发布平台 |

版权所有，侵权必究！

临床实验室质量管理基础

主　　编：胡晓波　李　莉
出版发行：人民卫生出版社（中继线 010-59780011）
地　　址：北京市朝阳区潘家园南里 19 号
邮　　编：100021
E - mail：pmph @ pmph.com
购书热线：010-59787592　010-59787584　010-65264830
印　　刷：北京九州迅驰传媒文化有限公司
经　　销：新华书店
开　　本：787×1092　1/16　印张：13
字　　数：324 千字
版　　次：2018 年 10 月第 1 版　2022 年 1 月第 1 版第 3 次印刷
标准书号：ISBN 978-7-117-27321-3
定　　价：39.00 元

打击盗版举报电话：010-59787491　E-mail：WQ @ pmph.com
（凡属印装质量问题请与本社市场营销中心联系退换）

前 言

临床实验室应为临床提供准确和及时的检验服务,检验服务涉及众多环节与方法,必须以符合质量标准的方式运行,因此,质量管理是临床实验室的核心工作之一。

本教材从临床实验室质量管理的基础要求出发,涵盖临床实验室检验前、中、后各个环节的质量管理,包括安全管理、检验前过程管理、检测系统性能评价、检验结果的质量保证,以及检验后过程管理。如在检测系统性能评价方面,包括正确度和精密度的确认/验证,在检验项目临床功效评价方面,包括诊断特异性和灵敏度。期望能在临床实验室质量管理教学中采用新的模式,引起学生兴趣,了解质量管理的基本内容,强化统计学技能,提高教学效果。

本教材还提供了一系列临床实验室质量管理工作中的实际案例,并提出了解决方案,便于学生理论联系实际,更好地运用相关知识为临床服务。

本教材不但适用于医学检验技术专业本、专科学生,还可作为国际标准化组织(ISO)15189实验室认可的参考读物。由于编者水平有限,在编写过程中难免挂一漏万,希望广大师生和同道多提意见和建议。

在本教材编写过程中得到了上海交通大学医学院、上海健康医学院、上海中医药大学和上海市临床检验中心的大力支持,在此一并表示感谢!

编 者
2018年1月

目　录

第一章

概　论

提高质量和安全的一系列管理方法,在工业领域中已实际运用了数十年,部分方法在临床实验室中也已常规使用,如室内质量控制;部分方法在临床实验室日常工作中较少应用,但基于多维度的质量和安全管理要求,临床实验室也应致力于关心这些较少应用的管理方法。

本章回顾了临床实验室质量管理的历史,提供了思考和评价每个质量管理方法的优点和局限性的理念,以及建立临床实验室质量管理体系的方法。

第一节　质量管理简史

一、国际质量管理简史

1918 年,经过对美国临床实验室的初步调查,美国外科医师学会(American College of Surgeons, ACS)出版了《实验室技术员的需求和培训手册》。

20 世纪 30 年代,美国贝尔公司实验室统计学家 Shewhart 开创了统计学过程控制(statistical process control, SPC)理念,也称为统计学质量控制(statistical quality control, SQC),并出版了著名的 *Economic Control of Quality of the Manufactured Product* 专著。20 世纪 40 年代,Deming 在美国工业界开展了 SPC 培训。20 世纪 40 年代后期到 1950 年,在日本工业界,Deming 在通讯方面引入 SPC,同期,Juran 开展了质量管理培训工作,全面推动和建立了质量管理和持续质量改进理念。1947 年,澳大利亚国家检测机构协会(National Association of Testing Authorities, NATA)成立世界上第一个国家实验室认可组织。

20 世纪 50 年代,美国病理学家 Levey 和 Jennings 首先在临床实验室引入 SQC 理念,是利用患者标本重复测定,建立手工方法的精密度监测方法。1952 年,Henry 和 Segalove 提出利用混合患者标本作为质控物,建立单值(single value)质量控制(quality control, QC)方法,制作改良 Levey-Jennings 质控图,应用 2s 控制限。20 世纪 60 年代,随着临床实验室逐步开始走向自动化,厂商开始能提供商品化质控品和标准化 SQC 实践。在连续多通道分析仪出现后,使用 2s 控制限(概率是 0.954)显示了固有的假失控,如随测定次数增加,假失控概率(probability for false rejection, Pfr)也随之增加,如做 2 次质控 Pfr 为 9.0%[(1−0.954²)×100],做 3 次质控 Pfr 为 13.2%,做 4 次质控 Pfr 则达到 17.2%。

由于没有相关的法律来规范临床实验室的行为,不同临床实验室之间检验结果一致性较差,使美国公众和国会对检验报告的质量提出了质疑。1967 年,美国国会颁布了《临床实验室改进法案》(Clinical Laboratory Improvement Act 1967, CLIA 67), 1988 年颁布修订版《临床实验室改进法案修正案》(Clinical Laboratory Improvement Amendment 88, CLIA 88), 于 1992 年正式实施, 2003 年为最终版, CLIA 88 要求每天 QC 至少做 2 个水平质控品。法国政府于 1999 年发布了 NOR: MESP 9923609A《医学生物分析实验规则》的类似法律法规。1967 年, 成立了美国国家临床实验室标准委员会(National Committee on Clinical Laboratory Standards, NCCLS), 2005 年更名为临床和实验室标准协会(Clinical and Laboratory Standards Institute, CLSI), 并由美国病理学家协会(College of American Pathologists, CAP)等机构开始实施认可事务, 如美国病理学家协会实验室认可计划(College of American Pathologists Laboratory Accreditation Program, CAP-LAP)。1976—1977 年, Westgard 通过了解工业质控的来源认识了临床实验室质控, 发现了 2s 控制限问题, 那么选择哪种质控规则呢? 考虑使用 Shewhart 也曾推荐过 3s 作为控制限(概率是 0.997), 2s 作为警告限, 但 3s 假失控概率太低, 误差检出能力不能满足临床实验室需求。1981 年, 按最小假失控概率和最大误差检出率原则, 推荐 Shewhart 多规则质控, 现常被称为 Westgard 多规则。20 世纪 80 年代, 许多临床实验室开始使用多规则质控, 有厂商首先在仪器软件中提供必要 QC 功能, 即 Westgard 多规则。多规则 QC 是适用于自动化仪器的第二代 QC, 是手工方法第一代 Levey-Jennings QC 方法的发展, 此阶段多规则适用于所有检验项目。

20 世纪 80 年代, 检测系统得到了飞速发展。DuPont ACA 仪器开创了稳定化自动随机进样分析仪的新纪元。之前, 没有任何一台仪器设备能稳定一整天, 该检测系统所需 QC 测定频率更低, QC 规则更须适当, 提示不同检测系统应使用不同 QC 程序。通过选择和设计 QC 程序, 使不同检测系统和技术能满足性能特征的是第三代 QC。

同一时期, 美国工业界引入了全面质量管理(total quality management, TQM)的概念, Deming 和 Juran 引领了质量革命, 特别强调管理责任(management responsibilities)和质量承诺(commitments to quality)。客户满意是基于方法性能的初步评价, QC 用于监控方法性能的适用性。当建立方法评价方案时, 需有与判断标准相关的质量要求指标, 即允许总误差。对单个检验项目来说, SQC 程序不是最佳的质量要求, 应基于方法精密度和偏移。1986 年, Westgard 出版了 *Cost-Effective Quality Control* 专著, 将 TQM 用于临床实验室。TQM 是第四代 QC, 其原则是, 优选的 QC 程序应基于检验项目用途的质量要求, 特别是基于所用方法的精密度和偏移, 以减少假失控概率并证明 QC 设计的有效性和最优化。

20 世纪 90 年代, 工业界引入六西格玛(6 Sigma)质量管理来提高 QC 设计理念, 近年此概念也引入了医疗机构和临床实验室。6 Sigma 强调允许限(tolerance limits)应达到世界级质量(world class quality)目标, 提供统一的方式描述质量, 用 "缺陷、缺陷率、百万缺陷率(defects per million, DPM)和 Sigma 值" 等术语。CLSI C24 文件 *Statistical Quality Control for Quantitative Measurement Procedures* 提到了标准化 QC 设计工具。Parvin 改进了 QC 设计, 特别是 QC 频率。QC 应按已知和未知事件设定, 如已知事件是已知时间会发生的事件, 如试剂瓶更换、仪器维护和机械部件更换。所以, 推荐 QC 策略是在 "启动" 分析批时, 使用具有高误差检出率的 QC 程序; 在 "监测" 阶段, 分析批中间使用假失控概率低的 QC 程序; 在 "结束" 阶段, 考虑使用患者数据的 QC 程序, 观察整个分析批所有患者测量数据的结果均值。多阶段 QC 为第五代 QC, 即常规测量系统在不同时间设计不同的 QC 方法。随着床旁检验(point of care testing, POCT)设备流行, 美国医疗保险和医疗救助服务中心(Centers for Medicare & Medicaid Services, CMS)很难要求每天做 2 个水平 QC。厂商称内置质控已足够,

CMS 也允许使用"电子 QC"来替代液体质控。近来 CMS 又补充了对 POCT 设备新要求，最低 QC 频率为 2 个水平 / 每天或每周或每月，称为等效 QC。

等效 QC 的问题显而易见，2011 年，CLSI 发布了 EP23 *Laboratory Quality Control Based on Risk Management* 文件。风险分析是涉及测量系统的系统回顾，识别所有可能的失控模式。每次失控的发生风险是基于事故发生概率。临床实验室应识别出高风险的事项，建立策略，以减少危害，预防事故发生和（或）最佳检出误差。

20 世纪 90 年代，国际和相关地区相继成立了实验室认可合作组织，如 1992 年亚太实验室认可合作组织（Asia Pacific Laboratory Accreditation Cooperation，APLAC）成立；1994 年欧洲实验室认可合作组织（European Cooperation for Accreditation，EA）成立；1996 年泛美实验室认可合作组织（Inter-American Accreditation Cooperation，IAAC）成立。1996 年，国际上成立了国际实验室认可合作组织（International Laboratory Accreditation Cooperation，ILAC），其宗旨是通过提高对获认可实验室出具的检测和校准结果的接受程度，促进国际贸易方面建立国际合作。

2003 年，国际标准化组织（International Organization for Standardization，ISO）发布了 ISO 15189《医学实验室质量和能力专用要求》（*Medical laboratories-Particular requirements for quality and competence*）文件，并于 2007 年和 2012 年进行了修订，我国已等同采用转化为 GB/T 22576《医学实验室质量和能力的专用要求》。2011 年，世界卫生组织（World Health Organization，WHO）发布《实验室质量管理体系手册》文件。上述两个文件为临床实验室管理提供了国际标准化要求。

此外，临床实验室的管理体系模式还有 ISO 9000 认证，认证仅保证某组织已处于有效的质量管理体系中，但不能证明该组织具有技术上被认可的能力。

二、国内质量管理简史

20 世纪 70 年代末，我国临床实验室开展检验项目少、专业人员少、设备自动化程度低、试剂使用混乱、质量意识淡薄、缺乏相应法律和法规等，总体水平远落后于发达国家，远不能满足临床医师和患者需求。20 世纪 80 年代后，随着国家对临床检验工作的重视，相继成立了相关机构来负责和指导全国的临床检验工作，如国家和各省市自治区临床检验中心、中华医院管理学会临床检验管理专业委员会、国家卫生标准委员会临床检验标准专业委员会等。

1982 年，卫生部批准成立卫生部临床检验中心（National Center for Clinical Laboratories，NCCL），以临床检验质量控制与改进为主要工作方向，通过构建、完善和实施临床检验质量管理与控制体系，持续改进临床检验质量，保障医疗卫生工作有效开展为工作目标。主要职责是组织全国临床检验质量管理和控制活动，组织开展全国医疗机构实验室室间质量评价，协助制定临床检验质量管理和控制相关技术规范和标准，提供相关工作建议和咨询、论证意见，落实临床检验质量管理和控制措施等。各省市自治区成立了省市自治区临床检验中心，并积极开展了地区性质量改进活动，已有 4 家按 ISO 17043 要求提供了能力验证服务。目前，临床检验中心开展的室间质量评价计划达 50 种，涵盖临床生物化学、免疫学、血液体液学、微生物学、分子生物学、输血检验等专业，包括约 400 个检验项目，参加单位约 4000 家，包括医疗机构、采供血机构、疾病控制机构、国际旅游卫生保健中心和体外诊断企业等。

1991 年，卫生部委托临床检验中心组织编写了《全国临床检验操作规程》，并于 1997

年、2007 年和 2015 年进行了修订,该书是我国第一部检验医学的标准操作规程,是规范我国临床实验室操作的理论基础。

1997 年,成立了卫生部标准化委员会临床检验标准化专业委员会,现更名为国家卫生标准委员会临床检验标准专业委员会,主要负责制定临床实验室管理(质量、安全、信息等)、临床检验技术(参考系统、参考区间、重要常规检验等)和检验项目临床应用等相关标准。目前,已制定并发布的卫生行业标准百余项。

2002 年,卫生部发布了《临床基因扩增检验实验室管理暂行办法》及其配套文件《临床基因扩增检验实验室基本标准》,标志着我国第一个临床实验室质量保证的法规性文件诞生。2006 年,卫生部颁布了《医疗机构临床实验室管理办法》,这是医疗机构临床实验室建设和管理中一个重要事件,是临床实验室准入的标准,标志着我国临床实验室管理迈入了法制化和规范化的时代。2016 年,国家卫生计生委正式发布了《医学检验实验室基本标准(试行)》和《医学检验实验室管理规范(试行)》,这是独立医学检验实验室准入的规范,标志着独立医学检验实验室的管理将有章可循。

1993 年,中国实验室国家认可委员会(CNACL)成立,这是我国第一个实验室认可机构,标志着我国实验室认可制度的正式建立。1996 年,中国国家进出口商品检验实验室认可委员会(CCIBLAC)成立。2002 年,CNACL 和 CCIBLAC 合并成立中国实验室国家认可委员会(CNAL)。2006 年,CNAL 和中国认证机构国家认可委员会(CNAB)合并成立中国合格评定国家认可委员会(China National Accreditation Service for Conformity Assessment,CNAS),能对产品、过程、体系、人员及机构满足规定要求的检验、检测、校准和认证认可所有活动进行证明。2003 年,CNAL-AC23《医学实验室质量和能力认可准则》发布,2007 年更新为 CNAS-CL02,等同采用 ISO 15189:2003 版,2013 年发布更新版,等同采用 ISO 15189:2012 版。

总之,上述有关临床实验室各种规章、规程、标准和规范等的出台,对规范我国临床实验室的管理、提高我国临床检验的质量发挥了重要作用。

(胡晓波)

第二节 质量管理概述

临床检验结果准确、可靠是临床检验工作的首要任务,也是精准医疗重要组成部分。临床实验室质量管理致力于提高检验质量,通过质量管理基本方法和基本技术使检验结果符合患者实际情况。临床实验室质量管理通常需遵循国家或国际的实验室管理法律、法规、标准或指南,因此,对质量管理的认识应与这些法律、法规、标准或指南保持一致。

一、质量管理概念

临床检验主要通过各种相关检验工作产生检验报告。准确的检验结果能帮助临床医师正确地诊断、防治疾病,广泛应用于公共卫生领域。99% 检验结果准确似乎可被接受,但1% 的错误都可能产生严重的医疗后果,如延误诊断、过度治疗、错误诊断、发生治疗并发症、增加不必要的附加检验等,既增加医疗费用和患者痛苦程度,又影响患者的情绪和临床疾病预后。为了能得到高度准确和可靠的结果,要求临床实验室以最佳方式开展所有操作,运行所有程序。临床实验室涉及的人员和环节众多,任何一个环节出现问题都可导致检验结果不准确。临床实验室为了实现承诺的质量目标,应按自身工作特点,规范化所有过程和程序,建立和完善自身的质量管理体系,确保检验结果准确可靠。

(一)质量

质量(quality)体现了产品或工作的优劣程度,是各行各业的立身之本。质量的内涵十分丰富,随着社会经济和科学技术发展,在不断充实、完善和深化。

1. **质量的定义** 质量究竟是指什么? Juran 从客户角度出发,提出"质量就是产品的适用性",即产品在使用时能满足客户的需求。Crosby 从生产者角度出发,把质量概括为"产品符合规定要求的程度"。Drucker 认为"质量就是满足需要"。Deming 认为质量应以客户的需求为目标。所有质量的定义都强调了客户需求或规定要求。ISO 9000 对质量的定义是"客体的一组固有特性满足要求的程度"。说明"质量"是可以用差、好或优秀等形容词来修饰的。其中,"固有"(其反义是"赋予")是存在于客体中的;"客体"是可感知或可想象到的任何事物,如产品、服务、过程、人员、组织、体系和资源等,可能是物质的(如一张纸)、非物质的(如一个项目计划)或想象的(如组织未来的状态);特性是可区分的特征,可以是固有的或赋予的,可以是定性的或定量的,有各种类别的特性,如物质的(如机械的、电的、化学的、生物学的特性)、感官的(如嗅觉、触觉、味觉、视觉、听觉)、行为的(如礼貌、诚实、正直)、时间的(如准时性、可靠性、可用性、连续性)、工效的(如生理特性、人身安全特性)和功能的(如飞机最高速度);"要求"是明示的、通常隐含的或必须履行的需求或期望,可由不同的相关方或组织自己提出,为实现较高的客户满意,可能有必要满足客户既没有明示,也不是通常隐含的或必须履行的期望,而"通常隐含"是组织和相关方的惯例或一般做法,所考虑的需求或期望是不言而喻的,"规定"要求是经明示的要求,如在成文信息中阐明,"特定"要求可使用限定词表示,如产品要求、质量管理要求、客户要求和质量要求。

总之,质量就是为了满足已知的、未知的需求或期望,从物质、感官、行为、时间、工效或功能等固有特征上进行规范,以期使可感知的或可想象到的任何事物感到满意。

2. **检验质量** 对临床实验室来说,至少患者以及代表患者的临床医护就是客户。客户已知或未知的需求可能包含许多方面,所以质量也具有多维性。如实验室规定某检验项目报告时间为 1 小时,却在 2 小时后才发报告,临床医师或患者完全有理由抱怨临床实验室服务未达到预期质量;还有,通常临床医师或患者无法从技术上理解和讨论检测系统的性能特征,检验人员有责任理解临床需求,并将其转化为分析性能要求,满足客户"隐含需求"。WHO 的《实验室质量管理体系手册》将临床实验室检验质量概括为检验结果报告的可靠性、准确性和及时性,也就是要求检验操作必须可靠,检验结果应尽可能准确,检验报告必须及时,以利于临床对疾病的诊治,这是临床实验室应向客户作出承诺的最高质量目标。

(二)质量管理

临床实验室为了满足客户的需求,实现向客户承诺的质量目标,必须进行良好的质量管理。在质量管理过程中,"质量"的含义是广泛的,除产品质量外,还包括工作质量,因此,质量管理不仅要管好产品本身的质量,还要管好质量赖以产生和形成的工作质量。

1. **质量管理的定义** 质量管理(quality management)是在质量方面指挥和控制组织的协调活动,包括制定质量方针和质量目标,以及通过质量策划、质量保证、质量控制和质量改进来实现这些质量目标的过程,是一个相当复杂的过程,包含众多对象、成分和要素,需小心组织和实施。

（1）质量方针（quality policy）：是由实验室管理层正式发布的关于质量方面的实验室宗旨和方向。通常，质量方针与组织的总方针相一致，可以与组织的愿景和使命相一致，并为制定质量目标提供框架。GB/T 19000 标准提出，质量管理原则可作为制定质量方针的基础。实验室管理层应在质量方针中规定质量管理体系的目的，确保质量方针应：①与组织的宗旨相适应；②包含良好职业行为，检验预期目的和持续改进的承诺；③为建立和评审质量目标提供框架；④在组织内得到传达，并使成员理解；⑤对持续适用性进行评审。

（2）质量目标（quality objective，QO）：是在质量方面要实现的结果。质量目标通常依据临床实验室质量方针制定。应在组织的相关职能、层级和过程分别规定质量目标，包括满足客户需求的目标。质量目标应可测量，并与质量方针一致。

（3）质量策划（quality planning，QP）：是质量管理的一部分，致力于制定质量目标，并规定必要的运行过程和相关资源以实现质量目标。编制质量计划是质量策划的一部分，质量计划是对特定的客体，规定由谁、何时应用程序和相关资源的规范。实验室管理层应确保落实质量策划，以满足质量管理体系要求和质量目标，并确保在策划并改变质量管理体系时，维持其完整性。

（4）质量控制（quality control，QC）：是质量管理的一部分，致力于满足质量要求。主要监控临床实验室整个检验过程，检出问题，并在发出检验报告前采取纠正措施的程序。统计学质量控制是临床实验室最常用 QC 方法。

（5）质量保证（quality assurance，QA）：是质量管理的一部分，致力于提供质量要求会得到满足的保证。Westgard 提出，QA 含义应由质量保证改为质量评估（quality assessment，QA），因为这一环节重点在于取得对质量的度量。质量评估是对质量各方面和特性更广泛的监控，如周转时间、患者准备、标本采集、结果报告等。临床实验室应建立并遵守 QA 政策和程序，应监测和评价整个检验过程（检验前、中、后）质量。QA 应能评价其政策和程序的有效性：①识别并纠正问题，保证检验质量；②保证检验人员数量适当且有能力。实验室可根据评估结果对 QA 政策和程序进行复审。所有 QA 活动应有记录。

（6）质量改进（quality improvement，QI）：是质量管理的一部分，致力于增强满足质量要求的能力。质量要求可以是有关任何方面的，如有效性（effectiveness，完成策划的活动，并得到策划结果的程度）、效率（efficiency，得到的结果与所用资源之间的关系）和可追溯性（traceability，追溯客体的历史、应用情况或所处位置的能力）。QI 旨在确定 QC 和 QA 所发现问题的根源或起因，通过个人或团队协作予以解决。临床实验室应通过实施管理评审，将实验室在评估活动、纠正措施和预防措施中显示出的实际表现与质量方针和目标中规定预期进行比较，以持续改进质量管理体系有效性，应覆盖患者医疗相关范围及医疗结果的所有活动。改进活动应：①优先针对风险评估中得出的高风险事项；②制定文件并实施改进；③通过针对性评审或审核相关范围的方式确定所采取措施的有效性。实验室管理层应就改进计划和相关目标与员工沟通。

总之，临床实验室质量管理在质量方针指导下，确定质量目标，通过设置组织机构，分析确定需进行的各项质量活动，制订程序，给出从事各项质量活动的工作方法，充分利用各种资源，使各项活动能经济、有效、协调地进行，从而将质量管理体系最终成果，不仅体现在准确、及时的检验报告上，而且还能为最终客户提供相关解释和咨询服务。

2. 质量管理的原则　质量管理涉及检验流程各个过程，需临床实验室管理层指挥、控制和协调，每个过程都必须正确实施才能确保检验结果报告的准确、可靠和及时。图 1-1a

是目前质量管理的过程管理模式图,每一过程均有用于控制的特定监视和测量检查点,这些检查点根据相关的风险有所不同,每个检验过程均可按此过程模式分解作图,以此作为质量管理体系建立的基础;图 1-1b 是过程模式 PDCA 循环图,过程模式包括按组织的质量方针和战略方向,对各过程及其相互作用进行系统的规定和管理,从而实现预期结果;采用 PDCA 循环和始终基于风险的思维,对过程和整个体系进行管理,以有效利用机遇,防止发生不良结果。PDCA 循环简述为:策划(plan,P)是根据客户的要求和组织的方针,建立体系的目标及过程,确定实现结果所需的资源,并识别和应对风险和机遇;实施(do,D)是执行所做的策划;检查(check,C)是根据方针、目标、要求和所策划的活动,对过程及形成的产品和服务进行监视和测量,并报告结果;处置(act,A)是在必要时,采取措施提高绩效。

GB/T 19000 的质量管理原则被认为是最高管理者用于领导组织进行业绩改进的指导原

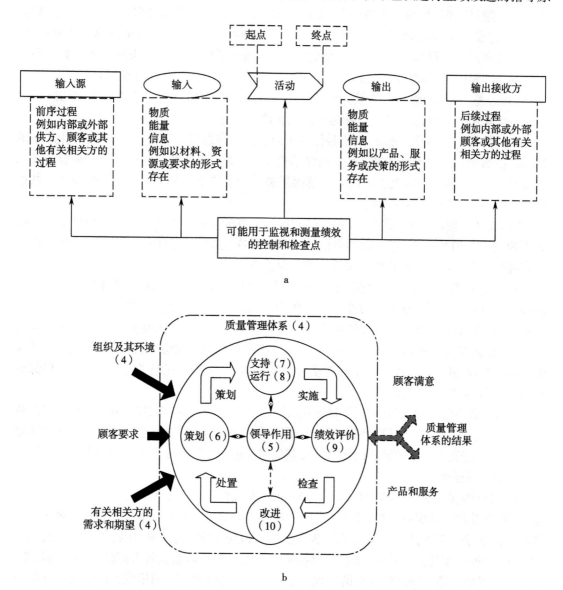

图 1-1　单一过程管理模式图和过程模式的 PDCA 循环图

a. 单一过程管理模式图;b. 过程模式的 PDCA 循环图

则,目前有七条原则。

(1)以客户为关注焦点:质量管理首要关注点是满足客户要求,并努力超越客户期望。组织只有赢得和保持客户和其他有关方信任才能获得持续成功。与客户相互作用的每个方面,都提供了为客户创造更多价值的机会。理解客户和其他相关方当前和未来的需求,有助于组织的持续成功。

(2)领导作用:各级领导建立统一的宗旨和方向,并创造全员积极参与实现组织质量目标的条件。统一的宗旨和方向的建立,以及全员的积极参与,能够使组织将战略、方针、过程和资源协调一致,以实现其目标。

(3)全员积极参与:整个组织内各级胜任、经授权并积极参与的人员,是提高组织创造和提供价值能力的必要条件。为有效和高效管理组织,各级人员得到尊重并参与其中是极其重要的。通过表彰、授权和提高能力,促进在实现组织的质量目标过程中的全员积极参与。

(4)过程方法:将活动作为相互关联、功能连贯的过程组成的体系来理解和管理时,可更加有效和高效地得到一致的、可预知的结果。质量管理体系是由相互关联的序列过程所组成的。理解体系是如何产生结果的,能使组织尽可能地完善体系并优化绩效。

(5)改进:成功的组织会持续关注改进。改进对于组织保持当前绩效水平,对其内、外部条件变化做出反应,并创造新的机会,都是非常必要的。

(6)循证决策:利用、分析、评价最佳可用的数据和信息进行决策,更有可能产生期望的结果。决策是一个复杂的过程,且总包含某些不确定性,经常涉及多种类型和来源的输入及理解,而这些理解可能是主观的。理解因果关系和潜在非预期后果,对事实、证据、数据进行分析,可使决策更客观、可信。

(7)关系管理:为持续成功,组织需管理与相关方的关系。相关方影响组织绩效。当组织管理与所有相关方的关系,以尽可能有效发挥其在组织绩效方面的作用时,持续成功才更有可能实现。对供方及合作方关系管理尤为重要。

3. 质量管理的目标　质量管理已从 SQC 发展到 TQM 阶段。SQC 着重于应用统计方法控制生产过程的质量,发挥预防性管理的作用,从而保证产品质量。但产品质量的形成过程不仅与生产过程有关,还与其他许多过程、环节和因素有关。TQM 是一个组织以质量为中心、以全员参与为基础、通过让客户满意和组织所有成员及社会受益,达到管理长期成功的途径。TQM 更适应现代化大生产对质量管理整体性、综合性的客观要求,从过去局部管理走向全面、系统的管理。

通过全面质量管理,可达成以下目标:①达到、保持、追求持续改进的,符合要求的产品质量;②改进运营活动质量,以持续满足客户、利益相关方的要求;③为内部管理层、员工提供质量满足要求、改进正在实现的信心;④为客户、其他利益相关方提供其产品满足质量要求的信心。

(三)伦理规范

ISO 15189 关于临床实验室(clinical laboratory)[又称医学实验室(medical laboratory)]的定义,是以提供人类疾病诊断、管理、预防和治疗或健康评估的相关信息为目的,对来自人体的材料进行生物学、微生物学、免疫学、化学、血液免疫学、血液学、生物物理学、细胞学、病理学、遗传学或其他检验的实验室,该类实验室也可提供涵盖其各方面活动的咨询服务,包括结果解释和进一步适当检查的建议。这些检验也包括确定、测量或其他描述各种物质或微生物存在与否的程序。按我国《医疗机构临床实验室管理办法》对临床实验室的定义是对取自人体的各种标本进行生物学、微生物学、免疫学、化学、血液免疫学、血液学、生物物理学、细胞学等检验的实验室。

因此,临床实验室除提供检验服务外,还需提供相应的咨询服务,这也是检验质量的体现,属于客户的隐含需求。这就要求检验人员不仅要有合格的检验技能,而且要遵循临床实验室基本伦理规范。检验活动的伦理原则和实践可简单地描述为对受检者"行善而不伤害"。国际生物学实验科学联合会(International Federation of Biomedical Laboratory Science, IFBLS)和 ISO 15189 对伦理行为规范的要求如下。

1. IFBLS 要求 作为自愿从事生物医学实验的人员(包括科研人员、检验人员),有责任用已掌握的专业知识对健康事业做贡献,应能做到对社会、对客户、对同事和团队负责。

(1)社会责任为:①致力于使用生物医学实验技术造福人类;②开展生物医学实验研究,提高和改善公众健康;③负责建立新标准,改善现有标准,促进检验技术和保障患者安全;④对国际和地区相关环境问题负责,并发挥主导作用。

(2)客户责任为:①从检验申请、数据生成到最终检验报告应遵守规范的程序;②有义务讲生物医学实验服务的质量和诚信;③熟练运用专业判断和专业技能,谨慎满足国际标准;④维持患者和(或)客户信息和检验结果的严格保密性;⑤维护患者和(或)客户的尊严和隐私;⑥紧跟对患者和(或)客户有益的最新科学知识,提高检验结果报告的速度。

(3)同事和团队责任为:①支持和维护职业尊严,保持公正、诚信和可靠;②不断提高专业技能和知识;③积极寻求与其他医护人员建立合作和和谐的工作关系;④为学生、同事和医护人员提供专业知识和建议、教育和咨询;⑤在不违背职业道德的基础上,遵守工作场所政策、法律和法规。

2. ISO 15189 要求 检验人员应确保:①不卷入任何可能降低实验室可信度的活动,包括检验能力、判断能力、公正性和诚信力等;②不受任何可能的商业、财务或其他压力的利诱,从而对工作质量产生不利的、不正当的影响;③应公开且适宜声明可能的利益竞争,以免引起潜在冲突;④按相关法规要求处理人类样品、组织或剩余物;⑤维护信息的保密性。

二、质量管理标准

临床实验室检验报告事关患者健康乃至生命安全,对临床实验室质量和能力也有特殊要求,为此,一些国家和国际组织相继制定了一系列法律、法规、标准和指南。

(一)质量管理国际标准

为了加强临床实验室质量管理,应有一套切实可行的法规或标准来规范临床实验室的行为。国际上先后出台了一系列法律、法规、标准和指南,简述如下。

1. 国际标准化组织"ISO 17025"和"ISO 15189" 国际标准化组织(ISO)是全球各国标准化工作的指导组织,其发布的 ISO 9000 族质量管理体系标准,使全世界各领域对质量管理的认识发生了深刻变化。ISO 17025《检测和校准实验室能力的通用要求》和 ISO 15189《医学实验室质量和能力要求》都是以 ISO 9000 作为质量管理活动的母体标准。ISO 17025 标准从 1978 年诞生之日起至今已近 40 年,其间经历了修订、换版、改版等 6 次更新,2005 年发布的 ISO 17025:2005,将管理体系分为管理要求和技术要求两大部分,标准明确了"实验室质量管理体系仅符合 ISO 9001 要求,不能证明实验室具有出具技术上有效数据和结果的能力,同时,实验室质量管理体系符合 ISO 17025,也不意味其运作符合 ISO 9001 的所有要求",适用于从事检测或校准活动的所有实验室。2017 年发布的 ISO 17025:2017 做了重大修订,将要求分为:通用、结构、资源、过程、管理体系 5 个方面,并证明按 ISO 17025 要求运作的实验室也符合 ISO 9001 原则。ISO 15189 是从医学专业角度出发,更细化地描述临床实验室质量管理体系建设的要求,专用性更强,更适用于临床实验室。

2. 美国"临床实验室改进修正案(CLIA 88)"和法国"医学生物分析实验规则(NOR:MESP 9923609A)" 美国和法国分别立法规定了临床实验室管理要求,如 CLIA 88 要求临床实验室应参加室间质量评价、应开展室内 QC 和 QA 活动、应对患者检验进行管理,同时,临床实验室管理人员应有明确的资格和能力。自实施 CLIA 88 以来,通过强制性实验室认可、注册和登记,明显改善和提高了美国临床实验室管理质量和水平。其中,最著名的美国病理学家协会实验室认可计划(CAP-LAP)是临床实验室领域的主要认可机构,CAP-LAP 认可检查包含下列 9 个方面:①能力验证;②质量管理和质量控制;③标本采集、数据处理及报告;④纯水质量和玻璃器皿洗涤;⑤方法学性能评估;⑥实验室信息系统;⑦员工档案和能力评估记录;⑧空间和设施;⑨安全等要求。CAP-LAP 和 ISO 15189 认可的主要区别见表 1-1。

表 1-1 ISO 15189 认可和 CAP-LAP 认可的区别

区别要点	ISO 15189	CAP-LAP
性质	自愿性	强制性
来源	由基于临床实践的国际专家达成的一致意见	基于美国 CLIA 88 法律要求
体系	侧重于过程,强调全面质量管理体系的建设,以及组织维持相关实验室活动的质量管理体系有效性的整体能力	侧重于过程,强调专家在技术和操作方面的总体和特定要求的能力
评审员	有质量管理和临床实验室工作背景的评审员	在临床实验室工作的评审员
首次评审	首次评审根据客户意愿、内部资源和实验室承诺水平	从申请之日起 12 个月内对实验室进行检查
评审周期	评审周期是 6 年,首次获认可后,1 年内需接受监督评审,已获认可满 1 个周期后,第 2 年、第 4 年需接受复评审	获认可后,评审周期是 2 年,实验室需在首次认可后 12 月内进行自我评价,督查员会要求提供自我评价报告

(二)质量管理国内标准

本世纪初开始,我国陆续制定了一系列临床实验室相关法规、规范和标准,为临床实验室质量管理提供了参考依据,推动了临床实验室工作质量的全面提升。

1. 卫生部"医疗机构临床实验室管理办法" 临床实验室工作涉及检验人员、环境设施、检验设备和试剂耗材,以及检验程序等多方面,只有加强实验室的质量管理,才能提供有质量的检验报告,保证医疗质量和医疗安全。2006 年 2 月卫生部颁布了《医疗机构临床实验室管理办法》(卫医发[2006]73 号),该办法包含总则、医疗机构临床实验室管理的一般规定、质量管理、安全管理、监督管理、附则共 6 章 56 条,于 2006 年 6 月起实施。管理办法要求临床实验室加强质量管理工作,严格执行检验项目标准操作规程,使用的仪器、试剂和耗材应符合国家有关规定,保证检测系统的完整性和有效性,应开展室内质控,应参加室间质量评价,应建立质量管理记录。《医疗机构临床实验室管理办法》是强制性法规,是临床实验室必须遵守的最低要求。

2. 中国国家标准"GB/T 22576-2008" 2003 年 2 月 ISO 发布了 ISO 15189《医学实验室质量和能力专用要求》,是针对临床实验室认可制定的专用标准,承袭了 ISO 17025 管理和

技术要求描述的特点,吸收了 ISO 9000 过程管理的思想,将检测/校准方法及方法确认、测量溯源性、抽样、样品处置等要素融入了"检验前、检验中、检验后程序"等 3 个过程,有利于临床实验室理解和操作。ISO 15189 是当前指导临床实验室建立完善和先进的质量管理体系的最适标准,能帮助实验室更好地满足客户要求,改进服务质量。GB/T 22576-2008 等同采用 ISO 15189:2007 版,是我国临床实验室认可的标准,包括 15 项管理要求和 10 项技术要求(表 1-2),是一套详细规定和完善执行的过程管理模式,是实验室管理的较高要求,按自愿原则参加。

表 1-2　ISO 17025:2005 和 ISO 15189:2012、WHO《实验室质量管理体系手册》
管理要求和技术要求比较

ISO 17025	ISO 15189	WHO
4 管理要求	4 管理要求	
4.1 组织	4.1 组织和管理责任	1. 组织
4.2 管理体系	4.2 质量管理体系	1. 组织
4.3 文件控制	4.3 文件控制	8. 文件和记录
4.4 要求、标书和合同的评审	4.4 服务协议	5. 采购和库存
4.5 检测和校准的分包	4.5 受委托实验室的检验	5. 采购和库存
4.6 服务和供应品的采购	4.6 外部服务和供应	5. 采购和库存
4.7 服务客户	4.7 咨询服务	客户关注
4.8 投诉	4.8 投诉的解决	10. 不符合事件管理
4.9 不符合检测和(或)校准工作的控制	4.9 不符合项的识别和控制	10. 不符合事件管理
4.10 改进	4.10 纠正措施	10. 不符合事件管理
4.11 纠正措施	4.11 预防措施	11. 质量评估
4.12 预防措施	4.12 持续改进	12. 持续改进
4.13 记录的控制	4.13 记录控制	8. 文件和记录
4.14 内部审核	4.14 评估和审核	11. 质量评估
4.15 管理评审	4.15 管理评审	1. 组织
5 技术要求	5 技术要求	
5.1 总则	5.1 人员	4. 人员
5.2 人员	5.2 设施和环境条件	3. 设施和安全
5.3 设施和环境条件	5.3 实验室设备、试剂和耗材	6. 设备
5.4 检测和校准方法及方法的确认	5.4 检验前过程	7. 过程管理
5.5 设备	5.5 检验过程	7. 过程管理
5.6 测量溯源性	5.6 检验过程的质量保证	7. 过程管理
5.7 抽样	5.7 检验后过程	7. 过程管理
5.8 检测和校准物品的处置	5.8 结果报告	7. 过程管理
5.9 检测和校准结果质量的保证	5.9 报告发布	7. 过程管理
5.10 结果报告	5.10 实验室信息管理	9. 信息管理

(李　莉)

第三节　质量管理体系

临床实验室的检验服务对患者诊疗必不可少，应提供满足所有患者和负责患者医疗的临床人员的需求；实验室应建立并实施质量管理体系管理，主要目的是用于评估实验室自身的检验质量和能力是否满足临床和患者的需求。

一、质量管理体系

1. 定义　质量管理体系（quality management system，QMS）是组织指导和控制质量的管理系统，是为科学协调实施各项有关质量的活动提供合乎逻辑、合理的方法指导，以满足质量管理目标。所谓"体系"，就是在一定范围内（如临床实验室），同类活动（如临床检验）按一定秩序（如检验前、检验中和检验后顺序）及每一活动内部各种质量体系要素（如临床检验的组织管理层次、人员能力、设施和安全、检验环境、设备、过程管理等的质量）进行关联和组合而成的整体。图 1-2 所示为临床实验室工作流程路径（纵向管理）和 QMS 要素（横向管理）。

2. 工作流程和质量管理体系关系　建立 QMS，就是确保检验前、中和后全部工作流程满足质量要求。从质量管理政策方针、检验过程（流程）、操作程序到记录均做出明确规定：由实验室哪些部门、哪些资质的检验人员负责哪些具体的操作活动和质量管理要素。实验室须参照专业监管机构和实验室认可组织最新质量管理文件和要求，如 ISO 15189 或 WHO《实验室质量管理体系手册》见表 1-2，确立本实验室 QMS，实施"计划、建立、培训、实施和改进"的质量管理活动。要实现临床检验 QMS 总目标，则各项检验活动需提供满足质量活动可信的质量保证（QA），而 QA 则基于具体各项检验活动的质量控制（QC），后者至少应满足质量监管和认可部门的要求。一个临床实验室，如能建立和实施规范的 QMS，则可增强减少或消除检验差错的能力、满足临床对检验结果准确性和及时性的期望，并有通过临床实验室认可的基础。

临床检验体系可分为大体系（如临床实验室检验）和小体系（如临床微生物检验、临床生化检验、临床血液检验等）。大体系可包含众多小体系，小体系又可包含更小体系（如临床血液检验之骨髓细胞学检验）。QMS 很复杂，而影响此体系的因素更复杂。为了达到临床检验结果的准确性，必须懂得临床检验 QMS，并排除影响质量体系的各类干扰因素。

二、临床实验室通用质量管理体系

目前，公认最新的 ISO 15189 是适用于各国临床实验室 QMS 的通用框架。此框架以科学的逻辑思维，将实验室 QMS 全部活动从形式上分为"管理要求"和"技术要求"两大部分。

1. 管理要求　首先组建体系需有合理和完善的实验室组织管理机构并明确责任，然后建立有效的 QMS，以专人管理、有唯一编号的各类受控文件为载体，制定包括评估和监督实验室及受委托实验室人力、财力、物力（包括外部服务和供应）满足临床服务的实验室各项规范，要求实验室为临床和患者提供有关检验的咨询服务，及时、正确、充分、有效地解决服务对象的各种投诉，准确识别和及时控制检验流程中的不符合事件，并采取及时有效的应急和纠正措施，对不符合事件的潜在原因采取主动预防措施，最终实现质量管理的持续改

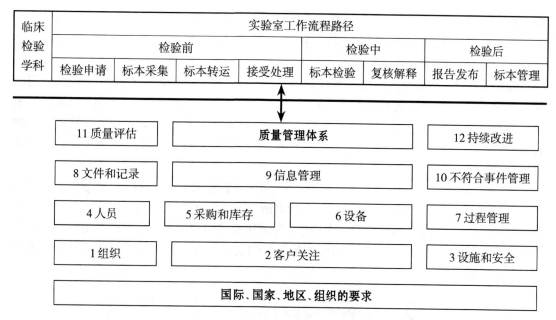

图 1-2 临床实验室工作流程和质量管理体系要素关系

注：1~3 表示建立质量管理体系首先要健全临床实验室组织、满足检验服务对象需求和具备安全的检验活动设施；4~7 表示涉及检验的人员、设备（全部仪器和试剂）和检验前、中、后过程是实施质量管理体系的基本要素；8~10 表示指导检验活动须建立规范、统一、可溯源的文件体系、信息管理体系和活动记录体系，以及须建立在检验活动中可发现和纠正各类不合格事件的管理体系；11~12 表示建立质量管理体系根本就是通过评估过程质量达到持续改进检验质量的目的

进。同时，还要求及时、完整、可靠地记录质量管理活动重要过程和结果，以便实验室定期进行客观的内部审核和全面的管理评审。

2. 技术要求 首先要求实验室有满足临床和患者需求、配置合理、有技术能力的人员，实验室设施和环境须合适安全，设备须校准和验证并正确维护保养，试剂和耗材的质量须合格、存取应有序。在人力、财力、物力保证的前提下，要求实验室确保检验前、中、后质量：①检验前：强调在检验项目申请，标本采集、转运、接受和处理过程各环节上人员和操作的质量；②检验中：强调检验过程的标准操作和方法评价、检验结果室内质控和室间质评等质量保证措施；③检验后：强调结果复核、标本处置、结果报告质量规范及结果合理解释；强调结果发布和记录程序的准确无误。在整个检验流程中，要求全面管理检验输入和输出实验室信息系统，设置信息系统的使用权限，维护重要的检验信息，特别是维护与患者信息有关的保密性。

三、临床检验流程质量管理体系

可从两个视角来观察临床实验室 QMS：①纵向 QMS：指在检验前、中、后自然顺序中体现的 QMS；②横向 QMS：指在检验前、中、后每一过程横断面，体现各检验操作时段的组织结构、人员职责、设备试剂、过程管理等各项必需的质量管理体系要素。

从纵向 QMS 来看：来自临床检验申请的最初信息，经过实验室的检验，到检验结果报告最终信息发送至临床。此整个工作流程路径（path of workflow）有 3 个先后连续阶段：检验前→检验中→检验后。各阶段最重要的质量保证环节都有关于实验室如何有计划地培训检验人员和非检验人员,确保各类人员不但理解而且严格遵循符合要求的各种标准操作程序(standard operation procedure, SOP)。

理想情况下,实验室应首先制作检验前、中和后流程图(或表)。流程图(或表)应明确显示将检验输入活动转化为输出活动的顺序,并提供由何人、在何时、于何处、以何种方式完成何类检验活动,即给予文件化的指导。一旦在流程图(或表)上勾勒出一个检验过程的轮廓,就可对各项操作活动及其造成的各种检验问题的环节进行定位,从而实施持续改进来提高检验结果的质量。

1. 检验前过程(pre-examination process) 又称分析前阶段(pre-analytical phase)。此过程按检验启动的时间顺序,始于临床的检验申请,历经患者准备、原始标本采集、转运至实验室(或受委托实验室)或在实验室内传递,直到开始实施检验中的程序而结束。检验前程序可简化为图 1-3 所示。在此阶段中,检验质量的关键目标是如何保证离体的检验标本的原始性和完整性。

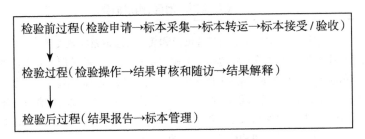

图 1-3 临床实验室检验流程图

检验前流程主要涉及的人员包括患者、医生、护士、转运人员和检验人员,主要涉及的操作环节包括检验申请、标本采集、标本转运/储存和标本接受/处理。这些操作的完整性、正确性和及时性是保证标本质量和周转时间的首要前提,是检验结果准确性的基础;如果此过程有欠缺,会造成检验差错、延误报告时间、危害患者诊疗和增加检验成本。

如血液标本采集活动过程可用流程图(或表)(表 1-3,图 1-4)显示其操作顺序、人员责任和指导说明。

表 1-3 血液标本采集流程表

标本采集顺序及所做何事	由何人负责	说明
1. 形成标本采集各层次文件	文件管理员	从实验室信息系统生成血液标本采集清单
2. 标本采集特殊防护措施	血液标本采集人员(包括实验室采血人员、临床护士和其他人员)	从实验室信息系统生成需要采集标本的清单;标本采集特殊防护措施如隔离结核病患者
3. 洗手、使用个人防护用品		如何洗手;如何使用个人防护用品
4. 确定患者信息是否正确		如何正确识别住院或门诊患者
5. 准备标本采集器材		选择和使用合适的个人防护用品和采血器材

续表

标本采集顺序及所做何事	由何人负责	说明
6. 评估患者信息和状态		标本采集前评估患者,如状态和血管通路
7. 标本采集		实施采血,如静脉、毛细血管、动脉、输液管
8. 标本标识		如何正确标识血液标本
9. 标本转运	血液标本转运人员	转运方式(选择气动管道系统、人工运输、机器人或其他)

（1）检验申请：实验室有责任协助医生选择最适当的检验项目、指导如何完整填写检验申请单并给予实例。特别要关注患者和申请者唯一标识的准确、患者疾病的初步诊断和用药信息、检验项目及标本采集前要求。

（2）标本采集：实验室有责任告知或指导如何满足特定检验项目标本采集前患者准备的要求（如是否需空腹）。标本采集实施指导首先要验证患者身份，强调使用合适、合格的采集器材、采集量、采集时间和标本标识。

（3）标本转运：重点关注标本转运时保存或处理的条件、包装和转运方式的安全性、允许温度和时间限制。

（4）标本接收、验收和处理：需有程序验证原始标本的合格性或可接受性。主要包括：标本标识的完整性和正确性、按接受或拒收标准评估标本、拒收标本的处置和与临床沟通，以及对急诊标本的特别处理等。

2. 检验过程（examination process） 又称分析阶段（analytical phase）。此程序可简化为图 1-3 所示。此过程操作活动，就是直接确定标本中一个或多个特定检验项目的值（定量检验）或特征（定性检验）。关键质量目标是如何保证检验过程基于可靠的检验方法，从而获取标本真实的检验结果（反映原始标本的固有特性），如形态学检查流程须包括标本片的诊断性评价和结果的记录。

（1）检验方法选择和检验性能：此为检验程序的首要环节，重点是实验室须确认其自建的或修改的检验程序或参考方法，或验证未修改的制造商检验程序及检验性能是否可在本实验室、人员、设备和实验室信息系统重现。实验室须遵循适用

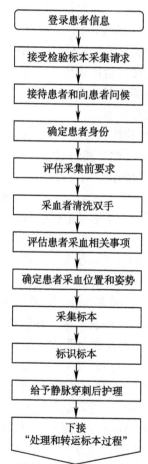

图 1-4 血液标本采集流程图

注：椭圆形框（表示一个过程的开始或结束），箭头（连接过程活动），方形框（表示过程活动），五角形框（表示接入另一过程）

的国际、国家、认可组织和制造商对质控、测量不确定度、检测系统校准和可溯源性的要求。实验室须建立详细描述检验过程的程序,规定由何类合格人员、对何种性能合格的检测系统完成符合何种质量要求的检验。

（2）检验结果审核和解释：实验室应规定由授权人员实施检验结果复核,任何检验结果都应与其他关联的检验结果进行比较,需验证检测系统的"自动验证／自动校验"功能;在发布患者结果前,需验证质控结果是否在控;需对检验结果进行合理的解释和解读,如显微镜检查结果是否与患者的临床信息相关。

3. 检验后过程（post-examination process） 又称分析后阶段（post-analytical phase）。此为紧随检验程序后的过程,包括格式化的检验结果报告、授权发布和传输,以及检验报告和（或）标本留存等。关键质量目标是如何保证检验结果准确无误地反映患者原始标本采集的临床状态,并及时将检验报告发送至准确的检验申请初始地点（如临床科室）和申请者（如临床医生或指定者）。检验后程序可简化为图 1-3 所示。

（1）检验后结果报告：以危急值结果报告为例,有 2 个环节：第一个环节是给临床的初步报告,实验室须规定检验人员如何以口头或电子方式及时将"危急值"通知合适的临床接受方,并规定如何记录此项活动。第二个环节是给临床的最终报告,实验室须规定如何以纸质或电子报告的格式、必备的报告要素、标准化的术语来验证结果报告的流程;实验室还须规定在检验报告延误可能危及患者时,如何通知临床申请者的流程,确保最终报告清晰无误。实验室须建立纠正错误检验报告的程序,如怎样修改、怎样说明初步报告和最终报告间的差异等。

（2）检验后标本管理：实验室须规定检验后各类标本（血液、尿液、体液和组织）的稳定储存条件（如合适的温度和时间）和保留期限。标本保留期限应基于国际、国家、认可、地方和专业组织的要求,并规定标本存取的方式和地点。实验室工作流程直到检查结果合适地报告给临床,并恰当地用于患者诊断时才告完成,因此,实验室须有文件规定如何向临床提供有关检验及结果报告进行咨询的机会。实验室应以发现检验流程中出现的任何问题为契机,进一步改进实验室的检验服务。

4. 检验流程优化 目前,临床实验室在建立 QMS 的基础上,还借鉴工业精益管理（lean management）原理,不断优化检验流程,向精益实验室（lean laboratory）的质量管理迈进。

（1）精益实验室：侧重在检验速度和检验成本（或兼顾两者）的组织管理上,以最有效的方式提供检验结果。在保证质量条件下实施精益管理,可将检验过程中的人力、物力、时间的耗费减至最低程度。如临床实验室普遍存在"等候有足够数量的标本才进行批量检测"的问题,又存在"紧急标本需采用优先快速通道进行检测"的问题。实际上,日常检测工作量是易变的,即有明显的峰与谷的变化,出现低谷时检测量低下、高峰时检测性能较差的情况。

运用精益管理原则可消除检验过程中"不合理"或"浪费"的现象。这些原则包括：①明确每步检验活动所需人力、物力和过程的价值：这是设计精益实验室的第一步;实验室每一个活动可确定并分为"有价值"、"无价值"和"附带"作用;制定精益实验室计划的重点是消除或减少"无价值"或"附带"操作活动,创建"有价值"的检验流程,如消除标本的无效等候排队时间,同时又有紧急标本优先检测程序。②每日绩效管理：指日常管理和审核检验活动的性能表现,确保关键绩效指标（key performance indicator, KPI）良好和整体检验过程在控。

在精益实验室管理中,还可借助公认的"5S"管理理念和方式。"5S"是 5 个日语词读音首字母"S"或 5 个相应英语词首字母"S"的缩写,其"中 - 日（英）"含义可简述为：①整

理 -seiri(sort)：留取所需物品、清除非需物品；②整顿 -seiton(straighten)：科学有序放置物品、定向取用归位；③清扫 -seiso(shine)：清扫内外脏污、保持环境亮丽；④规范 -seiketsu(standardize)：运用最佳方法规范日常实践活动；⑤保持素养 -shitsuke(sustain)：自觉遵守既定制度、维持工作秩序，养成良好习惯。简言之，"5S"的核心内容是去除工作场所全部不必要和不在使用的物品，同时对"做什么、何处做、如何做"进行标准化设计和布局。ISO 15189 要求"实验室工作区应洁净并保持良好状态"，"5S"管理特别有助于培养检验人员的良好工作素养，提高临床检验效用和效率。

（2）六西格玛管理：指检验过程的变异应在六西格玛或 6 倍标准差的允许限值内，以 DPM 表示检验过程的差错或缺陷。六西格玛管理是精益实验室全面优化检验质量管理的工具之一，是定量管理检验过程，对实验室质量管理体系的评估和过程改进有更明确的、具体的数字化目标。

四、临床检验质量体系基本要素

临床实验室无论规模大小、检验项目简单还是复杂，一般包括"组织、客户、设施和安全、人员、采购与库存、设备、过程管理、文件和记录、信息管理、不符合事件管理、质量评估和持续改进" 12 个质量体系要素(quality system essentials，QSEs)。这些要素体现于 ISO 15189 管理要求和技术要求之中，贯穿于整个临床检验过程；每个要素须符合监管和认可组织的最低要求，并满足实验室自己的质量目标。

QSEs 是 QMS 的基本组成模块。每个 QSEs 均有各自文件化的质量要求。任何 QSEs 发生问题，最终均可导致检验结果差错、危害患者并损害实验室声誉。实验室员工应熟悉、承诺检验质量的要求，并行使质量范围内的职责。

1. 质量管理体系文件化　此为建立 QMS 的第一步。通常有 4 种 QMS 文件：政策文件、过程文件、程序文件和记录表格文件。建立 QMS 第一步，应首先制定文件化 QMS。之后，所有实施质量管理过程的活动均由文件化规定作为指导，如在 QMS 启动阶段，要有文件化规定实验室组织架构、管理层承诺和员工敬业，这些均是实施 QMS 成功的最重要因素。

（1）政策文件：即质量方针(policy)文件，是描述实验室管理组织、满足外部（如监管或认可部门）和内部（如实验室自身）质量要求总目标的框架性文件，用于表达实验室承诺并回答"要做什么"。

（2）过程文件：表达实验室满足质量政策的活动过程(process)，回答"如何做"的流程性文件，描述一组有相互关联或相互作用的各项检验活动所需的正确顺序，表现为活动的输入转化为活动的输出。每项质量方针有一个或多个过程。每个过程需表明由"谁"（常由一个以上部门或人员）负责完成。过程文件可用过程图或表格文件描述。如关于质量管理文件的创建、审查和批准过程，可分别由指定的编写者、审核者、批准者负责；进一步可规定：编写者完成各类文件编写，审核者负责各类文件审核，批准者负责各类文件批准等。

（3）程序文件：表达实验室如何一步一步实施并完成既定过程的操作性文件，回答"具体如何操作"。程序(procedure)文件是真正落实质量管理的核心文件，其每个操作步骤的细节，均应首选自权威的最新指南或制造商操作说明书，程序文件与检验结果的准确性最为密切相关。

（4）记录文件：显示各种检验活动过程的真实轨迹，用于记录检验活动数据、信息或结果,可提供各种活动的证据,因而具有溯源性。纸质或电子记录文件通常为空白表格、标识或标签,如在其上填入或输入数据、信息或结果后就成了完整记录。

2. 质量管理要素 QMS 每个要素应从质量管理最高的政策(方针)层面开始,随后将每个环节要达到的目的转化为管理活动的主要流程(过程),再将每一流程细化为能操作的步骤(程序)。因此,每个 QSEs 均应先列出清单,确定有关质量管理"政策、过程和程序"3 种层次活动的主要内容或目录。各基本要素简介如下:

(1)组织(organization):此要素强调,实验室要成功实施和维护 QMS、并满足监管、认可、客户和内部质量要求,关键是实验室管理层应担负起职责。在制定 QMS 政策层面上,实验室组织结构应明确质量管理目标,承诺实施检验质量管理,确保组织结构设计能符合检验质量要求,实施有效的检验资源(人员和设备)配置和质量目标(如在 1 年内将急诊心肌标志物检测周转时间缩短 50%),定期进行管理评审,与实验室内外进行有效沟通。如制定"实验室内外部信息沟通流程文件""与员工沟通有关质量、安全或伦理信息流程文件";再将"流程"文件细化为 SOP 文件。

质量方针需文件化于质量手册,还要传达给所有员工,确保所有员工都能理解,并在日常检验过程中致力于遵循质量方针原则。实验室管理层可采用"张贴质量方针、员工承诺署名并持有质量方针小册子、将质量方针写入工作证件、要求员工例举支持质量方针实例"等方法,达到人人皆知实验室质量方针的目的。

组织管理要素就是要体现实验室组织结构能确保检验质量。首先要明确实验室是合法组织,其次要确定与上、下组织之间在 QMS、检验操作的角色和责任;须描述质量主管资质和职能、建立有广泛代表性的质量管理监督小组;编写能有效实施的 QMS 质量手册,反映实验室整体的质量方针、质量目标,提供 QSEs 导航图,提供文件化的检验前、中和后方针、流程和程序。

(2)客户(customer):检验服务对象除临床医护人员和患者外,还包括内部员工、其他实验室、认可机构和监管机构等。此要素描述实验室如何以客户为中心,制定满足客户期望和要求的质量管理设计和方法,包括具体调查客户满意度、记录和管理客户投诉等。如为了确定客户期望,就先要制定"确定客户期望的流程文件",进一步制定主动"调查客户期望的程序文件"。临床实验室生存之道取决于客户,因此,如何满足临床和患者对及时准确的检验结果的期望,如何满足员工获得合适的工作时间、环境、设备及共享人员、标本和空间等资源的期望,具有极大的现实意义。实验室要调查、记录、分析、处理来自客户的正面和负面(投诉)信息;创建一份简明投诉表格,告知客户实验室已采取措施,以展示实验室对客户满意度的承诺。

(3)设施和安全:此 QSE 是有关实验室所需环境、维护和安全管理要求,需从政策、过程到程序三个层面上逐步细化。

1)设施(facilities)要求:政策文件包括设施设计、改造、访问、使用、维护和通信系统(保证高效传递信息)等,目的是确保检验流程、环境条件和工效学达到最佳水平。实验室空间配置的原则是:不影响员工、访客和患者安全;不影响检验质量(如避免相邻检验部门之间的交叉污染、为形态学检验操作提供安静环境、控制计算机系统的环境温度)。

2)安全(safety)要求:包括生物安全、理化安全和废弃物管理安全,职业健康,实验室各类事故,火灾预防及应急管理(如何准备、响应、灭火和恢复正常)。遵守安全要求是每个员工的责任,除遵循各种安全标准外,还要进行培训和演练等。从设施维护管理政策层面细化到流程层面,包括设施维护过程、环境监控过程;再细化为工作区的良好内务管理、环境监控记录等SOP。有关火灾预防及应急管理政策应可转为防火计划流程、灭火器使用流程,再细化为火灾报告和灭火SOP等。

(4)人员(personnel):人员是实验室QMS中最为关键的要素和最宝贵的资源。同"组织"要素中的人员相比,此处指个体,要点是实验室如何保证有数量足够、资质合格、训练有素的各层次员工。包括:员工任职资质、新员工轮转、员工培训管理、员工能力评估、员工继续教育和专业发展、员工绩效评估和员工聘用等员工档案管理工作。如:

1)员工档案:先要有建立和维护员工人事档案流程,再落实到创建和维护员工档案SOP。

2)员工培训:先要制定文件化培训计划,再细化为每位员工的培训规划。应针对各类员工在多个关键时段(检验操作时、检验程序发生改变时、员工能力评估失败时)进行培训。要在多个层次对所有员工进行培训,包括QMS、安全、监管、信息系统、检验岗位任务等。

3)员工能力评估:首先需建立能力评估流程,分为初始阶段、持续阶段和补救阶段(指对首次评估不合格的人员进行再培训和再评估时段);然后创建各种书面评估、操作评估、记录审核评估、评估量表等SOP。关键是要确立评估员工能力和方法的标准,这些标准须与适用的监管法规和认可要求一致。

为了确定员工是否有并持续具备技能,至少应抓住以下3个时段:①员工初始培训后和独立工作前;②整个工作期间(定期);③工作职责发生变化时。当员工能力不能满足要求时,需分析根本原因,进行再培训。

(5)采购和库存:采购和库存活动是完成检验活动的物质前提。此要素反映实验室如何确保所有重要的供应品和服务能满足检验质量的特定要求。

1)采购(purchasing):须包括选择、评估能满足实验室期望能力有资质的供应商,购买供应商的产品或服务,接收、验证、储存及处理符合要求(如温度等)的供应品,以及确认、跟踪可溯源的各种重要供应品,如试剂盒、校准品、质控品、无菌用品和服务质量。须建立有关供应品是否符合实验室期望的反馈性流程文件和SOP。

2)库存(inventory):须制定库存物品使用、评估和维护的流程文件,描述如何维持供应品在有效期内有足够的数量,以及何时进行适量续购的SOP。实验室应建立库存管理系统,采用精益管理模式,既能保证供应品满足随时检验所需,又能减少因过期失效和积压所致的成本浪费。

(6)设备(equipment):指通用和特定检验设备、仪器试剂和分析系统,包括计算机硬件和软件系统。此要素侧重描述和记录实验室设备的选用与安装、校准和维修等活动,以确保各种设备的预期用途,包括:所选设备的供应商资质、合格证书、校准程序和维护,以及退役设备的处理、设备管理和记录文档等。

1)合格设备:实验室须有文件化有关供应商设备具备合格证书的政策和流程,以及设备主文档和设备验证的程序文件;还要有设备安装确认、运行确认和性能确认的流程文件、性能验证SOP及记录文件,授权使用设备流程文件及记录文件。设备性能的确认须符合国际、国家、地方、专业组织要求及制造商声称的性能。

2)仪器校准:实验室需制定仪器校准计划的流程,以及选择校准品进行校准、接受和拒绝标准、校准实际频率与预期频率比较等程序。实验室应维持设备主清单,反映设备购置费用、数量、类型和所处的实际位置、维护计划和工作日历。

(7)过程管理(process management):此要素描述与实验室工作流程直接或间接相关的

过程,侧重检验质量有效性及人力和资源效率。

1)实验室工作流程和 QSEs 活动分析和设计:无论新的或修改的检验流程,均应建立检验前、中、后活动流程文件,并融入 QSEs 检验流程图、相关说明、表格和 SOP 文件中。

2)检验过程确认和(或)验证:无论新的或修改的检验流程,均应建立检验前、中、后活动流程文件,并体现有关的 QSEs 和有评估测量不确定度的 SOP 文件。

3)检验过程的控制:须编制质控、选择质控工具监测检验活动质量和功能、记录和评价监测工具结果。根据此流程,须建立、审核和评估质控计划的 SOP 文件,包括选择适当的质控品、质控规则、质控结果接受和拒绝标准、质控记录定期评审等。

4)过程管理变更:须建立管理变更流程,制定识别和评估管理变更启动、评价、记录、告知等 SOP 文件。一旦发生管理变更,实验室须更新相应文件、重新进行员工培训和能力评估。

总之,控制检验过程就是确保检验质量。实验室一旦建立了 QMS,就须监测每一操作过程是否有助于实现预定的质量目标。如参加国际、国家能力验证计划就是一种评价检验过程常用的有效措施。

(8)文件(documents)和记录(records):主要描述与实验室管理和检验活动有关的政策文件、过程文件、程序文件和记录文件的创建、管理和保存。要确保只使用批准的现行文件,需要时保留有关文件和记录,文件保留期限应符合国际、国家、地方、专业组织及实验室的要求,并按权限访问文件和记录等。

1)文件系统管理:首先须制定文件管理政策,然后细化为文件识别和控制、文件创建和审核、文件批准、文件更新、文件定期审核、文件归档存储和保留等多个完整有序的文件管理流程,进一步细化为可实施的 SOP。实验室须有全部文件的主索引、唯一标识、文档日志并可跟踪。

2)记录系统管理:对记录文件,须先制定各种流程文件,包括记录文件的创建识别过程、采集和审核过程、更改过程、储存和维护过程、转运过程和访问过程等,进一步细化为 SOP,如纸质记录更改程序、电子记录更改程序、记录存取程序等。须记录内容至少包括:检验或非检验方法的确认和验证,修改或未修改的供应商软件的确认和验证,设备校准、维护和维修,检验申请单,质控结果和相应措施,能力验证过程、评估结果和相应措施,患者检查报告,员工人事,内、外部审核和检查,不符合事件和各种投诉及相应措施,管理评审和持续改进措施等。

(9)信息管理(information management):从广义上说,实验室信息管理涵盖与检验活动相关的全部信息。信息管理是管理已生成并进入纸质或电子系统的各类检验信息(如患者一般资料、检验结果、结果报告和解释),以及向客户或其他计算机系统传输信息(如口头申请、结果打印、自动传真、电子邮件、界面显示等)。检查结果和结果报告的信息是实验室的最终产品。实验室需确保信息管理系统有效且合适,实现信息的可访问性、准确性、及时性、安全性和保密性(须按不同人员分级授权)。信息管理至少应满足:

1)有信息需求计划:建立实验室接受和输出信息需求的管理流程,并细化为 SOP。

2)有信息保密政策:建立管理内、外信息源及访问患者信息保密流程,有具体保密协议程序和表格。

3)有确保获取数据安全的政策:建立密码管理、安全访问数据、核查管理安全漏洞等流程,设置安全访问级别或权限、变更访问级别、更改各种结果等 SOP。

4)有保证数据转移或传输完整性的政策:建立验证数据完整性流程文件和 SOP 文件。如验证设备初装、维护或停机后数据传输完整性,验证检验计算公式、参考区间,验证电子数据和系统接口传输完整性等。

5)有信息系统停机期间提供可用性检验信息的政策:建立停机期间如何继续提供可用性信息的流程,建立数据归档和检索、排除差错或故障日志、系统备份等SOP。

(10)不符合事件管理(nonconforming event management):此要素针对检验活动过程中发生的任何不符合、不满足预定质量要求的产品和服务事件,如何进行归类分析及如何纠正等各种问题管理过程。实验室应制定以下政策:

1)不符合事件检查程序的政策:建立识别、报告和记录不符合事件的管理流程,以及SOP。

2)调查不符合事件的政策:有进行管理调查、补救措施、投诉流程;有确定不符合事件的调查负责人、通知临床医生和其他客户的SOP。

3)关于处理制造商产品不符合事件的政策:建立响应制造商召回不符合产品(如试剂盒错误)或服务(如说明书错误)、报告设备存在缺陷的流程文件和SOP。

4)采集数据和信息分类、分析及观察趋势的政策:应建立接收、审核、分类(如检验前、中或后)和分析不符合事件(如容器类型错误、标签错误)信息流程和SOP。

5)分析根本原因及过程改进的政策:建立根本原因分析流程及根本原因分析、报告、纠正、跟踪纠正效果SOP。

6)不符合事件管理评审的政策:有向实验室管理层报告不符合事件的流程,有评审不符合事件的程序,包括医生和患者投诉,质控失控或校准结果不符合、能力验证或室间质评结果不符合、检验结果和报告不符合、试剂或耗材不符合,员工意见,内、外部审核发现等。不符合事件的评审就是要发现不符合事件究竟发生在哪个管理层次上:是缺乏文件化政策、流程、程序,还是未遵循已有的流程或SOP。

(11)质量评估:指实验室对内、外监控检验质量的评估,目的是验证检验运行是否满足质量管理要求。实验室应制定以下政策:

1)参加室间质量评价的政策:建立如何选择和参加室间质评计划的流程(明确责任和必要活动,如时间安排、预评文书工作、实施评估、纠正措施及有效性),对无能力验证的计划检验项目结果,应验证替代性检验结果准确性的流程;应建立能力验证评估SOP。

2)执行内部质量评估的政策:建立评估内部质量运行情况和内审报告的流程、监控质量指标(如标本采集患者的准确识别率、检验标本的可接受性、检验项目的周转时间等)流程和与其他实验室(特别建议与其他同类实验室或质量"级别最高"的实验室)检验质量比对的流程,以及相应的SOP。

(12)持续改进(continual improvement):此要素侧重在如何持续保持识别实验室质量改进的机会。通过3个层次来实现持续改进:①立即纠正不符合事件;②实施消除不符合事件根本原因的纠正措施;③主动实施消除潜在不符合根本原因的预防措施。因此,实验室应制定以下政策:

1)参与质量改进活动的政策:建立持续改进流程和程序,记录实验室参与全部改进工作活动。

2)应用持续改进策略的政策:建立识别和选择改进机会、实施和评价持续改进效果的流程,建立相应的SOP文件,如识别和选择改进机会(如员工、患者、医生或受委托实验室反馈,政府监管部门、医学实验室认可机构或其他组织反馈等)的表格、运用质量改进工具等SOP。

(胡晓波)

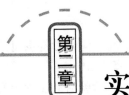

实验室安全质量管理

实验室安全是涉及所有实验室的重要问题。实验室全体员工只有了解实验室安全的概念和要求，才能按国家标准在实验室内规范地操作，保障操作者本人及相关人员避免或最大限度地减少在操作中遭受潜在病原因子的感染，并保障实验室工作环境不受污染，防范可能出现的安全问题，对突发实验室安全事件采取应急措施。临床实验室安全管理主要包括生物安全、化学品安全、用电安全和消防安全管理。实验室安全关系到实验室内外相关人员的人身安全，也是实验室质量的保障。做好实验室设计是实验室安全保障的前提。

第一节　实验室设计

实验室设计是一项系统工程，实验室布局是否合理直接影响到临床实验室的工作流程、工作效率和可持续发展。临床实验室除配备合适的设备外，还需对实验室进行总体规划，保证布局合理，同时考虑实验室供电、供水、供气、通风、空气净化及安全防护等基础设施。实现"以人为本"的宗旨。

一、设计通用原则

1. 空间　在临床实验室设计之初，应结合工作任务充分考虑空间分配，首先要对空间进行评估，根据评估结果进行分类，确定各功能区大小，最后考虑空间设计应能充分保证工作人员、患者和公众安全。

（1）空间评估：在制定空间分配计划前，首先应考虑工作人员、患者流动以及标本和供给的转运，此外还应根据每个专业实验室具体区域的门、工作台、人数、工作量、设备及实验方法做周密的布局。对于特殊功能区域，根据其功能和活动的情况决定其分配空间。

（2）空间分类：从生物安全角度，临床实验室分为三区：清洁区（办公室、会议室、休息室、更衣室）、缓冲区与污染区（工作区、洗涤区、标本储存区）。从功能角度，临床实验室分为工作空间与储存空间。

（3）空间大小：空间大小应保证最大数量的工作人员能在同一时间内工作，应综合考虑人员数量、设备数量和设备体积等因素，原则上应让工作人员感到舒适，操作互不干扰，又不浪费空间。储存区、供给区应保证试剂及耗材等储存。

此外，临床实验室应设置通道，作为工作人员和参观者通道。检测标本可通过工作人员或自动传输系统运输。实验室设计中还应考虑有内部通信联络系统和警报器以便通知或

分析。按 CLSI GP40《临床实验室使用用水的制备和检测》标准，规定了临床实验试剂用水（clinical laboratory reagent water, CLRW）、特殊试剂用水、仪器给水、用于稀释液或试剂的厂商供水、商品化纯水、消毒和冲洗用水的要求，其中，CLRW 要求如下：①离子杂质：25℃电阻率 ≥ 10MΩ · cm 或电导率 ≤ 0.1μS/cm；②微生物杂质：总培养计数 ≤ 10CFU/ml；③有机杂质：总有机碳（total organic carbon, TOC）< 500ng/g；④颗粒含量：纯化系统应在输出端能阻止直径 ≥ 0.22μm 的颗粒通过或直径 0.22μm 含量以上的颗粒数量 < 1 个。

（2）实验用水的制备方法：目前，大中型实验室多采用整体纯水系统取代传统每个使用点分别设计的方式，将中央集中供水和使用点供水相结合，达到有效满足各使用点不同水质、水量的需求，此类系统使用方便且经济。整体纯水系统通常由纯水制备模块、纯水储存模块、纯水分配模块、管道纯化和监控设备及终端纯化模块等 5 个部分组成。

（3）实验用水管理

1）建立用水制度：明确规定水质检测标准和频度，每月进行 1 次纯水质量检测，加强用水质量管理。正确选择和合理使用不同级别的实验用水。当水质不符合要求时，应有应急措施、纠正措施和相应记录。

2）实验用水的质量监控：通过 pH、电导率、可氧化物质含量、吸光度、蒸发残渣含量、可溶性硅等指标实时监测实验用水的质量。其中：①一级水、二级水电导率需用新制备水进行"在线"测定，25℃电导率分别 ≤ 0.01mS/m 和 ≤ 0.10mS/m，三级水电导率 ≤ 0.50mS/m；②三级水 pH 为 5.0~7.5，一级水、二级水 pH 范围不作规定；③通过平板法、过滤法和细菌采样法等常规菌落计数法检测水中细菌、真菌和各种杂质，避免细胞、细菌培养时出现微生物、生物活性碎片或代谢物的污染；④使用紫外分光光度计或高效液相色谱法评估水中有机物的污染情况，一级水、二级水在 1cm 和 254nm 光程时吸光度分别 ≤ 0.001 和 ≤ 0.01，但不适用于临床实验室日常使用，有条件的可定期使用；⑤使用试剂进行水中内毒素含量的测定，适合内毒素分析和电泳分析，一级水、二级水中内毒素含量要求分别低于 0.05IU/ml 和 0.005IU/ml；⑥其他监控指标：一级水、二级水可溶性硅（以 SiO_2 计）含量分别 ≤ 0.01mg/L 和 ≤ 0.02mg/L，二级水、三级水可氧化物（以氧计）含量分别 ≤ 0.08mg/L 和 ≤ 0.4mg/L，蒸发残渣（105℃ ± 2℃）含量分别 ≤ 1.0mg/L 和 ≤ 2.0mg/L。

3）实验用水的贮存管理：临床实验室对水质的要求和监控应有文件化规定，其中水质的监控应有完整记录，对不符合标准的水有处理措施和整改记录。

大容量盛水容器多使用不锈钢、聚偏氟乙烯、玻璃纤维强化树脂等材质容器，小容量多使用玻璃容器。盛水容器应定期消毒并记录。水质质量包括水机出水口水质和盛水容器水质。实验水须标明启用时间，无菌操作使用后应及时对容器进行封闭，确保纯水不被污染。没用完的水不能倒回原容器。一级水应使用前制备，不可贮存。

（4）实验室给水系统设计：在设计和建设实验室给水系统时，除考虑实验和日常基本用水外，还要考虑和配置相应的消防设备给水系统，水量、水质和水压都要保证足够。实验室内部给水管道布置要合理，管道尽可能短，并避免交叉、使供水更安全、可靠，并方便后期管道维护和保养。普通实验室管道通常是沿着走道、墙壁、天棚或柱脚等排列。

9. 实验室的储存空间

（1）储存空间：决定实际储存空间的因素有：每个专业的平均年工作量及变化趋势；年试剂、耗材和化学品用量；从供应商订购商品所需的时间；试剂及耗材等的使用效期和储存要求；所使用化学危险品的量和特性。一般来讲，储存空间应占实验室净面积的 12%~17%。

（2）储存空间要求：①非冷藏储存空间：储存酸、腐蚀性溶液、有机溶剂和（或）其他有潜在危险的物品需特殊储存室，且满足防火和其他储存安全标准。放射源、压缩气体应小心储存和定期检查，确保不发生危险，远离实验室和办公区储存这些物品，出口应畅通。当发生火灾时，利用防火墙或其他建筑物阻止其余实验室免受损失，包括通风系统。储存危险品区应适当装配排水系统。大容器应放在地上或货架低层。储存可燃液体需特殊储存柜。实验室不用的物品和记录应放在工作区外，同时应按要求储存足够时间。对一些无需冷藏的耗材，应有专用储藏间，应考虑修建牢固结实的存放架，存放架应紧贴墙或其他支撑系统。②冷藏储存空间：冷库是为需要温度控制的储存物品提供的大而集中的储存区域。常选用可移动冰箱和冷冻柜。若存放易爆物品，应选用能防爆的冷藏柜。冰箱门要求用玻璃门，优点在于能看见冰箱中的物品，以降低冰箱开关次数。装配温度监控器，实验室冰箱和冷冻柜应装配带警铃的独立温度监控系统。警铃的电源与监控装置的电源应分开。可使用小电池电能系统或远程监控系统，这样的监控系统可同时监控数台冰箱或冷冻柜。如温度超出设置温度，监控系统可自动报警，并根据要求打印温度记录图。

（3）储存的可延展性：新建储存室应满足20年的发展需要。

二、特殊实验室设计要求

临床实验室中一些特殊实验室，如临床微生物实验室、基因扩增实验室对生物安全、实验室分区布局方面有特殊要求。基因扩增实验室需遵循国家规定的准入制度，通过卫生行政部门的验收，取得相应资格后才能开展检测工作。

1. 临床微生物实验室的设计要求　临床微生物实验室主要用于微生物的培养、鉴定和药物敏感试验，既要满足用水、用电和照明等安全要求，又应有防火设施、剧毒化学品和菌毒种保管的相关设备以及符合"三废"处理的有效设施等。临床微生物实验室主要有接种室、鉴定药敏室、洗涤灭菌室、无菌室、结核菌室等。

（1）接种室：负责标本接收及接种，须有标本接收窗口、生物安全柜和恒温培养箱。

（2）鉴定药敏室：需有恒温培养箱。

（3）洗涤灭菌室：应配备高压蒸汽灭菌器、烘箱等灭菌设备，以用于培养基灭菌和各种器具灭菌。对反复使用的玻璃器皿需进行必要的洗刷。

（4）无菌室：用于配制培养基。无菌室应有内、外两室，内室是无菌室，外室是缓冲室。有条件可安装恒温恒湿装置。内、外室均需安装紫外灯（多为30W）。

（5）恒温培养室：培养室要求：①房间容积不宜大，应有天花板，以利于空气灭菌；②应有内、外两室，内室为培养室，外室为缓冲室，其中分隔内室与外室的墙上应设带空气过滤装置的通风口；③为满足微生物对温度的要求，需安装恒温恒湿装置；④内、外室均应在室中央安装紫外灯，以供灭菌用。

（6）结核菌实验室：工作区包括涂片实验室、分离培养实验室。涂片实验室应是一个独立房间，实验室门能自动关闭，有Ⅱ级生物安全柜、高压灭菌器、紫外灯、试剂柜、调节室内温湿度的设备（不能使用风扇），实验室出口处有洗手池。分离培养实验室应是一个独立房间，门能自动关闭，有上下水及电供应，通风和照明良好，有Ⅱ级生物安全柜、高压灭菌器、紫外灯和调节室内温湿度的装置（不得使用风扇），出口处有洗手池，应设洗眼装置，有应急喷淋装置。如果开展结核菌药物敏感试验，对大量活菌操作应在符合生物安全三级防护

（BSL-3）的环境中进行。

2.基因扩增实验室的设计要求 聚合酶链反应（polymerase chain reaction，PCR）技术是基因扩增的常用技术，故常将基因扩增实验室简称为PCR实验室。PCR技术能将传统方法难以检测的极少量DNA片段扩增百万倍。有高灵敏度、高特异性及快速等特点，目前基因扩增技术在临床实验室已广泛应用。鉴于基因扩增技术的高灵敏度，一旦污染即可导致假阳性结果。因此，实验室设计的核心是如何避免污染。在实际工作中，常见污染类型有：扩增产物污染、天然基因组DNA污染、试剂污染和标本间污染。

（1）工作区严格划分：原则上分为四个单独的工作区域：试剂准备区、标本制备区、扩增区和扩增产物分析区。如果采用标本处理、核酸提取及扩增检测为一体的自动化分析仪，则标本制备区、扩增区和扩增产物分析区可合并。不同工作区域内设备和所用物品不能混用；不同区域使用不同颜色的工作服；各区设置合理；各区要有明显的标记（如醒目的门牌或不同的地面颜色等），以避免不同实验区域设备、物品、试剂等混用。

（2）标本流程设计：为避免交叉污染，实验室标本进入各工作区时应严格遵循单一方向，即只能从试剂准备区→标本制备区→扩增区→扩增产物分析区。各区之间的试剂、样品传递应通过传递窗进行。

（3）空气流向设计：为避免各区交叉污染，宜采用全送全排空调系统。同时，严格的气流压力控制可保证不同实验区内的不同压力要求。如：①试剂准备区：主要用于试剂贮存、分装和主反应混合液制备。试剂和用于样品制作的材料应直接运送至该区，不得经过其他区域。试剂原料应贮存在试剂准备区内，并在该区内制备成所需贮存的试剂。试剂准备区应对外界保持微正压。②标本制备区：主要进行标本保存、核酸提取和贮存，并加至扩增反应管中。标本制备区的压力梯度要求为：相对于邻近区域为正压，以避免邻近区气溶胶进入造成污染。③扩增和扩增产物分析区：主要进行DNA扩增和扩增产物测定。压力梯度要求为：相对于邻近区域为负压，以避免气溶胶从本区漏出污染邻近区域。

（彭奕冰）

第二节 实验室生物安全

临床实验室是医疗机构病原体最集中的区域，也是科研工作的特殊场所。这些病原体对检验人员、周围人员和环境有一定的潜在危害，甚至可造成疾病流行，危及广大群众的健康和安全。所以，实验室生物安全管理是临床实验室安全管理工作的核心。掌握生物安全的相关知识，对每个检验人员都至关重要。按国家标准在实验室内规范地进行操作，能够保障操作者及相关人员避免或最大限度地减少在操作中遭受潜在病原因子的侵染、保障实验室工作环境不污染从而防范可能出现的实验室安全问题，并对突发实验室安全事件采取应急措施。

一、组织

我国的实验室生物安全管理组织由国家、地区、实验室所在单位的上级主管部门，实验室所在单位和实验室五个层面构成。各级各部门均应成立相应的实验室生物安全管理委员会和管理机构,如国家病原微生物实验室生物安全专家委员会、地区病原微生物实验室生物安全专家委员会、医疗机构(或上级主管部门)生物安全管理委员会等。

实验室设有安全管理小组,实验室主任是实验室安全第一责任人,对实验室所有成员和实验室来访者的安全负责。主任负责制订并执行生物安全管理计划和生物安全操作手册等,并任命一名有适当资质和经验的人员为实验室安全管理员,一般为兼职形式,履行安全管理职责,并授权委派实验室安全管理员协助实验室主任负责安全事宜。

实验室安全负责人的工作应包括:①任命实验室安全管理员、实验室安全管理小组成员;②进行生物安全继续教育和适当的生物安全培训;③制定、审核、批准、颁布实验室安全相关文件;④负责对实验室安全重大事项进行决策。

实验室安全管理员的工作应包括:①生物安全、生物安全保障、技术规章方面咨询工作;②对技术方法、程序和方案、生物因子、材料和设备进行定期安全检查;③记录违反生物安全方案或程序的情况,与有关人员讨论并提出改进办法;④对所有涉及潜在感染性物质泄漏或意外事故进行调查,将调查结果及处理意见及时向实验室主任和生物安全管理小组报告;⑤在出现涉及感染性物质溢出或其他安全事故时,要确保清除污染;⑥确保医疗废弃物正确管理;⑦负责实验室应急预案的演练与实施等。

二、设计与标识

实验室大门贴有生物危害警告标识,包括国际生物危害通用符号和实验室生物危害等级(如 BSL-2)符号,提示实验室具有生物危害因素,属于生物危害二级实验室。此外实验室大门还需标识实验室名称、实验室安全责任人姓名及联系电话。进入实验室工作人员凭门卡出入,来访者需经同意方可进入,并应登记。

实验室地面上标识"清洁区"、"污染区"、"半污染区"。标识"污染区"的区域内只能进行与临床标本检测相关工作,进入此区域内工作人员需穿工作服或指定防护衣;标识"半污染区"的区域是"清洁区"和"污染区"之间的缓冲区域。

设备生物污染标识,对待维修或待报废的设备,当已被污染或有可能遭污染时应在设备污染区附近贴上生物危害警示(注明哪些部分仍存在污染),并彻底消毒。只有经消毒后的设备才能做进一步处理。

三、生物安全风险识别

根据病原微生物的传染性、感染后对个体或群体的危害程度,我国将病原微生物分为四类。其中,第一类、第二类病原微生物统称为高致病性病原微生物。

第一类病原微生物,是指能引起人类或动物非常严重疾病的微生物,以及我国尚未发现或宣布消灭的微生物,如类天花病毒、新疆出血热病毒、埃博拉病毒、黄热病病毒、拉沙病毒、天花病毒、尼巴病毒、猴痘病毒和马尔堡病毒等。

第二类病原微生物,是指能引起人类或动物严重疾病,较易直接或间接在人与人、动物与人、动物与动物间传播的微生物,如人类免疫缺陷病毒(Ⅰ型和Ⅱ型)、高致病性禽流感病毒、口蹄疫病毒、乙型脑炎病毒、新城疫病毒、脊髓灰质炎病毒、狂犬病病毒和 SARS 冠状病毒等。

第三类病原微生物，是指能引起人类或动物疾病，但一般情况下对人、动物或环境不构成严重危害、传播风险有限，感染后很少引起严重疾病，且具备有效治疗和预防措施的微生物，如甲、乙、丙、丁、戊型肝炎病毒，麻疹病毒，副流感病毒，轮状病毒和风疹病毒等。

第四类病原微生物，是指在通常情况下不会引起人类或动物疾病的微生物，如豚鼠疹病毒、金黄地鼠白血病病毒和小鼠白血病病毒等。

四、生物安全风险评估

临床实验室特殊环境常不可避免地会造成不同程度的生物污染，按《实验室生物安全通用要求》（GB 19489-2008）的规定进行生物安全风险评估。实验室需通过开展风险评估分析实验室的风险来源和程度，制订相应的标准操作程序与管理规程，确定实验室防护级别、个人防护程度、应急预案等安全防范措施。

1. 实验室生物安全防护分级 实验室安全防护级别与其可能受到的生物危害程度相对应。根据所操作生物因子的危害程度和采取的防护措施，将生物安全防护水平（biosafety level, BSL）分为四级，一级防护水平最低，四级防护水平最高，分别以 BSL-1、BSL-2、BSL-3 及 BSL-4 来表示实验室相应生物安全防护水平。一级、二级实验室不得从事高致病性病原微生物实验活动。三级、四级实验室可从事高致病性病原微生物实验活动。原来，我国生物安全实验室较多沿用美国国立卫生研究院的分级标准，用 P1、P2、P3、P4 级实验室分别对应目前的 BSL-1、BSL-2、BSL-3、BSL-4 实验室，"P" 是 physical containment 的简称，其含义是物理防范水平。而"生物安全实验室"除物理防范外，还包括一系列生物防范，如安全设备和安全操作规程，代表了生物安全水平。两者概念与内涵不尽相同。现美国疾病预防控制中心（Centers for Disease Control and Prevention, CDC）和许多国家都采用 BSL 名称。生物安全水平、操作和设备选择与危害程度等级、病原微生物类别相对应（表 2-1）。

表 2-1 与风险等级、病原微生物类别相对应的生物安全水平、操作和设备选择

危害等级	病原微生物类别	生物安全水平	实验室类型	实验室操作	安全设施
Ⅰ	四类	BSL-1	基础教学、研究	GMT	不需要；开放实验室
Ⅱ	三类	BSL-2	初级卫生服务、诊所	GMT、防护服、微生物危害标识	开放实验室，同时需要 BSC 用于可能生成的气溶胶
Ⅲ	二类	BSL-3	特殊诊断、研究	在 BSL-2 上增加特殊防护服、进入制度、定向气流	BSC 和（或）其他所有实验室工作需要的基本设备
Ⅳ	一类	BSL-4	危险病原体研究	在 BSL-3 上增加气锁入口、出口淋浴、污染物特殊处理	Ⅱ 级或 Ⅲ 级 BSC 并穿着正压服、双开门高压灭菌器（穿过墙体）、经过滤的空气

注：GMT（good microbiological techniques，微生物操作技术规范）；BSC（biological safety cabinets，生物安全柜）

（1）一级生物安全防护实验室（BSL-1）：实验室结构和设施、安全操作规程及安全设备适用于对健康成年人无已知致病作用的微生物、非常熟悉的致病因子或对人员和环境潜在危险小的微生物，如大肠埃希菌、枯草芽孢杆菌。可从事第四类病原微生物的操作。适用于教学的普通微生物实验室等。实验室和建筑物中的一般行走区不用分开。人员一般按标准操作规程，在开放实验台上开展工作。不要求也不使用特殊安全设备和设施。人员在操作方面受过特殊训练，由受过微生物或相关学科一般训练的人员监督管理实验室。

（2）二级生物安全防护实验室（BSL-2）：实验室的结构和设施、安全操作规程及安全设备要适用于初级卫生服务、诊断及研究，使人或环境免受有中等潜在危害的致病因子危害。可从事第三类病原微生物的操作。检验人员接受过致病因子处理方面的特殊培训，并由有资格的人员指导。进行试验时，限制人员进入实验室。

（3）三级生物安全防护实验室（BSL-3）：实验室结构和设施、安全操作规程、安全设备要达到特殊诊断和研究的安全水平，主要用于防护能通过呼吸途径使人受到严重的，甚至可导致生命危害的致病微生物及毒素（通常已有预防传染的疫苗）的伤害。可从事第二类病原微生物的操作。一般在二级生物安全防护水平上增加特殊防护服、进入制度及定向气流。

（4）四级生物安全防护实验室（BSL-4）：实验室结构和设施、安全操作规程、安全设备要满足防护对人体具有高度危险的致病微生物及其毒素，如通过气溶胶途径传播或传播途径不明，目前尚无有效的疫苗或治疗方法的致病微生物及其毒素，如埃博拉病毒、拉沙病毒及SARS等。可从事第一类病原微生物的操作。即在三级生物安全防护水平上增加气锁入口、出口淋浴、污染物品特殊处理。设施应在独立建筑物内，或在建筑物一个控制区内，但应和建筑物内其他区域隔离；应制定、实施特殊设施操作手册。

2. 风险评估　临床实验室生物安全管理工作的宗旨是防止实验室感染事件发生，保障检验人员及相关人员安全，保护环境。因此，风险评估是实验室生物安全管理的前提。

（1）风险评估定义：是评估风险大小、确定风险是否可接受的全过程。

（2）风险评估范围：涉及病原微生物的危害评估、实验活动的风险评估、设施设备安全风险评估和人员健康监测等多方面内容。

（3）风险评估内容：生物因子已知或未知的生物学特性至少包括：生物因子种类、来源、传染性、传播途径、易感性、潜伏期、剂量 - 效应（反应）关系、致病性（包括急性与远期效应）、变异性、环境中稳定性、与其他生物和环境交互作用、相关实验数据、流行病学资料、人员安全状况评估、预防和治疗方案等。

（4）风险评估时间：风险评估始于实验室设计建造前，实施于实验活动中，需要定期阶段性再评估。实验室因工作条件、人员变动等方面变化而发生条件改变，安全风险来源和程度会随之变化，应及时对实验室生物安全风险进行适时重新评估，从而保证风险评估报告的及时性，保证有关管理规程、标准操作程序的可行性。

（5）评估人员：因实验室生物安全工作涉及病原微生物、建筑设计工程、防护材料、空气动力等不同专业领域，是管理与研究并重的综合性工作。因此，需由对该领域及实验研究有经验、有资历的专家或科学家进行评估。

（6）制定评估报告：各种因素风险发生概率程度、针对这些风险采取风险控制措施、风险发生后补救方法等。内容包括：风险评估报告应得到有关生物安全主管部门的审批。审批是对评估结果的论证。

五、设施与防护

为满足临床实验室生物安全需要,应配备足够的安全设施和防护用品,同时要有专业知识的技能人员正确使用这些安全设施和防护用品。

1. 生物安全柜　操作具有感染性的材料或在操作过程中产生的感染性气溶胶和溅出物有感染性时,为保护操作者、实验室内外环境和试验材料,需在生物安全柜(biological safety cabinets, BSC)内操作。在对琼脂平板划线接种、用吸管接种细胞培养瓶、用加样器将感染性试剂混悬液转移到微量培养瓶中、对感染性物质进行匀浆及涡旋振荡、对感染性液体进行离心,以及进行动物操作时,都可产生感染性气溶胶。对直径为 0.3μm 的颗粒,高效空气过滤器(high efficiency particulate air filter, HEPA)可截留 99.97%,对更大或更小颗粒可截留 99.99%。HEPA 能有效地截留所有已知传染因子,并确保从安全柜中排出的是完全不含微生物的空气。生物安全柜将经 HEPA 过滤的空气输送到工作台上,保护工作台上的物品不受污染。正确使用生物安全柜可有效减少由于气溶胶暴露所造成实验室感染,以及培养物的交叉污染,同时也能保护环境。

生物安全柜有三种级别六种型号,即Ⅰ级生物安全柜、Ⅱ级 A1 型生物安全柜、Ⅱ级 A2 型生物安全柜、Ⅱ级 B1 型生物安全柜、Ⅱ级 B2 型生物安全柜和Ⅲ级生物安全柜。其中,Ⅰ级生物安全柜应用最广泛,工作原理是:室内空气从生物安全柜前面的开口处以 0.38m/s 的低速率进入安全柜,空气经工作台表面,经排风管排出安全柜。定向流动空气可将工作台上可能形成的气溶胶迅速带离,送入排风管内。安全柜内空气可通过 HEPA 过滤器按下列方式排出:①排到实验室中,然后再通过实验室排风系统排到建筑物外;②通过建筑物排风系统排到建筑物外;③直接排到建筑物外。Ⅰ级生物安全柜能为操作者和环境提供保护,对试验对象不能保护可保证对危险度Ⅰ级、Ⅱ级和Ⅲ级生物因子操作过程的生物安全,也可用于操作放射性核素和挥发性有毒化学品。

2. 超净工作台　超净工作台与生物安全柜相比,无论在工作原理上还是实际用途上都有本质区别,这两种设备工作时气流模式截然不同,超净工作台气流由外部经 HEPA 过滤后进入操作区,通过操作区后由超净工作台前、侧开口区流向操作者。生物安全柜不但能保护实验材料免受污染,还可保护检验人员及环境;超净工作台只能保护实验材料,不能保护检验人员及环境,只适用于无毒、无味、无刺激性挥发气体和无感染性实验材料的操作。

3. 紧急喷淋和洗眼器　实验室应有可供使用的紧急喷淋装置,一般安装在使用苛性碱和腐蚀性化学品附近的地方。应定期测试喷淋装置以保证功能正常。其地面排水通常设在紧急喷淋装置附近。

洗眼器是实验室必备的设备,是接触酸、碱、有机物等有毒、腐蚀性物质以及感染性样品时必备的应急保护设施。当现场作业者眼睛接触有毒、有害、有腐蚀性化学物或污染性样品溅入眼睛时,洗眼器可对眼睛进行紧急冲洗,从而避免化学物质、感染性样品对人体造成进一步伤害。洗眼器类型很多,如复合式洗眼器、立式洗眼器、壁挂式洗眼器、便携式洗眼器、台式洗眼器等,正确选择和使用方可起到应有作用。每周应测试洗眼器与水供应连接的装置以确保其功能正常。

4. 工作服和手套　工作服有一般工作服、隔离衣、连体衣和围裙等。一般工作服应能完全扣住。长袖、背面开口的隔离衣、连体衣的防护效果较一般工作服好,因此,更适用于在微生物实验室以及生物安全柜中操作。若需要进一步防护化学溶液、血液、培养液等物质溢出的风险,应在工作服或隔离衣外面穿上围裙。

当进行实验操作时,手可能被污染,也易受到"锐器"伤害,应戴一次性手套;在进行尸体解剖等可能接触锐器时,应戴不锈钢网孔手套,但这样的手套只能防止切割损伤,不能防止针刺损伤。在操作完感染性物质、结束生物安全柜中的工作以及离开实验室前,均应摘除手套并彻底洗手。用过的一次性手套应与感染性废物一起丢弃。洗手应遵照六步法:①掌心相对,手指并拢相互揉搓;②掌心相对,双手交叉沿指缝相互揉搓;③手心对手背沿指缝相互揉搓;④弯曲各手指关节,双手相扣进行揉搓;⑤一手握另一手大拇指旋转揉搓;⑥一手指尖在另一掌心旋转揉搓。

5. 通风橱　通风橱是可以有效遏制毒性、刺激性或易燃性材料的安全设备。在实验操作时,常会产生各种有害气体、臭气、湿气、易燃、易爆或腐蚀性物质,为保护使用者安全,防止污染物向实验室扩散,在污染源附近要使用排风设备,以保障检验人员免受危险化学品危害,尤其是当实验过程中出现操作失误,使蒸气和灰尘从使用器皿中大量泄出时,通风橱可起到安全保障作用。

6. 高压灭菌器　生物危害主要来源于病原微生物,为防止污染和感染,可采用物理、化学、生物学方法来抑制或杀死外环境中的病原微生物。高压灭菌是对实验材料进行灭菌的最有效和最可靠方法,适于耐高温和不怕潮湿的物品,如注射器、敷料、导管、手术衣、手术器械、培养基等。通常在 103.4kPa, 1.05kg/cm²[或 15 磅(1 磅 =0.45kg)/ 英寸 ²(1 英寸 = 2.54cm)] 压力下,温度达 121.3℃,维持 15~30 分钟,可杀灭包括细菌芽孢在内的所有微生物。高压灭菌器使用时需注意:

(1)负责灭菌器操作和日常维护的人员应受过良好培训。

(2)定期由有资质的人员检查灭菌器内腔、门的密封性、仪表和控制器。

(3)使用不含腐蚀性抑制剂或其他化学品的饱和蒸气,防止这些物质可能污染正在灭菌的物品。

(4)所有要高温灭菌的物品都应放在可排气的并有良好热渗透性的容器中;灭菌器内腔装载要松散,以便蒸汽均匀作用于装载物。

(5)当灭菌器内部加压时,要互锁安全装置;没有互锁装置的灭菌器,应关闭主蒸汽阀,并待温度下降到 80℃ 以下时再打开门。操作者打开门时也应当戴适当的手套和面罩来防护。

(6)注意高压灭菌器的安全阀可能被高压灭菌物品堵塞。

(7)高压灭菌操作应有灭菌效果监测结果,一旦发现异常情况立即报告实验室安全负责人,应严格地记录,并妥善保存记录。

7. 垃圾箱　感染性污染物应弃置于有"生物危害"标识的垃圾桶或黄色专用袋内。生活垃圾应放在黑色专用袋内。利器(包括针头、小刀、金属和玻璃等)应直接弃置于防渗的耐锐器收集容器内,并做无害化处理。盛放锐器的一次性容器应不易被刺破,且不能将容器装得过满。当达到容量 3/4 时,应将其放入"感染性废弃物"容器中进行焚烧。

8. 急救箱　急救箱从结构上应能防尘防湿。急救箱应置于显著的位置,并易于识别。根据国际惯例,急救箱用绿色背景下白十字标识。急救箱内应装有下列物品:一般指南说明书、单独包装不同尺寸的无菌包扎敷料、带有绷带的无菌眼垫、三角绷带、无菌创伤敷料、安全别针及可选择的无菌非医用创伤敷料。

9. 面罩和护目镜　应根据所进行的操作来选择相应的防护用品,避免因试验物品飞溅对眼睛和面部造成危害。护目镜应戴在常规视力矫正眼镜或隐形眼镜外面,来对飞溅和撞击提供保护。面罩(面具)采用防碎塑料制成,形状和脸型相配,通过头带或帽子佩戴。护目镜、安全眼镜和面罩均不得戴离实验室区域。

六、消毒灭菌和医疗废弃物处理

医疗废弃物是指医疗卫生机构在医疗、预防、保健以及其他相关活动中产生的具有感染性或其他危害性的废物。感染性废物是指能传播感染性疾病的废物。废弃物处理首要原则是所有感染性材料应在实验室内清除污染、高压灭菌或焚烧。加强医疗废物安全管理,才能有效防止疾病传播,保护环境,保障人体健康。

1. 锐器处理　皮下注射针头用过后不应重复使用,包括不能从注射器上取下、回套针头护套、截断等,应将其完整地置于盛放锐器的一次性容器中。单独使用或带针头使用的一次性注射器应放在盛放锐器的一次性容器内处理,如高压灭菌。盛放锐器的一次性容器应不易刺破,且不能将容器装得过满。装至容量 3/4 左右时,即可将其放入"感染性废弃物"容器中进行焚烧,亦可先在实验室进行高压灭菌处理后再运送至医疗废物集中处理单位焚烧。盛放锐器的一次性容器绝不能丢弃于垃圾场。

2. 真空管储存和处理　真空管标本在处理时应视为感染性废物,不同标本类型和来源的真空管标本有不同的潜在安全危险。高风险的宜在防渗漏容器(如有颜色标记的高压灭菌塑料袋)中高压灭菌或用含有效氯浓度为 2000mg/L 的消毒液浸泡消毒至少 30 分钟后,放在运输容器中,并运送至医疗废物集中处置单位处置。低风险的加盖后可直接用双黄色垃圾袋打包后运送至医疗废物集中处理单位处置。

3. 排泄物和体液标本储存和处理　有潜在感染性的尿液、粪便及其他体液标本在丢弃前应放在防渗漏容器(如有颜色标记的高压灭菌塑料袋)中高压灭菌或用含有效氯浓度为 2000mg/L 的消毒液浸泡消毒至少 30 分钟。高压灭菌后的物品可放在运输容器中运送至医疗废物集中处置单位处置。

4. 玻片储存和处理　使用后有潜在感染性的玻片应完整地置于盛放锐器的一次性容器中,处理同锐器处理。

5. 废水储存和处理　临床实验室产生的废水、废液(包括放射性废液)未处理前应放置在防渗漏容器内,经适当无害化处理(可使用化学消毒方法)后排放或由医院统一无害化处理。

6. 其他感染性废物储存和处理　其他感染性废物,如病原体培养基、样品、手套和棉签等丢弃前应放置在防渗漏容器(如有颜色标记的高压灭菌塑料袋)中高压灭菌或用含有效氯浓度为 2000mg/L 的消毒液浸泡消毒至少 30 分钟。高压灭菌后,物品可放在运输容器中运送至医疗废物集中处理单位处置。

7. 工作台面消毒　具有潜在危害性材料溢出时以及在每天工作结束后,应清除工作台面污染。通常用含有效氯浓度为 500mg/L 的消毒液擦拭一次,如被明显污染,如传染性样品、培养物外溢、溅泼或器皿打破、洒落于表面,应立即用消毒液消毒,用有效氯浓度为 2000mg/L 的消毒剂洒于污染表面,使消毒液浸泡污染物表面,保持 30~60 分钟后再擦拭,抹布和拖把用后浸于上述消毒液内 1 小时。

七、意外事件应急预案和演练及培训监督

开展感染性微生物检验的临床实验室应制定针对所操作微生物危害的安全防护措施，需要一份关于处理实验室设施意外事故的应急方案。

1. 应急预案

（1）锐器伤：受伤人员应脱下防护服，清洗双手和受伤部位，在伤口旁轻轻挤压，尽可能挤出损伤处血液，再用肥皂和流动水进行冲洗，禁止进行伤口局部挤压。受伤部位的伤口冲洗后，应当用消毒液，如75%乙醇或0.5%聚维酮碘进行消毒，并包扎伤口。被暴露黏膜，应当反复用生理盐水冲洗干净。记录受伤原因和相关微生物，并应保留完整医疗记录。

（2）感染性物质溢出：发生感染性物质溢出时，应立即用布或纸巾覆盖被感染性物质污染或溢洒的破碎物品，然后倒上浓度为2000mg/L的含氯消毒剂，作用30~60分钟，再将布、纸巾、破碎物品清理掉，玻璃碎片用镊子清理，最后用浓度为2000mg/L的含氯消毒剂擦拭污染区域。如用簸箕清理破碎物，应当对其进行高压灭菌或放在有效消毒液内浸泡。用于清理的布、纸巾、抹布等物品应放在盛放污染性的废弃物容器内。所有操作过程均应戴手套。

如实验表格、其他打印或手写材料被污染，应将这些信息复制，并将原件置于盛放污染性废弃物的容器内。

2. 应急演练　针对应急预案可每年组织检验人员进行演练，如职业暴露演练、感染性物质溢出演练、消防演练等。由实验室安全负责人组织实施，检验人员包括外单位学习进修人员全员参与，按应急预案模拟意外事故组织演练，通过演练强化学习应急预案相关知识。

3. 生物安全培训和监督　每年定期对检验人员进行培训，保证其掌握实验室的技术规范、操作规范、生物安全防护知识和实际操作技能，并进行考核。工作人员，特别是新进人员，经考核合格后方可上岗。相关人员，如操作人员、进入实验室并参加实验活动的外单位人员（包括进修、实习人员）和保洁人员也要参加培训。

（彭奕冰）

第三节　实验室理化安全

临床实验室除需关注生物安全外，还须防范危险化学品、电、辐射等可能对检验人员造成的伤害，应制定易燃易爆、剧毒物品等危险化学品储存使用制度，规范危险化学品管理。

一、物理安全

强电与弱电是以电压分界的，交流电工作电压在220V以上为强电，以下为弱电。实验室中各种设备均属于强电电气设备，如使用不当，易引起触电或火灾事故，危及生命及财产安全。

1. 强电的风险识别与评估　根据强电风险危害程度，将风险从小到大分为五级（稍有

风险、一般风险、显著风险、高度风险、极高风险），见表2-2。

表2-2　强电风险等级、风险表现、风险评估及相应的处置措施

风险分级	风险表现	风险评估	处置措施
稍有风险	插座插头松动，接线板上灰尘或周围有水迹，电灯闪烁	设备非正常断电，设备损坏	清除粉尘、干布擦拭水迹，报修
一般风险	电线部分裸露，接线板被腐蚀	触电及设备短路，设备损坏	部分断开电源，登记，报修
显著风险	用电设备短路，电线插头腐蚀严重，电线完全裸露，不间断电源（uninterruptible power system, UPS）电池过期，天花板渗水，线路超负荷	人员触电，设备损坏	断开部分电源，登记，报修
高度风险	重要设备线路短路或断电，配电设施内噪声刺耳，有明显焦糊气味或明火、明烟，医院限电	设备损坏或烧毁，人员触电	立即关闭总电源，抢救试剂，必要时采取灭火措施、汇报、报修，不良事件登记
极高风险	UPS电源故障，总电源停电，重要设备短路，天花板管道爆裂浇灌供电设备，总线路超负荷，明烟，明火	人员伤亡、设备损坏或烧毁	人员撤离，报警，通知相关部门关闭上级电源，不良事件登记

2. **强电风险防范**　从个人防护及实验室配供电两方面防范强电风险。

（1）个人防护：①了解电源总开关，学会在紧急情况下关断总电源；②不用手或导电物（如铁丝、钉子、别针等金属制品）去接触、探试电源插座内部；③不用湿手触摸通电电器，不用湿布擦拭通电电器；④设备使用完毕后，及时关闭电源，电线绝缘皮剥落，要及时更换新线或用绝缘胶布包好；⑤发现有人触电时要设法及时关断电源，或用干燥木棍等将触电者与带电电器分开，不要用手直接接触救人；⑥不得随意拆卸、安装电源线路、插座、插头等，即使如安装灯泡等简单的事情，也要先关断电源，并在专业人员的指导下进行。

（2）实验室供配电要求：①在配置科室进线总电源时，应根据科室设备负荷数量及分布情况，保持总进线三相平衡；②进线电源总保险与分户保险应配置合理，使之能对电器进行保护；③等电位联结，为减少场所内电位差，应在该场所内实施局部等电位联结，将该场所内高度在2.5m以下的部分都纳入局部等电位联结范围；④不能停电的重要设备应配置UPS；⑤电器在使用时，应有良好的外壳接地，室内要设有公用地线；⑥总电源线避免过负荷使用，破旧老化电源线应及时更换，以免发生意外；⑦严禁私自从公用线路上接线；⑧隐藏在墙内的电源线要放在专用阻燃护套内，电源线截面应满足负荷要求。

3. **培训和监督**　为加强员工安全意识，普及用电安全知识，防止人员伤亡及火灾事故发生，实验室应定期对员工进行用电安全培训。新进员工的安全培训应作为后续技术培训准入，可邀请单位负责电力维护的人员或供电公司安全用电专员做专题报告，就实验室安全用电原则、触电原理、预防人身触电、触电救治等方面进行培训。实验室最好设兼职用电安全监督员，配合专业电工，定期检查实验室安全用电情况，对新员工进行安全用电培训。每1~2年参加或科室单独组织停电、消防应急演练，增加人员应急能力和意识。

二、化学安全

实验室应注意化学安全。在操作使用危险化学品的过程中如有不慎易引发危害。危险化学品是指具有毒害、腐蚀、爆炸、燃烧等性质，对人体、设施、环境有危害的化学品。人们可能通过吸入、接触、食入、针刺和由破损皮肤进入等方式暴露于危险性化学品中。

实验室应对化学危害有足够可行的控制措施：①要求所有人员按安全操作规程操作，包括使用安全装备或装置；②对所有化学品的废弃和安全处置应有明确的书面程序，以保证完全符合要求；③定期对这些措施进行监督以确保其有效可用，保存监督结果记录。

(一)化学安全风险识别和评估

实验室每年对化学品安全进行识别和风险评估。对危险化学品的风险评估应包括危险化学品毒性作用、暴露途径、可能与操作和储存这些化学品有关的危害、个人防护以及发生溢出等危害时的相关处理程序。对化学安全风险的识别和评估，能有效预防、减少或避免工作人员受到化学危害。

(二)化学品储存和使用

1. 材料安全数据表　在实验室中应有可方便查阅的材料安全数据表(material safety data sheets, MSDS)，让工作人员充分了解这些化学品的毒性作用、暴露途径、可能与操作和储存这些化学品有关的危害。

2. 储存　应有专门储存地点并清晰标识。

(1)设置专门储存地点，标识清楚：实验室应只保存满足日常使用量的危险化学品。危险化学品应储存在专门指定的房间或建筑物内，储存点严禁吸烟和使用明火，并设置明显标识。标识分为：①易爆品：在外界因素(如受热、受压和撞击)作用下发生爆炸的化学品，如轻微碰撞就可能造成叠氮化铜猛烈爆炸，因此，叠氮化物不应与铜或铅(如污水管以及管道设施)接触；乙醚老化和干燥形成结晶后极不稳定，可能会爆炸；高氯酸如在木制品、砌砖或纤维性物质上干燥，一旦碰撞会发生爆炸，并引起火灾；苦味酸和苦味酸盐在加热和撞击时会发生爆炸。②压缩气体和液化气体：是在一定温度下加压液化后充装在钢瓶里的气体，分为易燃气体、不燃气体和有毒气体等，实验室常用二氧化碳和液氮，压缩气体和液化气体储存注意事项见表2-3。③易燃液体：是在常温下易燃烧的液态物质，一般闪点在45℃下液态物质属于易燃液体，如乙醇、丙酮、苯、甲醇等。④氧化剂：是处于高氧化态、有强氧化性，易分解并放出氧和热量的物质，如氯酸铵、高锰酸钾等。⑤有毒品：能引起某些器官和系统暂时性和持久性病变，甚至危及生命。许多化学品都有不同的毒性作用，可能对呼吸系统、血液、肝、肾、胃肠道系统和其他器官、组织造成不良影响甚至严重损害，而有些化学品有致癌或致畸性，如联苯胺、乙醚、苯酚和甲醇等。⑥腐蚀品：是能灼伤人体并对金属等物品造成损伤的固体或液体，酸性腐蚀品如硫酸、盐酸和硝酸等。

(2)根据危险品性能分区储存：注意不应按字母顺序存放，应遵循不相容化学品储存原则，表2-4中化学物质类别一栏的物质在贮存和操作中应避免接触不相容化学品一栏的物质，否则易发生火灾和(或)爆炸。严禁氧化剂与易燃剂存放在一起。

表 2-3 压缩气体和液化气的储存

容器	储存要求
压缩气体钢瓶和液化气容器	应固定在墙上或坚固试验台上(如用铁链锁住),确保钢瓶不会因自然灾害而移动,运输时应戴好盖帽,用手推车运送大储量钢瓶,应存放在与实验室有一定距离的设施内。存放地点应上锁并适当标识,不应放在散热器、明火、其他热源或会产生电火花电器附近,也不应阳光直晒
小型、单次使用气体钢瓶	不得焚烧

表 2-4 不相容化学品储存一般原则

化学物质类别	不相容化学品
碱金属,如钠、钾、铯、锂	二氧化碳、氯化烃、水
卤素	氨、乙炔、烃
乙酸、硫化氢、苯胺、烃硫酸	氧化剂,如铬酸、硝酸、过氧化物、高锰酸盐

3. 使用 实验室应遵循危险化学品使用的相关法律、法规和标准规定,并建立和健全使用危险化学品安全管理的规章制度和安全操作规程,保证危险化学品的安全使用。操作时根据化学品特点做好个人防护,应有化学品泄漏处理程序,并配备下列物品:①化学品溢出处理工具盒;②防护服,如耐用橡胶手套、套鞋、橡胶靴、防毒面具;③铲子和簸箕;④用于夹取碎玻璃的镊子;⑤拖把、擦拭用布和纸;⑥桶;⑦用于中和酸、腐蚀性化学品的碳酸钠(Na_2CO_3)或碳酸氢钠($NaHCO_3$);⑧沙子(用于覆盖碱性溢出物);⑨不可燃清洁剂。

当发生大量化学品溢出时,应该采取下列措施:①通知安全负责人;②疏散现场闲杂人员;③密切关注可能受到污染的人员;④如溢出物是易燃性的,应熄灭所有明火,关闭该房间及相邻区域的煤气,可能时打开窗户,关闭可能产生电火花的电器;⑤避免吸入溢出物所产生的蒸气;⑥如安全允许,启动排风设备;⑦提供清理溢出物的必备品。

4. 失效及废弃化学品处理 对实验室内所有化学品废弃和安全处置应有明确文件化程序,以保证完全符合要求。对失效化学品,应进行无害化处理,由环境保护主管部门/组织认定的专业单位进行,或交由有关危险化学品生产企业进行处理,并有相关记录。

5. 培训和监督 应对新进人员进行化学品安全管理培训准入,定期对检验人员进行危险化学品知识相关培训,制定化学品泄漏事故相关应急预案,进行化学品溢出事故演练,保留相关记录。有专人负责定期监督,保证化学品安全。

三、消防安全

实验室电气设备多,易引发电气火灾,易燃易爆化学危险品,若保存与操作不当,也易引发火灾,故应保持消防安全意识。实验室设计和建造时需考虑消防安全问题,建设布局及消防设施布局应符合相关消防管理要求。在日常工作全过程中,必须严格执行消防安全管理程序。

1. 消防安全组织　实验室成立消防安全管理小组。负责贯彻执行国家消防法规和单位各项规章制度，推行逐级防火责任制和岗位防火责任制，制定科学合理的、行之有效的消防安全管理制度和措施，落实消防安全自我管理、自我整改和自我负责机制，做好火灾事故和风险防范，确保实验室消防安全。

2. 消防安全程序　消防安全管理小组制定消防安全管理程序并严格执行。消防安全程序一般由相关制度和记录表格等组成，程序将指导消防安全管理工作全部过程，主要包含：

（1）明确全体成员职责，明确突发火警报警机制和流程。

（2）义务消防队组织管理制度：成立义务消防队，并由专业人员对其进行培训，配合实验室消防安全管理工作开展。

（3）消防安全自查机制的建立：包括防火巡查管理制度、消防设施和器材维护管理制度、用火和用电设备管理制度、易燃易爆物品管理制度、隐患整改制度等。

（4）消防安全宣传教育培训机制的建立：根据实验室自身需要制订消防安全手册，明确相关法律、法规，了解各类火情特点及防范措施，熟练掌握报火警、扑救初起火灾、自救逃生知识和技能等。由义务消防员或专业消防人员定期对全体员工进行教育、培训和考核。对重点人员进行专门培训，做到持证上岗。对组织培训的时间、内容和接受培训人员进行详细记录并存档。

（5）消防安全紧急预案：由消防安全组织及相关消防安全专业人员定期组织全体成员进行消防演练，总结并记录形成档案并由专人管理。消防档案应包括消防安全基本情况和消防安全管理情况。消防档案应详实，全面反映消防工作基本情况，附有必要图表并如实记录，根据情况变化及时更新。

3. 消防设施维护和使用

（1）由义务消防员等人员负责消防器材分布管理、检查、保管、维修和使用。

（2）定期对各类消防设施进行巡视，确保消防设施是否在位并完好有效，完整准确记录并存档。

（3）保证消防疏散指示图中疏散路线、安全出口和人员所在位置等说明文字的准确性和清晰性。

（4）由义务消防员或专业人员进行培训，所有成员应明确各类消防设施的组成和部署位置，并熟练掌握各类消防设施的使用特性和注意事项。

4. 消防通道

（1）全体成员应了解实验室消防通道布局，一般有疏散楼梯和楼梯间、疏散走道和安全出口等，超高层建筑还有避难层、直升机停机坪和消防电梯等。

（2）每天由专人负责巡视和保障消防通道畅通。

四、消防演习和监督

消防演习的意义在于增强工作人员的消防意识，在发生火情时能正确迅速地逃生。目的在于提高消防安全知识宣传教育培训能力，检查和消除火灾隐患能力，扑救初期火灾能力，组织引导人员疏散逃生能力和检验各级安全管理人员对突发事故应付及协调能力。内容包括火警处置程序、应急疏散组织程序和措施、扑救初起火灾程序和措施、通信联络、安全防护、人员救护组织与调度程序和保障措施。应定期组织全体成员参加消防演习,总结演习报告,逐步修改完善,并记录归档。

消防监督检查是公安消防机构依照《中华人民共和国消防法》和《消防监督检查规定》等法律规定,对机关、团体、企业和事业单位遵守消防法律、法规的情况进行监督检查。此外,实验室还需接受行业系统组织的消防检查和单位内部消防检查等。实验室应严格遵守相关法律法规,开展消防安全管理工作,并接受相关部门检查和监督。

消防监督检查的目的:①监督实验室切实执行消防法律法规,贯彻落实"预防为主、消防结合"的方针,落实消防安全责任制;②及时发现和纠正违反消防法律法规的行为,发现和消除火灾隐患;③调查研究和收集资料,为制定或修订消防法律、法规、政策和政府决策提供基础资料。

(彭奕冰)

第四节 临 床 实 践

临床实验室安全与良好的设计规划密切相关,而实验室设计规划牵涉到诸多因素,如实验室空间、工作流程、设备、通风、照明、给排水、电力供应、网络通信等。实验室设计是一个综合系统工程,CLSI QMS04 文件指出合理的设计流程(图 2-1)能最大程度的确保设计方案符合临床实验室要求。临床实验室内部有多个不同类型的实验室,各自对设计的要求不尽相同,本文列举两种实验室类型,分别讨论设计方案和安全管理。

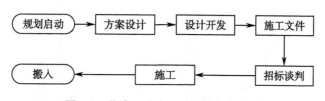

图 2-1 临床实验室设计流程各个阶段

一、基因扩增实验室的安全设计

基因扩增实验室是指通过扩增检测特定的 DNA 或 RNA,进行疾病诊断、治疗监测和预后判定等实验室。基因扩增相比于常规检测的灵敏度高很多,但高灵敏度也意味着基因扩增的检验结果易受污染的影响,即如果稍有不慎,扩增产物可能会污染试剂、仪器和标本,导致结果不准确、不可靠。因此,有必要精心设计临床基因扩增实验室,不但确保有足够的空间,而且还要尽可能减少潜在污染。

我国医疗机构临床基因扩增实验室应按国家卫生计生委《医疗机构临床基因扩增检验实验室管理办法》及配套文件《医疗机构临床基因扩增检验实验室工作导则》等规范进行管理。

（一）实验室设计

临床基因扩增实验室设计，原则上由试剂储存和准备区、标本制备区、扩增区和扩增产物分析区（表2-5），总面积不小于40m²的四个物理空间上完全独立分隔的工作区域组成，且相互之间不能有空气直接相通（图2-2）。根据仪器使用功能，上述四个区域可适当合并。如当临床基因扩增实验室使用实时荧光PCR仪时，扩增区和扩增产物分析区可合并为一个工作区域。各工作区域间试剂及标本需通过传递窗进行单向传递。

表2-5   临床基因扩增检验实验室各个工作区域及相应功能

工作区域	区域功能
试剂储存和准备区	贮存试剂制备、试剂分装、扩增反应混合液准备、离心管、吸头等消耗品贮存和准备
标本制备区	核酸（RNA、DNA）提取、贮存及加入至扩增反应管。对涉及临床标本操作，应符合生物安全BSL-2实验室防护设备、个人防护、操作规范要求
扩增区	cDNA合成、DNA扩增及检测
扩增产物分析区	扩增片段进一步分析测定，如杂交、酶切电泳、变性、高效液相分析、测序等

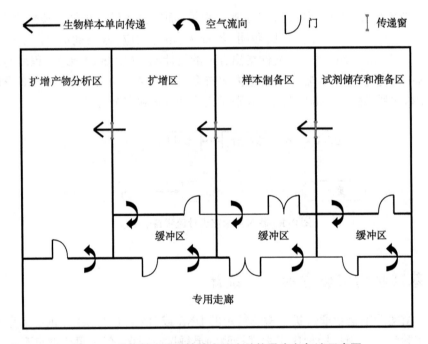

图2-2   临床基因扩增检验实验室结构及定向气流示意图

临床基因扩增实验室并没有严格的空气净化要求，但人员和标本安全主要由生物安全柜和定向气流共同保证。临床基因扩增实验室空气气流顺序为：试剂储存和准备区→标本制备区→扩增区→扩增产物分析区。临床实验室可通过安装排风扇、负压排风装置或其他可行方式实现上述定向气流顺序。

（二）安全流程设计

除工作制度和标准操作程序要符合我国《实验室生物安全通用要求》（GB19489）外，临床基因扩增实验室还有如下基本安全要求：①进入各区域工作应严格按单一方向进行，即试剂储存和准备区→标本制备区→扩增区→扩增产物分析区；②各工作区应有明确标记，不同区内设备、物品不得混用；③不同工作区使用不同工作服（如不同颜色），工作人员离开各工作区时，不得将工作服带出；④实验室清洁应按试剂贮存和准备区→标本制备区→扩增区→扩增产物分析区的方向进行，且不同实验区应当有各自专用的清洁用具以防交叉污染；⑤工作结束后，应立即对工作区进行清洁。临床基因扩增实验室不同工作区面临的安全风险不尽相同，表2-6列出各个工作区的安全注意事项。

表2-6　临床基因扩增检验实验室各个工作区域的安全注意事项

工作区域	安全注意事项
试剂储存和准备区	阳性对照品、质控品不应保存在该区，应保存在标本制备区
标本制备区	应设正压条件，避免邻近区进入本区气溶胶污染；潜在传染危险性材料应在生物安全柜内开盖，并有明确的处理和灭活程序
扩增区	为避免气溶胶污染，尽量减少在本区内走动；所有经过检测的反应管，不得在本区打开
扩增产物分析区	本区是最主要的扩增产物污染来源，应避免通过物品或工作服将污染源带出；可能会使用某些有毒物质，人员应注意个人安全防护

临床基因扩增实验室工作区实验台表面材料应当可耐受诸如次氯酸钠等化学物质消毒清洁作用，且便于对实验台表面进行紫外照射。由于紫外照射距离和能量对消毒清洁效果非常关键，因此在使用移动式紫外灯（波长254nm）时，需调至实验台表面上方60~90cm内进行照射。由于基因扩增产物仅几百或几十碱基对（bp），对紫外线损伤不敏感，因此，基因扩增片段必须延长紫外照射时间，最好过夜。

二、结核分枝杆菌检测实验室的安全防护

实验室检查是结核病确诊、治疗方案选择、疗效考核的主要依据。结核病实验室检查主要包括：涂片抗酸染色显微镜检查、分枝杆菌分离培养、分枝杆菌药物敏感试验、分枝杆菌菌种鉴定、分枝杆菌基因分型、分枝杆菌血清学及基因扩增检测等。由于检验人员长时间与传染源接触，受感染的机会相对增加，研究显示，结核分枝杆菌检验人员感染结核病风险较其他人员高3~5倍，所以检验人员应特别重视安全防护。除实验室设计应符合生物安全BSL-2防护水平外，要配备相应的安全设备和个人防护装备，并有生物危害暴露时的应急预案。

安全工作应自实验室管理层开始，管理者对检验人员应予定期健康检查，培训相应安全操作技术，告知危险性技术或处理注意事项及意外事件应急响应措施，同时提供相应安全防护设备，降低危险性。检验人员自身也应正确使用安全防护设备，并遵守相关实验室规定。

（一）实验室安全设备

实验室安全设备可用于消除或降低结核分枝杆菌检测实验室的风险。安全设备也应定期进行检测，以确保其有效性。值得注意的是，实验室安全设备并不能确保百分之百安全，

检验人员的个人能力和操作技术也是实验室安全的重要决定因素。

结核分枝杆菌检测实验室常用安全设备有：①一级和（或）二级生物安全柜；②紫外灯；③通风设备；④配有套筒的离心机；⑤灭菌消毒设备。

1. 生物安全柜　生物安全柜是结核分枝杆菌检测实验室的主要安全设备。生物安全柜内物品的布局（图 2-3）基本划为三个区域：清洁区（左侧）、工作区（中间）和污染区（右侧）。如惯于左手操作，需颠倒区域的左右顺序。

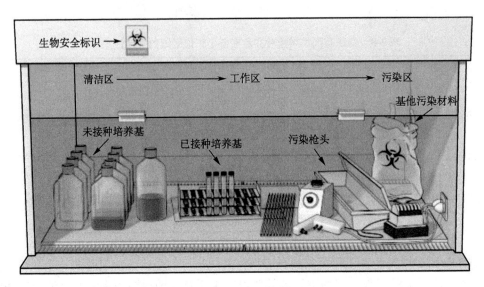

图 2-3　生物安全柜内部布局示意图

所有可能产生气溶胶的操作（如标本前处理、制作涂片、接种等其他试验）均应于生物安全柜内进行。自生物安全柜内排出空气需经 HEPA 过滤。

2. 紫外灯　紫外灯可安装于生物安全柜内、实验室墙上或天花板，用于工作区域表面的消毒及杀死空气中的悬浮微生物。安装于实验室墙上或天花板的紫外灯应使用适当的灯具以确保安全。当紫外灯处于照射状态时，不可进行实验操作或直视光源，以免眼睛或皮肤灼伤。工作结束后，紫外灯至少照射 1 小时以上，以达到消毒灭菌效果。由于紫外线穿透力弱，灰尘、油脂等可能阻断光线，因此每周需定期以酒精棉擦拭灯管，并每 3 个月评估消毒灭菌效果。

3. 通风设备　实验室应安装通风设备，确保内部空气的定向流通，即空气由清洁区流向可能产生气溶胶的污染区。需注意的是，当检验人员在生物安全柜中进行操作前后，建议提前开启和延迟关闭实验室内通风设备。

4. 配套筒离心机　由于离心过程极易产生气溶胶，因此实验室应选购配有套筒的离心机，且套筒材料能耐高压。离心后，应在生物安全柜内开启套筒。

5. 消毒灭菌设备　应在结核分枝杆菌检测实验室或其所在建筑内，配备高压蒸汽灭菌器或其他消毒灭菌设备。所配备的消毒灭菌设备应以生物安全风险评估为依据。

虽结核分枝杆菌检测实验室的感染大多是由吸入含结核菌的细小气溶胶微粒造成的，但有时被带菌的针或注射器扎伤、污染的碎玻片割伤，或操作者有伤口等情形也可造成肺外感染，所以实验室台面或设备需视为具有强烈感染性，应定期清理消毒，并随时保持清洁。

（二）个人防护装备

实验室应评估所有个人防护设备的安全风险，并根据安全等级选择合适的装备，如隔离衣、口罩、面罩或护目镜、手套等（图2-4）。

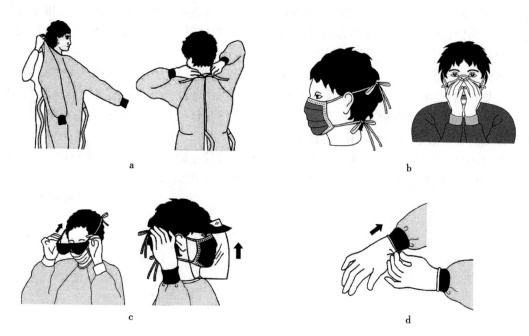

图2-4 个人防护装备及穿戴示例图
a. 隔离衣；b. 口罩；c. 面罩或护目镜；d. 手套

如穿戴个人防护装备的建议流程：使用免洗洗手液（推荐）或肥皂洗手；戴上高效过滤口罩，并检查密合度；反穿隔离衣；戴上防护帽（防止气溶胶微粒）；戴上面罩或护目镜；戴上手套（确定手套覆盖隔离衣袖子）；进入隔离区域；离开隔离区域；脱除手套并丢弃于垃圾桶内；脱除隔离衣并丢弃于垃圾桶内（如戴双层手套，在脱除隔离衣时或脱下隔离衣后脱除第二层手套）；使用免洗洗手液（推荐）或肥皂洗手；脱除面罩或护目镜并丢弃于垃圾桶内，如是可重复使用的护目镜，放置于指定容器内送后续消毒；如戴有防护帽，脱除防护帽并丢弃于垃圾桶内；当摘取高效过滤口罩时，避免接触到口罩表面（避免污染的可能性）并丢弃于垃圾桶内；再次使用免洗洗手液（推荐）或肥皂洗手。此流程主要目的在于降低自我污染的可能性。

（三）应急预案及响应措施

结核分枝杆菌检测实验室应准备一份针对实验室安全突发意外事件的应急预案及相应措施的书面文件。

1. 应急预案　应急预案应包含：①自然灾害，如火灾、水灾、地震、爆炸等；②与新订和修改检验操作规范相关的风险；③污染源管理和无害化处理；④人员紧急疏散方案；⑤受伤或感染人员紧急救治；⑥潜在危害病原体的流行病学调查。

2. 应急措施　结核分枝杆菌检测实验室易造成污染源泄漏。常见操作包括：①倒出经离心处理后的培养液或标本上清液；②吸管吸取含菌液体；③混匀含菌培养液；④使用高速搅拌器；⑤含菌培养液容器掉落至桌面或地面；⑥离心时试管破损；⑦含菌悬浮液自滴管落到桌面而溅开等。

当污染源泄漏事件发生在生物安全柜内时,建议的应急措施为:①泄漏区迅速以吸水材料覆盖,以消毒液进行处理;②如生物安全柜侧壁沾到污染源,以浸润消毒液的吸水材料先行处理;③关闭生物安全柜,消毒 30~60 分钟;④收集沾染污染源的锐器材料,置于锐器盒后进行后续处理;⑤沾染污染源的设备或重复使用的材料,进行消毒处理;⑥其他污染物以密封袋收集后,再进行适当后续处理。

当污染源泄漏事件发生在生物安全柜外时,建议应急措施为:①穿戴个人防护设备后,进入污染区域;②标识污染区域,并禁止闲杂人等进入;③以吸水材料覆盖污染区域后,再以消毒液进行处理;④如碎玻璃或其他锐器被污染,将其仔细收集在锐器盒内;⑤其他污染物质以密封袋收集后,再行适当后续处理。

当离心机套筒破损时,建议应急措施为:将破损套筒立即置入锐器盒,进行后续消毒处理,如使用合适的消毒剂浸泡离心机的安全套筒或高压灭菌消毒。

(程伟志)

第三章

检验前过程质量管理

检验前过程质量管理是对检验前的各个环节过程进行质量控制,确保标本能反映患者的真实状况,是保证检验结果准确、可靠的先决条件。检验前过程涉及众多环节和人员,是临床实验室质量保证体系中最复杂最难控制的过程。

第一节 临床和患者准备

规范临床医师检验项目申请,提升标本采集人员(临床医师、护理人员、检验人员等)及患者对标本采集的认知程度,在保证检验质量方面有重要意义。

一、临床准备

(一)临床医师准备

1. 合理选择检验项目 临床实验室应为临床医师提供检验医学信息,内容包括:临床实验室服务检验项目;各类检验项目的检测原理、临床意义、参考区间、影响因素;检测方法的特异性、灵敏度、优缺点;检验结果的周转时间、检测频率等。临床医师在充分了解上述内容后,遵循针对性、有效性、时效性及经济性的原则,结合患者的实际情况合理申请检验项目。

为便于临床医师查找、选择合理检验项目,临床实验室应与临床医师进行沟通,结合临床医师需求,提供优化检验组合项目。如:①脏器功能筛查组合:常见有肝功能、肾功能、心功能检验等组合;②疾病筛查、诊断、监测组合:如诊断和监测心肌梗死发病不同时段选用的组合检验项目,肌红蛋白、肌钙蛋白Ⅰ和肌酸磷酸激酶同工酶;③检测方法学组合:如丙型肝炎病毒(HCV)抗体检测、HCV抗原检测、HCV-RNA病毒载量检测组合。临床医师可依据需求进行选择。

2. 提供完整的申请信息 临床医师在检验申请时应提供完整的申请信息,这对检验前过程中的标本采集、运送环节监控、检验后过程报告审核起重要作用。完整检验申请信息应包含以下内容:①患者唯一性标识,如门诊患者的诊疗卡号、住院患者的住院号;②患者姓名、性别、年龄;③患者就诊科室;④标本类型以及原始样品采集部位,如申请微生物培养鉴定项目时应特别注明;⑤申请检验项目名称;⑥临床标本采集日期和时间;⑦临床实验室收到标本日期和时间;⑧申请者姓名和申请日期;⑨临床诊断或初步诊断;⑩合适时,还应提供患者近阶段病史,如饮食、药物、生理周期及既往病史等。

3. 选择适宜检验申请方式 检验申请方式主要有电子、纸质、口头申请,三种申请方式各有其特点。

（1）电子申请：随着医疗机构和临床实验室开始应用医院信息管理系统（hospital information system，HIS）和实验室信息管理系统（laboratory information management system，LIS），电子申请逐步成为检验申请的主要方式。电子申请特点：①可根据临床科室、临床实验室的需求及时调整，如临床实验室可以在 HIS 中将检验申请所需信息设置成模板，杜绝申请信息不完整的情况出现；增加新项目时只需在 HIS 和 LIS 进行简单设置即可等。②可根据临床医师需求，设置形式多样的检验申请组合，便于快捷、准确、合理地进行检验申请。③强大的信息处理能力使临床医师在进行电子申请时，可随时获取就诊人员既往就诊信息，但受限于网络容量及传输速度，电子申请在就诊高峰期易出现卡顿现象；当出现信息网络故障时，临床医师无法正常进行电子申请。

（2）纸质申请：在电子申请出现前，临床实验室普遍使用纸质申请单。纸质申请不受信息网络设备或其他因素限制，在目前广泛使用电子申请情况下，当发生信息网络故障时，纸质申请可作为电子申请的应急替代方法。纸质申请多为印刷成品，不能及时更新检验项目，在申请时易出现申请信息不规范、不完整、不易辨认等问题，且不利于患者信息储存、查询。

（3）口头申请：临床医师需更改或追加检验项目的一种特殊申请方式，作为常规检验申请的补充。口头申请方式能充分利用患者标本，避免重复采样，减少患者损伤。因使用电话或口头方式申请易导致漏检或复检等情况，临床医师应了解可进行更改或追加的检验项目，并按口头申请流程完成相关手续。

（二）标本采集人员准备

1. 培训标本采集人员　临床实验室应定期培训标本采集人员，主要内容应侧重常见检验结果的影响因素、患者准备、采集流程等，提高其对标本采集的认知程度，并充分掌握标本采集要求，保证标本质量。以临床实验室最常见的血液标本采集为例，培训内容主要包括：

（1）常见影响检验结果的因素：主要有溶血、脂血、抗凝剂比例不符、标本稀释、药物等。如在采血时，采血技术不熟练、止血带使用时间过长、标本混匀时动作幅度过大等都会造成标本溶血，溶血会使某些检验项目（钾、乳酸脱氢酶等）结果假性升高。在患者输液侧血管或从输液针头处采集血液标本，造成标本稀释和药物干扰，引起结果错误。

（2）标本采集质量保证：根据检验目的选择正确的采集方法、容器及添加剂、顺序等。①正确的标本采集方法：要求标本采集人员能依据临床医师检验申请掌握各类标本最佳采集时间、采集部位、适宜采集体位、止血带使用、标本采集量、采集完毕后混匀方式、标识粘贴等。②正确的采集容器及添加剂：不适宜的容器和添加剂常导致错误的结果。同一检验项目在不同标本类型中使用的容器、添加剂不同，如葡萄糖检验有血清、血浆、尿液、胸腹水、脑脊液等不同类型标本，使用的容器和添加剂各不相同。目前大多数临床实验室使用商品化真空采血管，以真空采血管盖的不同颜色来区分管内添加剂。③正确的采集顺序：CLSI 推荐的血液采集顺序为：厌氧血培养瓶→有氧血培养瓶→凝血管→血清管→肝素抗凝管→EDTA 抗凝管→含氟化物抑制物草酸盐抗凝管。错误的采集顺序会导致添加剂污染真空采血管，产生错误的结果。微生物培养标本对采集的要求更高，采集时间、采集部位、无菌操作、标本容器、保存及转运条件、转运容器等都需严格控制。

2. 患者标本采集指导　在检验标本中，大部分标本需患者配合采集人员完成，小部分标本需患者自行采集，如痰液、粪便、尿液等，因此对患者提供详细指导，提高标本采集的认知程度，对检验结果的质量提高有重要作用。

临床实验室可采取灵活多样有效的方法，方便患者从多渠道获取相关标本采集知识，如予以口头指导，并利用网络或发放图文并茂的书面宣传资料等。

(三)建立检验质量指标

按 ISO 15189 所述，实验室应建立质量指标(quality indicators，QI)以监控和评估检验前、中和后过程的关键环节，应策划监控质量指标的过程，包括建立目的、方法、解释、限值、措施计划和监控周期。

在整个检验过程中，特别是检验前和后，应特别强调需降低误差。近年，在监控关键过程和识别检验误差时，开发了不同 QI。在临床实验室中关于 QI 已达成下列共识：①以患者为中心，促进全面质量和患者安全；②符合 ISO/TS 22367 中规定"检验误差"，以利于解决检验全过程误差，包括最初的检验前过程(如检验申请和样品识别)一直到检验后过程(如数据确认和适当的结果解释和咨询)；③符合 ISO 15189 要求。

建立 QI 的基本原则是，QI 应具有：①重要性和适用性：有国际水准，适用于大多数临床实验室；②科学性：侧重于检验医学质量至关重要的领域；③性能阈值定义：有循证证据且可接受；④及时性和效用性：当作为实验室质量改进的措施使用时。常用关键步骤质量指标列举见表 3-1。

表 3-1　常用关键步骤质量指标

类别	质量指标含义
检验前过程	
1. 标本标签不合格率	标签不合格的标本数 / 标本总数
2. 标本类型错误率	类型错误或不适当的标本数 / 标本总数
3. 标本容器错误率	采集容器错误的标本数 / 标本总数
4. 标本量不正确率	量不足或过多(抗凝标本)的标本数 / 标本总数
5. 标本采集时机不正确率	采集时机不正确的标本数 / 标本总数
6. 血培养污染率	血培养污染的标本数 / 血培养标本总数
7. 标本运输丢失率	丢失的标本数 / 标本总数
8. 标本运输时间不当率	运输时间不合理的标本数 / 标本总数
9. 标本运输温度不当率	运输温度不合理的标本数 / 标本总数
10. 抗凝标本凝集率	凝集的标本数 / 需抗凝的标本总数
11. 标本溶血率	溶血的标本 / 标本总数
12. 检验前周转时间	标本采集到标本接收时间中位数和第 90 位百分数
检验过程	
13. 分析设备故障数	每年分析设备故障导致检验报告延迟的次数
14. 实验室信息系统故障数	每年 LIS 故障导致检验延迟的次数
15. LIS 传输准确性验证符合率	LIS 传输准确性验证符合数 / LIS 传输结果总数
16. 室内质控项目开展率	开展室内质控项目 / 检验项目总数
17. 室内质控项目变异系数	室内质控项目变异系数值
18. 室间质评项目覆盖率	参加室间质评项目数 / 已有室间质评项目总数
19. 室间质评项目不合格率	每年参加室间质评不合格项目数 / 参加室间质评项目总数

续表

类别	质量指标含义
20. 实验室间比对率	实验室间比对项目数 / 无室间质评计划项目数
	检验后过程
21. 实验室内周转时间	实验室标本接收到报告发送的时间中位数和第90位百分数
22. 检验报告错误率	实验室发出的不正确报告数 / 报告总数
23. 报告召回率	召回的报告数 / 报告总数
24. 危急值通报率	已通报危急值数 / 需要通报危急值总数
25. 危急值通报及时率	危急值通报时间(从结果确认到与临床医生交流时间)满足规定时间检验项目数 / 需要危急值通报检验项目总数
	支持过程
26. 医护满意度	医生或护士对实验室服务满意人数 / 调查医生或护士总数
27. 患者满意度	患者对实验室服务满意人数 / 调查患者总数
28. 实验室投诉数	实验室收到投诉数

上表涵盖了检验前、中、后过程约30项QI,是QI模板,能较好地检测和识别检验过程中的质量问题,以便比较不同临床实验室QI结果,并能为每个指标定义质量规范提供依据,目的是减少总误差和更好的保障患者安全。

二、患者准备

临床标本采集前患者的生理、饮食和药物等状态对检验结果存在不同程度的影响,不同检验项目对患者状态也有不同的要求,因此,在采集患者标本前,应告知患者做好相应的准备,以保证标本能反映患者的真实状态。

1. 生理因素

(1)生理周期和妊娠:女性性激素水平随月经生理周期而变;妊娠不同阶段,随胎儿生长需要,孕妇体内激素水平也会呈特殊变化,妊娠人群参考区间应与一般参考区间相区别,应注意生理周期对激素水平的影响。

(2)剧烈运动和情绪紧张:剧烈运动后人体处于应激状态,对机体代谢有明显影响,可使白细胞、血红蛋白、肾上腺素、糖皮质激素、葡萄糖、胰岛素发生改变,因此一般要求患者休息15分钟后采血。情绪紧张会使血葡萄糖等检验结果增高,因此,需告知患者保持平静。

(3)体位:伴随人体站位、坐位、卧位不同体位变化,一些不能通过血管的大分子物质浓度会发生变化,如蛋白质和酶类;对可滤过的小分子物质,如葡萄糖等不受体位影响。动脉血气分析时,二氧化碳分压和氧分压卧位时更高。除卧床患者外,一般采用坐位采血。

(4)季节和时间:在冬季,寒冷刺激可促进肾上腺素分泌增多导致血葡萄糖升高;在夏季,炎热多汗导致血液浓缩而致血葡萄糖升高。部分检验项目还会呈昼夜节律特点,如肾素、皮质醇、甲状腺激素等激素分泌呈明显时间节律变化。

2. 饮食因素

(1)吸烟:长期吸烟可引起机体一些生物学及细胞学变化。除引起肾上腺素、醛固酮、皮质醇等浓度升高外,还可致血红蛋白浓度、红细胞及白细胞计数升高,高密度脂蛋白胆固醇浓度降低。

（2）饮酒:饮酒后由于肝脏对酒精的代谢会产生血葡萄糖降低、乳酸水平升高、血清谷草转氨酶、谷丙转氨酶升高等效应,长期饮酒者可导致血清 γ-谷氨酰转肽酶升高,因此,应嘱咐患者采样前禁酒。

（3）进餐:餐后时间长短、食物种类对检验指标存在一定的影响。正常饮食后,某些检验项目如葡萄糖、血脂、胰岛素等明显升高,因此,采血时一般要求空腹即餐后超过 8 小时以上,但空腹时间过长而达到饥饿状态时,对检验结果也会产生一定影响,如葡萄糖、血脂降低、尿酮体升高等;高脂饮食后引起三酰甘油浓度升高,带来浊度变化还可能对其他检验项目产生干扰。高蛋白饮食会对肾脏代谢产生负担,对肾损伤患者肾功能指标产生一定程度的影响。没有特殊要求的检验项目,一般主张正常饮食,避免暴饮、暴食和节食,采血前8~12 小时内除饮水外,不进食、咖啡、浓茶、高糖及可乐类饮料。

3. 药物因素

（1）抗生素类药物:如在使用抗生素后做细菌培养会降低培养阳性率,使微生物培养产生假阴性结果。

（2）激素类药物:可能对相应激素类指标检测产生影响,应告知患者检测前停药数天或数周。

（3）精神类药物:如吗啡、可卡因可使淀粉酶升高;氯丙嗪可影响血葡萄糖、血脂及肝脏酶学指标代谢,对检测产生影响或干扰。

（4）降糖、降脂和降压类药物:可不同程度地影响血脂检测结果,应根据药物特性,在血脂检测前停药数天或数周。

（5）抗肿瘤类药物:多数抗肿瘤药物有免疫抑制作用,有些可抑制骨髓造血,出现白细胞降低等表现。

（6）中药类:由于成分多样化及在体内代谢不可预见性,可不同程度地影响患者的检验结果,建议采血前停药数天或数周;维生素 C 有还原性特点,对葡萄糖氧化酶法检测血葡萄糖会产生干扰,可导致血葡萄糖检验结果降低,尤其是尿糖检测前应注意不要大剂量摄入维生素 C。

（王文惠　杨振华）

第二节　标本采集、运送和处理

为保证检验结果能真实客观地反映患者当前的状态,应注意减少采集活动对结果的影响,制定标准流程确保原始标本在规定温度范围内运送,并及时正确地处理和保存标本。

一、标本采集原则

所有与标本采集相关的正确采集和处理流程应制定相关文件。任何原因与文件有偏差、例外或附加事件发生时,应有记录,并在检验结果报告中体现,同时也应告知相关人员。

正确的标本采集是质量控制的重要环节。错误的标本采集行为可导致以下不良后果:①检验结果报告延误;②不必要的重新采样和重复检查;③误诊和误治;④患者满意度下降;⑤费用的增加;⑥患者的伤害。

(一)知情同意

所有标本采集程序执行前需获得患者的知情同意。对大部分常规标本采集来说,当患者提出申请并自愿遵循采集程序时,可推断为已知情同意,如伸出手臂进行静脉采血。对住院患者来说,通常应有拒绝采样的情况。紧急情况下,可能无法获得知情同意,此时,执行必要的程序是可接受的,前提是保证有益于患者,并由专业医护人员授权。

知情同意需遵循相关法律、法规的要求,推荐方式包括:

1. 标本采集人员采用适合患者认知水平的语言向患者解释采集程序。

2. 在标本采集前确认患者知情同意。

3. 若患者未到法定年龄或无法给出知情同意,应向陪护父母或法定监护人获得知情同意。

4. 若患者拒绝,标本采集人员应记录并告知提出申请的专业医护人员。

5. 患者可在采集过程中随时撤回知情同意。

(二)采集活动指导

1. 标本采集程序要求　标本采集的文件应包含的内容为:

(1)所采集标本的类型。

(2)标本所需的体积或数量(如为保证血液与抗凝剂最佳比例所需标本的体积、为保证检测过程所需标本的数量)。

(3)所用的采集容器或设备(如真空采集管、含特殊抗凝剂采集管、含无菌培养基的特殊采样杯或采样管、口腔拭子等)。

(4)当标本有特殊采集时间要求时。

(5)标本采集后适当混匀。

(6)对标本采集中所用材料的安全处理。

2. 紧急请求处理要求　对急诊标本应有标记、流转和处理的指导说明。说明内容应包含任何标本和申请单的特殊标记形式、运输机制和任何特殊报告要求。

3. 血液标本采集原则　应使用一次性装置,最好在针头上使用安全装置。选择合适的装置和针头规格是根据静脉的物理特性和所采集的血量决定。

应根据检验项目和实验室要求选择采样管。所有采样管添加剂应填充到规定的起始量。

采样后,应遵循厂商声明的颠倒次数,立即轻柔缓慢地将含添加剂的采血管上下颠倒并充分混匀。血液采集入采样管或从一管转移到另一管时,采集管密封盖不可弃去。

4. 其他标本采集原则　需规定用于实验室检查的所有其他类型标本的采集和处理流程,如棉拭子、痰液、粪便、尿液、妊娠试验标本、脑脊液、其他体液、组织活检标本、细胞形态学标本。

应提供患者准备说明书(适用时)。应提供适当的采集容器。

(三)标本完整性和稳定性

1. 标本完整性　影响标本完整性的因素有:

(1)标本采集管和采集容器使用前保存不当。

(2)使用细小针头可能导致采样溶血。

(3)静脉处创伤或反复采样。

(4)标本混匀不充分。

(5)标本混匀过度。

（6）标本量不正确。

（7）标本与添加剂比例不正确。

（8）采样容器或添加剂错误。

标本需保存在相应温度和储存条件下，以保证检测前的标本完整性，以便于之后若增加附加检测时标本能得以妥善保存。

应确认并定期审核贯穿检验前过程的标本完整性保证程序。

2. 标本稳定性　稳定性是某一参考物质在特定保存条件下，在特定时间特定范围内保持其特定属性的一种性质。当一项或多项测量值出现临床或统计学显著变化时，就会出现不稳定。

影响标本检测稳定性的情况包括：血细胞代谢、蒸发、化学反应、微生物分解或过度生长，以及光、气体扩散、污染、时间、温度和泄漏的影响。

标本稳定性还涉及标本或检测物可能降解破坏的时限。实验室收到的检验标本应提供标本检测所需的特定保存温度和时间。

3. 稳定化　某些标本在运送到实验室前可能需要稳定化处理。稳定化的例子包括离心分离血清和血液标本中的细胞成分，血液标本的血涂片制作，特定温度下储存标本以及采血管中加入抗凝剂。

实验室收到检验标本后应指定哪些标本需要稳定化，以及稳定化之前这些标本可以保存多久。这些信息应提供给进行稳定化操作的人员。

二、标本运送

标本的运送和储存以及从采集到处理的时间，可对检验结果的质量产生重要影响。应提供标本包装和运送的文件化程序。标本运送应符合法律法规的要求。运送标本的患者或其他人员应被告知标本破损、外溅的危害，了解运送安全和适当的标本处理和包装方法。出于运送安全的要求，感染性物质定义为已知或预期可能含有病原体的物质。

为保证标本质量，临床实验室应制定相关程序监控标本运送过程，确保标本根据检验项目性质和实验室相关规定在规定温度范围、规定时间内送达；确保运送过程不对运送人员、公众及接收者造成危害，遵守相关法律法规和生物安全的要求。

（一）标本运送原则

除防泄漏标本运送容器外，应有负责人联系方式和生物危害标识。应能知道紧急情况下联系谁。

标本运送时应垂直放置，防止泄漏和血块加速形成，减少采样管内容物振荡（减少溶血可能）；为避免标本泄漏受到污染，标本申请单和其他任何文件均不得与标本直接接触；运送过程应注意保护患者隐私；任何与已确立的环境条件有偏差或标本运送延误的情况应记录，并体现在检验报告中。

（二）标本运送质量监控

应监控标本运送过程，以保证：

1. 在检测所要求的时限内送达。

2. 在标本采集和处理的特定温度范围内运送，并使用指定防腐剂保证标本的完整性和稳定性。

3. 按既定要求运送，保证标本完整性和运送人员、公众和接收实验室安全的方式运送。

三、标本处理

实验室应有保证标本在检测前得到恰当处理和保存的规定,保证不变质、不丢失、不损坏。因不同检测指标稳定性不同,应以不同的方式进行处理和保存。应用实验室制定并形成文件的标本接收或拒收标准,评估已接收的标本,确保满足相应检验的接收标准。

应有包含标本接收、评估、处理和储存等所有环节的必要信息的文件。标本接收程序应涵盖实验室接收的所有标本类型。

实验室接收的所有标本都应经过系统筛查以评估是否可接收。

(一)标本接收或拒收

标本接收程序应包括确定的接收和拒收标准。标本拒收情况可有以下几种:

1. 标本的处理或运送不当。
2. 未标识或标识错误标本。
3. 标识与申请单内容不符。
4. 标本或申请单上缺乏唯一性标识。
5. 抗凝剂使用不当、血液与添加剂比例错误、培养基使用错误或标本类型错误。
6. 可能影响分子扩增的混合标本或可能存在污染的标本。
7. 缺乏判断标本或检验申请是否可用于解释临床问题的其他必要信息。
8. 标本暴露于影响标本稳定性或完整性的温度条件。
9. 标本量不足。

标本无法满足接收标准时,应立即告知申请单上的指定人员。

(二)标本接收记录

应用登记册、工作表、实验室信息管理系统或其他类似系统保留实验室所有标本的接收记录。记录应包括:

1. 患者的身份识别(姓名和患者唯一性标识)。
2. 标本识别号(如登记编号)(适用时)。
3. 标本采集日期和时间、标本采集人员的身份。
4. 实验室接收日期和时间。
5. 标本接收人员的身份。
6. 接收标本类型。
7. 必要时,标注与标本质量有关的说明(如溶血、标本量不足或从静脉滴注侧采集的标本)。
8. 拒收标本的信息和拒收原因(适用时)。

(三)标本溯源

在处理和检测的所有阶段都应有标本和相关记录(工作表、图片等)的唯一性标识。

可通过实验室编号实现唯一性标识。应考虑编号系统在标本保存期内编号唯一性,确保实验室同一时间段内不出现两个标本同一编号的情况。

应在规定期限内保留实验室接收的检验申请单,并适用相关法律法规的要求。

(四)急诊标本处理

需有对特别标注的急诊标本的接收、标记、处理和报告的指导说明。指导说明内容包括申请单和标本的任何特殊标记的详细说明,标本送到实验室的运送机制,使用的快速处理方式以及任何的特殊报告标准。

(五)环节监控

对环节监控需有程序和相关记录表单,以保证标本的合理识别和处理。所有采集的标本应有完整的跟踪审查记录,包括所有处理或运送标本的人员,所有相关日期和时间记录。这些记录可作为证据使用,需妥善安全地保存。

(陈伟琴)

第三节 临 床 实 践

本节列举血葡萄糖检测和凝血试验案例,分别介绍如何在检验前做好临床和患者准备,以及如何规范化标本采集、运送及处理等,以减少检验前过程的误差。

一、血葡萄糖检测前临床和患者准备

血葡萄糖检测是检测血液中葡萄糖含量。根据临床需求不同分为空腹血葡萄糖、餐后血葡萄糖、随机血葡萄糖和糖耐量试验。血葡萄糖会受饮食、药物、激素影响而出现较大波动(表3-2),如:①气候因素:在冬季,因寒冷刺激可促进肾上腺素分泌增多导致血葡萄糖升高;在夏季,因炎热多汗使血液浓缩导致血葡萄糖升高。②应激反应:外伤、手术、感染、发热、严重精神创伤、呕吐、失眠、生气、焦虑、烦躁、劳累和急性心肌梗死等可导致血葡萄糖迅速升高。③药物因素:服用某些药物可导致血葡萄糖浓度出现改变。④饮食因素:某些食物可导致血葡萄糖浓度改变,如高脂食物可引起血葡萄糖升高;饮水不足导致代谢失衡,影响血葡萄糖结果。⑤环境因素:工作或生活环境变化可导致体内血葡萄糖发生改变。

表3-2 影响血葡萄糖的主要生理因素

影响因素	血葡萄糖水平	影响因素	血葡萄糖水平
标准饮食	增高	应激状态	增高
饥饿	降低	对乙酰氨基酚	增高
饮酒2~4小时	降低	皮质激素	降低
剧烈运动	降低		

为更准确反映人体内真实的血葡萄糖浓度水平,检验前临床和患者准备非常重要。

(一)临床申请

检验人员往往无法直接面对患者了解病情,因此检验申请单起了重要的桥梁作用,将患者信息准确无误地传递给检验人员。临床医生根据患者病情选择需要的检验项目,并在申请单上注明影响结果的可能因素。检验申请单内容至少包括:①患者基本信息,如性别、出生日期、患者详细联系信息、唯一标识;②医生、医疗服务提供者、其他依法授权可申请检验或可使用医学资料者的姓名、其他唯一识别号,以及报告目的地和详细联系信息;③标本类型、原始解剖部位;④检验项目;⑤与患者和申请项目相关的临床资料,用于检验操作和解释检验结果;⑥标本采集日期和时间;⑦标本接收日期和时间。

随着我国医院信息化水平不断提升,越来越多医院采用医院信息管理系统(HIS)以电子申请单的形式开具检验申请单。

(二)患者准备

为使检验结果反映患者真实状态,需将影响结果外因降到最小。欲达此目标,需实验室、医生、护士及患者共同配合。临床实验室应根据项目特性将采样前注意事项提前告知患者。较为值得推广的方法是,临床实验室可将"标本采集注意事项"编辑成册发放给医生、护士和患者。

1. 避免剧烈运动 剧烈运动明显影响体内代谢可引起血葡萄糖浓度水平改变。因此,匆忙赶到医院患者,应至少休息 15 分钟后采血。

2. 合理饮食 一般主张正常饮食,避免暴饮暴食和刻意控制饮食。延长空腹时间(饥饿)可引起血葡萄糖浓度水平降低。对空腹血葡萄糖检测患者,需告知患者除饮水外,在采血前 8~12 小时内不可进食任何食物。

3. 饮酒影响 饮酒后 2~4 小时会导致血葡萄糖浓度改变,因此,在检测血葡萄糖前避免饮酒。

4. 药物影响 某些药物可干扰血葡萄糖检测,如维生素 C 有还原性,干扰葡萄糖氧化酶法测血葡萄糖,导致血葡萄糖结果降低。如监测糖尿病患者的血葡萄糖浓度变化,需告知患者根据医嘱保持一贯的生活和服药习惯,无需刻意改变。

5. 特殊要求 空腹血葡萄糖一般在空腹时血葡萄糖水平较为恒定,要求患者至少采血前 8 小时禁止摄入含热量的食物,建议次日早晨 6~8 时采血。餐后血葡萄糖一般是指标准饮食后 2 小时进行血葡萄糖检测,切勿暴饮暴食。糖耐量试验要求被测对象在空腹情况下口服一定量葡萄糖 250ml 水溶液,然后检测血葡萄糖的变化情况,WHO 推荐葡萄糖剂量为成人 75g,孕妇 100g,儿童每公斤体重 1.75g 但总量 ≤ 75g。服糖前采空腹血,服糖后每隔 30 分钟采血,共 4 次,糖耐量试验前 1 天晚餐后即不再进食,次日早晨开始试验。

二、凝血试验标本采集、运送及处理

凝血试验标本一般指用于检测凝血酶原时间(PT)、活化部分凝血活酶时间(APTT)、纤维蛋白原(FIB)、凝血酶时间(TT)的试验标本。这些试验标本的采集、运送及处理应标准化,尽量减少人为误差对检验结果的影响。

(一)标本采集

应有详细说明,包括采样顺序、采样器材和抗凝管使用等。

1. 采血顺序 临床实验室需设立一个正确的采血顺序,降低采血过程中由于更换采血管带来的交叉污染。对血液凝固试验标本采集还需考虑采血器具无效腔容积导致采样量误差。因此,无论使用真空采血管,还是注射器或密闭式静脉留置针进行静脉采血,都应将第二管血用于血浆凝固试验标本。一般建议采血顺序为:血培养瓶→血凝管→血清管→肝素管→血常规管→血葡萄糖管→血沉管。

2. 采血器具 静脉采血有多种器具,此处以常用的注射器、蝶翼针和套筒针为例。

(1)如用注射器进行采血时,应注意采血后取下注射器针头,为避免在注入试管时由于红细胞破碎而引起标本溶血,需将血液沿着试管壁缓缓注入预先混有抗凝剂的试管中,且血液注入试管后要轻柔颠倒试管,使抗凝剂与血液充分混匀。

（2）如用蝶翼针进行采血时，应注意蝶翼针内无效腔容积导致采血量误差，应将采集的第二管血液标本作为血浆凝固试验标本。

（3）套筒针虽无需考虑无效腔容积问题，但需考虑更换采血管带来交叉污染，建议将采集第二管血液标本作为血浆凝固试验标本。

为确保采血量的准确性，务必等待真空采血管负压耗尽才拔出采血针。过度充盈会导致抗凝剂添加不足，标本出现凝块。充盈不足会导致抗凝剂添加过量，引起血凝检验结果假性延长。采血管至少轻柔颠倒混匀4次。

如需从血管通路装置中采集血液标本时，需确保各部分的连接匹配性，避免漏气引起采血量误差或溶血。

3. 抗凝剂比例　参考 WS/T 359 要求，用于血浆凝固试验抗凝剂应为 105~109mmol/L 枸橼酸三钠水合物，不能使用其他抗凝剂。血液与水合枸橼酸钠抗凝剂的体积比为 9∶1。采血量不足时会降低该比例，导致检验结果不正确。

当血细胞比容（HCT）≥ 0.55L/L 时，需对患者血液中的抗凝剂含量进行调整，公式为 $X=[(100-HCT)/540.5]×V$，其中，X 为单位体积血液所需的抗凝剂的量，HCT 为血细胞比容（%），V 为采血量。以 3ml 采血管为例，按血液与枸橼酸钠抗凝剂比为 9∶1，需采血量为 2.7ml。如患者 HCT 为 0.55L/L，采血量为 2.7ml × 0.55%=1.485ml，离心后血细胞与血浆分离，血细胞量约占 3ml 采血管一半，因此，通过观察全血细胞量是否大于采血管一半来预估是否需调整抗凝剂的体积。

（二）标本运输

标本运输需有专人负责，按 CNAS-CL02-A001 要求血浆凝固试验标本需在采集后 1 小时离心并分离血浆，因此，临床实验室需规定血浆凝固试验标本在采集后 30 分钟内送至临床实验室，注意室温送检，且避免剧烈震荡。

（三）标本处理

标本前处理也会对最终检测结果产生不可预知的影响。此处，以不合格标本的识别和离心为例，说明血液凝固试验的标本处理。

1. 不合格标本识别　临床实验室应制定不合格标本识别及拒收标准，包括凝块、溶血、标签错误、抗凝剂使用错误、标本量不足等，都应予以拒收。如血凝仪原理为光学法，其他可能影响检测结果的因素也应纳入标本拒收标准，如黄疸、脂血等，同时应考虑选择其他方法进行检测。

2. 标本离心　标本离心要求为室温，相对离心力 1500g，时间不少于 15 分钟，制备乏血小板血浆（血小板计数 $< 10 × 10^9/L$）。

为确保制备乏血小板血浆，临床实验室应至少每年进行一次乏血小板血浆的检测。乏血小板血浆检测方法为：随机抽取 2 个离心后标本，手工计数血小板数，如果血小板数不符合要求，需对离心机进行校准维护，并延长离心时间。

按 CNAS-CL43 要求血浆凝固试验标本应在采集后 1 小时内离心，并分离血浆，4 小时内完成检测。如无法在 4 小时内完成检测，需分离血浆保存于 −20℃ 的冰箱，两周内完成检测。

3. 标本保存　标本按生物安全要求保存，并于规定时间内进行废物处理。

（江　叶）

第四章 检测系统选择和评估

根据 ISO 计量指南联合委员会(Joint Committee for Guides in Metrology，JCGM)的 JCGM 200 定义，测量系统(measuring system)，在临床实验室通常被称为检测系统，是适用于特定类型量、在规定区间内给出测得值信息的一台或多台测量仪器，通常还包括其他装置如试剂和电源。按 CLSI C54 文件的定义，测量系统(measurement system)是用于测量或评估血液或体液中出现或缺乏某物质或定量某物质的单位或设备，包含执行检测或检查产生检验结果所需的所有指导和相关仪器、设备、试剂和(或)供应品。因此，检测系统至少应包含设备和试剂两类，在我国，《医疗器械监督管理条例》是设备管理要求，《体外诊断试剂注册管理办法》是试剂管理要求。

按 ISO 13485《医疗器械质量管理体系法规要求》(Medical devices-quality management systems-requirements for regulatory purposes)和国家《医疗器械监督管理条例》定义，医疗器械是单独或组合使用于人体的仪器、设备、器具、材料或其他物品，包括所需软件，其用于人体体表及体内作用不是用药理学、免疫学或代谢手段获得，但可能有这些手段参与并起一定的辅助作用，其使用旨在达到下列预期目的：①对疾病进行预防、诊断、治疗、监护和缓解；②对损伤或残疾进行诊断、治疗、监护、缓解和补偿；③对解剖或生理过程进行研究、替代和调节；④妊娠控制。《医疗器械分类规则》规定临床检验仪器设备为非接触人体器械的有源医疗器械。《体外诊断试剂注册管理办法》定义，体外诊断试剂隶属医疗器械管理，包括在疾病预测、预防、诊断、治疗监测、预后观察和健康状态评价过程中，用于人体标本体外检测的试剂、试剂盒、校准品、质控品等产品，可单独使用，也可与仪器、器具、设备或系统组合使用。

根据 ISO 15189 的设备管理要求，临床实验室应制定设备选择、购买和管理的文件。在设备安装和使用前应验证必要的性能，并需符合检验要求。对直接或间接影响检验结果的设备应进行校准，确保在计量学上能溯源到较高计量学级别的参考物质或参考程序。设备操作者应为经培训且被授权的专人。对影响检验结果的设备，应记录下列内容：①设备标识；②制造商名称、型号和序列号等；③供应商或厂商联系方式；④接收日期和投入使用日期；⑤放置地点；⑥接收时状态；⑦厂商说明书；⑧纳入实验室时最初可接受使用的证明；⑨维护和保养计划；⑩可持续使用的性能记录；⑪故障或修理等记录。ISO 15189 指出：首选检验程序是体外诊断医疗器械使用说明中规定的程序、公认/权威教科书的程序、经同行审议过的文章或杂志发表的程序、国际公认标准或指南中的程序、国家及地区法规中的程序。在使用前，临床实验室应对检验程序进行验证/确认，以确定检验程序的性能特征(包括测量正确度、测量准确度、测量精密度、分析特异性、分析灵敏度、检出限和定量限、测量区间、诊断特异性和诊断灵敏度）能达到预期检验用途。同时，临床实验室应规定生物参考区间或临床决定值。检验程序应写成文件，其内容应包括：①检验目的；②检验原理和方法；③性能特征；④样品类型（如血浆、血清、尿液）；⑤患者准备；⑥容器和添加剂类型；⑦所需仪器和试剂；⑧校准程序；⑨操作步骤；⑩质量控制程序；⑪ 干扰（如脂血、溶血、黄疸、药物）和交叉反应；⑫ 生物参考区间或临床决定值；⑬ 警示或危急值；⑭ 临床解释；⑮ 环境和安全控制；⑯ 参考文献等内容。

　　本章着重介绍检测系统中检验设备的选择和评估，以及检验程序的选择和评估。

第一节　设备选择和评估

　　临床实验室设备管理是确保检验结果准确、可靠和及时的基础。良好的设备管理有助于：①临床实验室保持高性能水平；②减少检验结果变异，而准确的检验结果有助于提高检验人员的信心；③减少维修费用，需预防性维护仪器；④延长仪器寿命；⑤减少因故障和损坏所致的服务中断；⑥增加检验人员的安全性；⑦提高客户满意度。

　　当临床实验室在建立设备管理程序时，应考虑下列问题和内容：①设备选择和购买：应考虑所需新设备是否符合选择标准？设备是否必须购买？②设备安装：新设备有无安装要求？由谁来安装？③设备校准和性能评价：是否需要校准和验证？如何指导设备操作？④设备维护：是否需按厂商要求做预防性保养？是否有临床实验室附加的预防性保养？是否有恰当的保养步骤指导？⑤设备故障：有无明确的故障处理方法？⑥设备维修和服务：维修费用是多少？实验室获得当地代理商的服务是否方便？⑦设备报废和处置：有无可用的处理程序？

一、设备选择

　　临床实验室主任有责任监督实验室内所有设备，并建立设备管理程序；应确保所有使用设备的检验人员经过恰当的培训，了解仪器的恰当操作，并能执行必要的常规仪器的维护保养工作；有授权设备管理的职责，确保有专人负责设备的维护和故障处理，并要求由常规操作人员负责每日维护，对设备使用人开展校准和日常维护的培训。临床实验室设备分为两大类：通用设备和检验仪器（表 4-1）。通用设备可用于临床实验室的各种检验方法，而检验仪器作为特定检测系统或测量方法的组成部分。

表 4-1　通用设备和检验仪器举例

通用设备	检验仪器
高压灭菌器	血液分析仪
天平	生化分析仪
生物安全柜	血气分析仪
离心机：通用、冷藏式、立式	血型检测仪
通风柜	细胞洗涤仪

续表

通用设备	检验仪器
玻璃洗涤器	一氧化碳分析仪
温度计	比重计
烘箱	电解质分析仪
手动移液器	电泳系统
显微镜	流式细胞仪
渗透压计	离子选择性电极
孵箱	质谱仪
pH计	微生物鉴定仪
比色计	比浊仪
偏光计	移液器:机械、自动
折射仪	热循环仪
旋转器	薄层色谱仪
振荡器	尿液分析仪
温度控制设备:冷藏、冷冻、孵育、水浴、血库运输容器	发光分析仪
定时器	血培养仪
纯水机	

1. 原则　在选择临床实验室最佳设备时,应至少考虑如下标准:①为何需使用该设备?设备是否与临床实验室提供的服务相匹配?②设备性能如何?是否达到检验所需的准确性和可重复性?③设备对设施有何需求?如物理空间方面。④所能承受的设备价格。⑤试剂是否易于获取且能否在规定时间内提供?如是,约需多长时间?⑥检验人员操作的难易程度。⑦是否提供用本国语撰写的操作手册?⑧有无可用的服务供应商?⑨设备有无保修期限?⑩是否需考虑的任何安全问题等。

若不是由临床实验室直接购买设备,临床实验室管理者必须提供设备选择的相关信息,为能提供最佳服务奠定基础。有些地区有标准的购买计划,临床实验室必须输入某些决策信息。即使某些设备是通过捐赠途径获得,临床实验室管理者也必须提供设备选择的标准,若设备不符合相关标准的话,管理者应考虑拒收该设备。若是租借设备,在做出决策前,最好考虑维修价格,即使设备最初价格可能是合理的,但维修费用可能很贵。若临床实验室需多台设备,应考虑重新谈判,厂商应提供所有必要的操作和维修设备信息。

通常,临床实验室在选购设备前需对采购设备进行评价,使之符合质量管理要求。选购设备应遵循的原则如下:

(1)可行性:按医院规模、特色、任务、财力和开展检验项目、工作量,选购设备的品牌和档次。

(2)合法性:要查验各种设备证件和批文。进口设备应具备国家食品药品监督管理局颁发的医疗器械注册证、厂商给经销商的授权书、经销商的营业执照、医疗器械经营许可证和海关报关单等。除海关报关单外，国产设备要有其他证件。

（3）适用性：服务于所属医院总体医疗服务特点，事先应进行充分论证，所选品牌和档次，既不能超越现实，盲目追求高精尖设备，又要有一定的前瞻性。

（4）经济性：选购可维修性和保存性能良好的设备，如装配合理、材料先进、用标准件、同类产品零部件通用程度高，有国内生产的配套试剂盒供应。

（5）可靠性：选购设备的关键是性能，应详细了解其性能特点，选择精度和分辨率等级高、灵敏度高、应用范围宽、稳定性和重复性好、误差和噪声小、响应时间短、检测速度快、结果准确可靠和操作简捷等特点的设备。这也是设备性能评价主要依据的来源。

（6）售后服务：设备售后服务要求经销商的资质完备，信誉、技术力量等良好。

在购置设备前还应要求：①厂商（制造商）提供电路图、计算机软件信息、零部件列表和操作手册；②厂商安装设备、培训员工，并作为购置费的一部分；③在试用期内应能验证设备性能达到预期用途；④在合同中约定厂商的定期保养活动；⑤确认临床实验室能提供所有必需的物理需求，如水、电和空间，必须有足够的空间来移动设备，以及门和电梯等空间要求。

2. 要求　临床实验室要建立文件化程序来规定重要的确认活动。这些活动是确保设备在日常工作环境中能达到预期功能。确认活动包括下列内容：

（1）安装确认（installation qualification，IQ）：在临床实验室运行前，确认/验证仪器安装条件符合厂商所规定的环境要求。该过程通常由厂商服务工程师操作。

（2）操作确认（operational qualification，OQ）：在临床实验室运行前，确认/验证仪器基本操作性能符合厂商所提供的标准。该过程通常由厂商服务工程师操作。

（3）性能确认（performance qualification，PQ）：由检验人员确认/验证设备性能特征在可接受标准内的过程，并在此之前应确认方案和设备操作者能力。该过程通常由检验设备操作人员操作。

（4）风险分析（hazard analysis）：识别设备的任何风险，任何可能的减少风险危害的过程。

（5）确认报告（validation report）：总结由安装要求、操作要求、性能要求和风险分析得到数据的过程，用于评估设备的能力符合性能要求和预期用途，并包括所有的审核和批准内容。

在设备安装前，应验证所有物理需求（水、电、空间、门和通风设备）符合要求。同时，应考虑：①在安装前，有供应商负责安装书面化的声明；②核查预期性能特征，一旦设备安装后，应迅速确认性能特征。如可能的话，最佳方法是由厂商安装设备，以确保所有设备安装恰当并迅速，保养及时可靠。

当临床实验室设备安装时，应首先核查说明书，包括所有零部件；其次，作为设备的一部分，任何软件必须备份；最后，在安装没有完成前、性能确认前和检验人员培训前，不能使用设备。

当临床实验室设备安装后投入服务前，应明确下列事项：①实施保养和操作的职责；②建立零部件和供应品的记录；③有实施校准、性能验证、设备操作的文件化计划；④建立预防性保养计划，包括每日、每周和每月；⑤对所有操作人员提供培训，并授权特定的操作人员。在设备使用时，由指定的授权者使用。

除厂商应对设备进行必要的性能验证/确认外，临床实验室应验证厂商声明的性能，从厂商提供的设备/试剂性能评价信息，常包含在说明书或操作手册内，需证明所用设备/试剂在临床实验室内能得到相同的结论。通常,临床实验室性能验证的指标包括:准确度、精密度、线性、与原方法/设备方法学比较、参考区间的确认、建立和验证、操作步骤完整性和正确性、人员培训和能力评价等内容。如在一段时间内,在原设备/方法和新设备/方法上平行运行已知值临床标本、预期值或有证值标本进行比较,证明新设备/方法获得预期结果的能力;如是温度控制设备,应证明设备稳定性和温度均一性。另外,临床实验室还需评价设备/试剂检测疾病的能力,如诊断灵敏度、诊断特异性、阳性和阴性预测值等。

临床实验室应对新设备进行风险分析。风险分析要考虑设备所有的标准安全操作[如电气安全、一次性生物废弃物处理、必要的个人防护装备(personal protective equipment, PPE)]和设备的电气、物理和化学危害。厂商有义务提供设备的所有危害,并给予标记,提供防护建议。临床实验室应确保在安全培训时表明这些危害,并在工作场所中提供相应防护。

确认报告由安装、操作、性能要求和风险评估活动的计划和实施结果组成,包括安装、操作、性能要求和风险评估程序,按计划得到的结果,实施前任何需要的进一步措施和设备资质。临床实验室负责人应进行审核和批准。

二、设备性能要求

在检测患者标本前,重要的是评价新设备的性能,确保能正确工作,并达到预期性能,如设备和(或)相关技术是新的,确认步骤更显重要。

推荐的设备性能验证计划,至少应包括:①建立设备操作验证和保养的文件化程序。其中,实验室应有操作验证要求,或按厂商保养计划操作。原装质控品既能用于设备操作验证,也能用于常规室内质控。复杂系统很难验证分系统性能;仪器保养通常应按厂商操作手册内推荐的方法执行,但记录格式可各异。②明确操作人员的职责。明确设备保养责任,建立相关文件系统,监督和确保这些活动的实施,并进行评估。③建立恰当的容许范围(tolerance range)。所有设备操作验证活动和保养活动所得测定值应有容许范围。数据收集必须易于检测一段时间内的漂移和轻微变化。当结果超出容许范围时,应评估相关问题。CLSI文件GP31提出了设备运行、验证和保养的相关要求。

(一)性能验证

1. 通用设备

(1)普通离心机:操作验证方法是在足够离心力下,能将血清和血凝块分开或能将血浆和全血分离。用肉眼观察血清/血浆分离情况来证实是最简单的方法。

根据离心机应用目的,决定其他操作验证的频率。如相对离心力或每分钟转速(revolutions per minute, RPM)需每月核查(血库和血细胞比容试验),或每季度验证(常规分离血清/血浆)。离心速度采用频闪仪(stroboscopic light)或经校准的测速表(tachometer)来证实,其中,频闪仪直接对准标记的转头,测定RPM,记录并计算纠正因子。离心时间用经校准的电子计时器来证实,记录并计算纠正因子。

(2)血细胞比容微量离心机:使用前应确认速度和时间符合厂商声明。用EDTA抗凝全血检查时间,观察1分钟、2分钟……,通常离心5分钟时,HCT应<55%。

(3)冷藏离心机:操作验证应参照厂商要求核查测速计、控制速度机械和定时器。血库离心机的温度,每6个月需与离心温度设置比较1次。

（4）移液器和稀释器：在初步性能验证时，通过至少重复测定 10 次来估计不准确度和批内不精密度。按厂商推荐方法进行操作验证，推荐采用比色法和称重法，在 0.1~50μl，两法一致性良好。

A 级移液器或容量瓶无需验证，应符合表 4-2 所示的要求。非 A 级玻璃移液器和容量瓶使用前验证。1 次性塑料移液器和量筒应限制使用，其准确度不能满足 A 级有证玻璃容器的要求，ASTM 的准确度要求是 ±3%。①称重法：测定设备所分配水的重量。为了验证 1ml 不精密度，天平最小称重为 0.01g。天平应校准，操作要熟练。②比色法：是使用最广泛的移液器校准方法，测定已知吸光度化学或有色溶液，推荐使用重铬酸钾溶液，其吸收峰值在 350nm，稳定性是 1 年。

表 4-2 A 级移液器或容量瓶的准确度要求

A 级移液器		A 级容量瓶	
标称容量（ml）	变异（±ml）	标称容量（ml）	变异（±ml）
0.5~2	0.006	1	0.01
3~7	0.01	2	0.015
8~10	0.02	5	0.02
15~30	0.03	10	0.02
40~50	0.05	50	0.05
100	0.08	100	0.08
		1000	0.30

（5）比色仪：操作性能采用一个或多个标本与参考空白比色杯比较。至少做年度性能核查。内容包括：①线性核查：用一套中密度滤光片或已知浓度溶液验证仪器使用范围的线性吸光度反应。中密度滤光片靶值由厂商提供。②波长核查：可调节波长比色计。用已知吸光度峰值的滤光片或有色溶液来验证与其波长设置相关的吸光度峰值。氧化钬能用于窄带通仪器或校准验证 280~640nm 波长范围比色计。镨钕滤光片能用于宽带通仪器。③杂散光核查：用截止滤光片能阻止特定范围波长的光线，通过测定仪器信号产生量。杂散光是指未通过比色皿到达检测器的光线，其代表性波长与单色器或滤光片分离波长不同。

（6）荧光仪和比浊仪：荧光仪操作验证采用干涉滤光片。比浊仪操作验证采用低质量玻璃滤光片（lower-quality glass filters）。

（7）玻璃器皿洗涤机：操作验证内容包括：①温度：每日核查循环水温度。多数清洁剂所需最低温度是 60℃~82℃。热水冲洗温度是 71℃~82℃，以全部去除残留清洁剂。②指示灯：肉眼核查指示灯。③压力：核查水压和蒸汽压力。④电子系统：必需核查电子系统。⑤清洁效率：可用 pH 计核查玻璃器皿 pH，证实洗涤剂残留量，确定冲洗频率；或用溴甲酚紫溶液（0.1g 溴甲酚紫 +50ml 乙醇），在玻璃器皿中加入恰当量蒸馏水，加入 2~3 滴指示液，如呈紫色提示 pH 碱性，有残留清洁剂，如呈黄色，说明冲洗恰当。

（8）生物安全柜和通风柜：操作验证包括：①核查加热室的温度；②核查加热部件指示灯；③核查风机；④清洁柜子内壁，每周培养证实内壁灭菌效果；⑤至少每年检查气流率。

（9）渗透压计：操作验证包括：①用参考标准或有证参考溶液核查；②冰点渗透压计，每日核查冷水浴;③蒸汽渗透压计,仅需常规保养,清洁热电偶室。

(10)折射计:操作验证包括:①用蒸馏水证实零点: ± 0.05%,温度 21℃~29℃;②用5%生理盐水证实:折射指数 1.3415 ± 0.005(25℃);尿比重: 1.0235 ± 0.001;血浆或血清比重: 1.016 ± 0.001;血浆或血清蛋白浓度: 3.15g/dl ± 0.1g/dl。

(11)振荡仪和旋转器:操作验证为用秒表证实振动速度,计算每分钟振动速度。对大多数血清学实验来说,每次使用时核查振动速度。

(12)温度计:使用前验证温度计的温度。观察温度计有无分离、气泡或破碎。

(13)水浴和热块:用温度计核查温度。每日用温度计核查每个孔干热块温度。

(14)普通冰箱、冷冻箱和孵育箱:操作验证包括:①外观检查:门垫片是否有裂缝或其他损害;②核查安装是否水平;③每年用参考温度计核查仪器温度;④检查液柱是否分离或损坏;⑤验证温度范围可靠性。

(15)血库冰箱、冷冻箱和孵育箱:操作验证包括:①核查冰箱内部清洁;②核查门垫片是否有裂缝;③用参考温度计核查仪器温度,不能超过1℃。

(16)微生物和组织孵育箱:操作验证包括:①核查温度;②核查 CO_2 浓度,如<1000kPa更换气瓶;③隔水式设备核查湿度(>95%)。

2. 检验仪器

(1)血液分析仪:用各类细胞(WBC、RBC、PLT、Ret)来做操作验证。

(2)凝血分析仪:用 1.00ml 血清移液器或称重法证实试剂分配量。用秒表证实热块中孵育时间。

(3)化学分析仪:安装后应确认仪器上所用各种方法的性能,具体内容不同厂商各异,应遵守其规定。

(4)免疫分析仪:安装后应证实仪器上所用各种方法的性能,具体内容不同厂商各异,应遵守其规定。

(5)一氧化碳血氧仪:必要的进样和冲洗,以消除液流和管道系统内空气。

(6)流式细胞仪:操作验证:①核查背景计数;②直接由厂商证实最佳光学对齐;③证实仪器气压、激光或汞灯电源、光电倍增管电源、计算机/磁盘驱动器/打印机、软件和视频输出系统。

(二)维护保养

1. 通用设备

(1)普通离心机:每次使用/适当时的保养操作包括:①平衡:标本应平衡后放入离心机,否则会损坏转子或主轴。如发生噪声或振动,应立即采取纠正措施,查找原因。②防溢出:任何碎玻璃应小心去除,按安全处理要求执行。

每日或特定间隔的保养操作包括:①每日清洁离心机内外;②定期检查离心头、头轴、耦合部件磨损、配件裂缝、腐蚀、不均匀磨损和疲劳迹象。

每周或每月的保养操作包括:①每月用肥皂和水清洁离心室(套管);②检查离心头是否腐蚀,更换腐蚀的离心头;③检查停止装置:在各种离心速度下,检查制动装置,能顺利地逐步停止;④检查转子平衡:任何新离心机操作前和定期核查转子平衡,或发生任何振动或拆解后。

每季度或至少每年两次的保养操作包括:①每3个月核查刷子、轴承和换向器;②换向器须检查划痕和污染;③依照厂商推荐频率更换离心刷;④离心速度:验证速度设置与实际 RPM；⑤电源：肉眼核查电线、插头、墙壁插座；⑥电机和润滑剂：添加润滑剂防止轴承损坏；⑦垫片、密封件、支架和润滑油：观察这些区域是否过度磨损、腐蚀和(或)疲劳。

（2）血细胞比容微量离心机：每日保养操作包括：①用中性清洁剂或消毒剂清洁离心室；②核查任何振动、噪声或不平衡。每季度保养操作是核查轴承。

每年 2 次或需要时保养操作包括：①检查刷子和换向器；②检查离心机头垫片是否磨损；③核查 RPM 和时间。

（3）冷藏离心机：保养操作包括：①每日清洁离心室；②每日核查任何振动或不平衡；③轴承、刷子和换向器：按通用要求执行；④根据使用频率，每月或每季度清洁离心室；⑤保持转子、轴承和部件的平衡；⑥核查温度指示灯。

（4）移液器和稀释器：保养操作包括：①稀释器：每次使用后用蒸馏水冲洗。每月检查器材有无泄漏，如有必要应更换。每 3 个月给压缩电机加油。②稀释器和移液器：每 6 个月清洁仪器内腔，包括气筒、活塞、控制阀门。由有资格的人员维修移液器和稀释器。修复和按厂商推荐间隔进行校准验证。

（5）玻璃器皿洗涤机：按照厂商推荐保养。其中，洗嘴、管道必须保持清洁；每日清洁泵取水口，包括屏幕或滤网；检查泵有无泄漏；检查水管；定期清洗蒸汽恒温器。

（6）生物安全柜和通风柜：保养操作包括：①用甲醛气体去污染；②清洁所有溢出物；③用 5%苯酚溶液清洁柜子内壁；④更换过滤器：运行 1200~1500 小时后更换。在过滤器启动前，在推荐温度下操作风机几小时。安装新过滤器后，至少使风机在正常温度下运行 1 小时。

（7）渗透压计：保养操作包括：①按厂商要求清洁渗透压计；②至少每周除霜 1 次；③定期给仪器加润滑剂；④每年 2 次更换池内液体；⑤定期清洁热电偶。

（8）折射计：保养操作包括：①用蒸馏水清洁棱镜和盖子；②清洗废物盘；③每日用湿布清洁仪器；④检查气泡；⑤在标本分析前，保证恰当温度。

（9）振荡仪和旋转器：保养操作包括：①清洁仪器外部；②固定振动框螺丝；③定期给电机添加润滑剂；④定期检查刷子是否磨损；⑤检查移动部件是否磨损。

（10）温度计：液体玻璃温度计保养操作是去除液柱中空白或气泡，通过冷却固态二氧化碳和乙醇，使所有流体进入玻璃凸起内。

（11）水浴和热块：至少每周更换水浴中水。每月消毒 1 次，用消毒片剂或次氯酸钠处理水。

（12）普通冰箱、冷冻箱和孵育箱：保养操作为：①清洁冷凝器风扇和管道；②每月清洁冷凝器冷却风扇叶片；③至少每季度冷冻箱除冰；④清洁冰箱内部。

（13）血库冰箱、冷冻箱和孵育箱：保养操作为：①每日核查温度报警系统电源；②检查极端温度：定期核查最上层和下层温度；③核查温度报警系统：每季度检查，高温报警为 5.5℃±0.5℃，低温报警为 1.5℃±0.5℃；④如果使用弹簧式的时钟记录表，每周调节时钟弹簧。

（14）微生物和组织孵育箱：保养操作为：①用 70%乙醇或其他消毒剂清洁内腔；②隔水式设备，每月更换水，推荐使用含抑菌剂的灭菌水。

2. 检验仪器

（1）血液分析仪：按厂商指导的保养，基本操作包括：①每日背景计数；②每日小孔充满洗涤剂，待浸泡过夜；③仪器每天至少关机 1 次；④按厂商指导更换试剂、保险丝和其他部件；⑤每日去除压力控制装置内液体；⑥定期给真空泵加油；⑦检查和清洁自动标本管道输送系统;⑧必要时,拆卸和清洁玻璃器皿,清洁小孔,清洁手工清洗杯,清洁光学检测器;⑨去除气泡;⑩去除凝块。

(2)凝血分析仪:按厂商指导的保养,基本操作包括:①用电极检测黏度变化,用蒸馏水清洁电极;②核查热块温度:37℃±0.5℃。核查冷藏温度:10℃±2℃;③清洁滤光片、进样器、进样针、孵育孔、输送带和注射器等;④核查光电管;⑤添加润滑剂和清洁仪器。

(3)血气分析仪:按厂商指导的保养,基本操作包括:①核查加湿器水位;②更换 pH 参考电极;③清除气泡和清洁 PO_2 和 PCO_2 电极;④核查饱和氯化钾 pH 参考电极的水平;⑤核查校准液水平;⑥核查生理盐水和冲洗液水平;⑦核查储气罐压力;⑧核查打印纸供应。

(4)一氧化碳血氧仪:按厂商指导的保养:①核查试管凝块和清洁窗口;②吸取清洁剂;③排空和清洗废液瓶;④核查试剂水平;⑤更换泵线和润滑泵筒;⑥清除风扇滤网;⑦更换全部液流管道。

(5)流式细胞仪:按厂商指导的保养,基本操作包括:①证实光学对齐;②使用前,核查仪器管道;③用 10%次氯酸钠冲洗液流管道;④清洁滤网;⑤核查荧光和光电倍增管线性;⑥清除凝块。

总之,所有临床实验室必须有一个良好的设备管理程序。该程序应包括:①设定所有工作的职责;②建立设备选择和购买的标准;③确保所有操作和维护人员经过恰当培训并授权;④监测设备所有的管理活动,如设备常规维护记录、更新的保养步骤、保障和修复的操作记录等。

重要的是,临床实验室应建立良好的文件化设备管理程序,并保存记录,包括完整的、准确的所有设备清单,按厂商提供的文件操作,记录所有预防性保养和维修活动。

三、设备校准和量值溯源

(一)设备校准

在性能评价前,应按厂商要求小心完成设备的初始校准。在投入服务初期时,最佳方法是每批次实验都做设备校准。设备校准频率取决于厂商推荐的稳定性,如在预防性保养时做校准,通常使用厂商的校准品或厂商推荐的物质。如冷藏离心机要求每年校准温度计;荧光仪和比浊仪按测量系统推荐的频率采用标准曲线来校准,可用单点标准参考物质来设定校准品靶值;血液分析仪至少每 6 个月进行校准;pH 和电解质分析仪应每 8 小时或更短时间校准 1 次;一氧化碳血氧仪需每周校准,用总 Hb 校准物(单点商品化染液或氰化高铁血红蛋白全血 Hb 标准物);流式细胞仪应按厂商推荐校准。

1. 校准程序 校准(calibration)是在规定条件下,为确定测量仪器或测量系统所指示的量值,或实物量具或参考物质所代表的量值,与对应的由标准所复现的量值之间关系的一组操作。

临床实验室需建立每台提供定量结果设备的文件化校准程序。校准程序应包括:①目的和背景;②校准频率;③设备和使用的校准物质;④偏移和精密度限值;⑤校准操作步骤;⑥结果记录步骤;⑦性能失控的纠正措施。临床实验室应基于厂商提供的信息建立文件化的可接受偏移和精密度,以及设备性能失控时应采取的纠正措施。临床实验室负责人应审核和批准这些文件和措施。当实施校准时,临床实验室应依据文件要求,记录执行校准的人员、所有结果、进一步纠正措施、复核和批准等内容。

2. 校准记录 每台设备需要有校准记录,可书面或输入计算机数据系统,至少应包括:①仪器或设备标识;②执行校准的数据和时间;③校准结果;④校准人员的身份;⑤可接受的状态(通过/失败);⑥任何进一步措施;⑦审核和批准等内容。

为了验证设备工作能满足厂商性能,必须定期监测仪器参数的功能。使用仪器前必须完成,然后按厂商推荐频率定期进行。这些功能核查在任何仪器维修后。如每日监测温度作为功能核查内容,核查校准波长的准确性。

(二)量值溯源

为了使检验结果得到正确的医学应用,不论何时何地都具有可比性,量值必须有明确的定义、报告给医生或其他卫生人员及患者的结果必须准确,而实现这一目标的最有效的手段是建立和保证检验结果的计量溯源性。

计量溯源的目的是改进检验结果在时间和空间上的可比性,使各测量方法得到的测量值与公认的标准发生联系。计量溯源性的理想终点是国际单位制系统(SI)相关单位的定义,因其为国际通用单位,不随时间和空间变化而变化,故将其作为溯源链最高等级,但目前并非所有的检验项目可溯源至 SI 单位,多数检验项目只能溯源至国际约定校准品或国际约定参考测量程序,甚至是厂家的校准品或测量程序。

1. 量值溯源相关定义

(1)计量溯源性(metrological traceability):又称为量值溯源,是通过文件规定的不间断校准链,将测量结果与参照对象联系起来的测量结果的特性,校准链中的每项校准均会引入测量不确定度。其中,计量溯源性要求建立校准等级序列。"参照对象"可以是实际实现的测量单位的定义、或包括非序量测量单位的测量程序、或测量标准,其技术规范必须包括在建立校准等级序列时使用该参照对象的时间,以及关于该参照对象的计量信息,如在这个校准等级序列中进行第一次校准的时间。对于测量模型中有一个以上输入量的测量,每个输入量值本身应当是经过计量溯源的,且校准等级序列可形成一个分支结构或网络。为每个输入量值建立计量溯源性所作的努力应与对测量结果的贡献相适应。测量结果的计量溯源性不能保证其测量不确定度满足给定的目的,也不能保证不发生错误。如果两台测量标准比较是用于核查其中一台测量标准,必要时对其量值进行修正并给出测量不确定度,那么这种比较可视为校准。在检验医学中,"不间断校准链"是指计量学级别由低到高的、交替出现的测量程序和校准物,如厂家提供给临床实验室的常规测量程序由产品校准物校准,产品校准物由高一级的测量程序定值,此高一级的测量程序又由更高一级的校准物校准,依此类推。

(2)测量不确定度(uncertainty of measurement):表征合理赋予被测量之值的分散性,与测量结果相联系的参数。此参数可以是标准差或其倍数,或具有规定置信水平的区间的半宽度。不确定度组成可通过对实验结果的统计分布进行估计(A 类),或通过基于经验或其他信息推测的概率分布来评估(B 类)。不确定度所有组分都用标准不确定度表示,最后合并为一。A 类不确定度是指通过实验和适当的统计处理,对某估计值的不确定度进行评定,通常以标准差形式表示;B 类不确定度是指利用其他信息对某估计值的不确定度进行评定,如以前的观察数据、有关仪器或材料的使用经验、厂商提供的技术指标、校准证书给出的数据,其他资料中参考数据的不确定度。A 类标准不确定度和 B 类标准不确定度计算合并为合成标准不确定度。临床检验不确定度可能来源包括:取样、存储条件、仪器、试剂、测量条件、计算的影响、空白修正、操作人员、随机影响、假设的化学反应定量关系等。

(3)参考物质(reference material,RM):又称标准物质、标准样品,是特性充分均匀和稳定的物质,已确定适用于在测量或标称特性的检查方面预期的用途。标称特性的检查提供一个标称特性值及其不确定度。该不确定度不是测量不确定度。未赋值的参考物质可用于测量精密度控制,只有具有赋值的参考物质可用于校准或测量正确度控制。"参考物质"由包含了量以及标称特性的物质组成。有时参考物质是与专制的装置合成一体的。有些参考物质具有赋予的量值,这些量值计量溯源到 SI 单位以外的测量单位。如包含疫苗的物质是计量溯源到由 WHO 规定的国际单位(IU)。在给定的测量中,参考物质可能仅用于校准或质量保证。参考物质的技术规范应该包括其物质的追溯性,指出其由来和处理过程。

(4)有证参考物质(certified reference material, CRM):又称有证标准物质、有证标准样品,是附有由权威机构发布的文件,并使用有效程序提供一个或多个指定的特性值及其测量不确定度和溯源性的标准物质。如具有胆固醇浓度赋值的人体血清及其所附证书中说明的测量不确定度,用作校准器或测量正确度控制品。"有证参考物质"的特定量值要求具有测量不确定度的计量溯源性。

(5)校准品(calibrator):又称为校准物(calibration material),是在校准函数中用作独立变量值的参考物质。通常用标准品(standard)来替代,因为许多设备现在使用血清为基础的参考物质。对某些设备和仪器来说,校准品可以是物理的重量或类似固体物质。校准品需要在计量学上溯源到已知的标准。厂商可建议用特定标准或供应品。所用物质包括其来源应在校准记录上显示。

(6)一级参考测量程序(primary reference measurement procedure):是以已证实具有分析特异性的测量原理为依据,不参考某相同量的校准品而提供向 SI 的计量学溯源性,并具有小的测量不确定度。一级参考测量程序一般由国际或国家计量机构或国际科学组织批准,不宜发展国家一级参考测量程序。实施该测量程序的实验室宜经权威机构认可。

(7)一级参考物质(primary reference material):是具有最小测量不确定度的测量单位的实物体现。一级参考物质应直接用一级参考测量程序赋值,或用适当的分析方法测定物质杂质后间接赋值。一级参考物质一般是高度纯化的、物理化学性质明确的分析物,经过稳定性和组成完整性检验,并附有证书(有证参考物质 CRM)。"一级校准品"概念从属于"校准品"和"一级参考物质"。

(8)国际约定参考测量程序(international conventional reference measurement procedure):是量值不能溯源至 SI,但国际公认将该量值作为某确定量的参考值的测量程序。该量值按照预期临床用途确定。

(9)国际约定校准品(international conventional calibrator):即国际约定校准物(international conventional calibration material),是量值不能溯源至 SI,由国际约定予以定值的校准品。该量值按照预期临床用途确定。

(10)产品校准品(product calibrator):预期用于制造商最终产品的校准品。

(11)工作测量标准(working measurement standard):又称为工作标准(working standard),是用于日常校准或核查实物量具、测量仪器或参考物质的标准。

(12)正确度控制品(trueness control material):用于评价测量系统测量偏移的参考物质。

2. 量值溯源的结构与原则

(1)量值溯源的结构:一个样品或校准品的测量结果的溯源性通过一系列对比测量而建立,对比测量中的测量程序和校准物质的计量学等级由低到高组成一条连续的链,即溯源链(图4-1)。

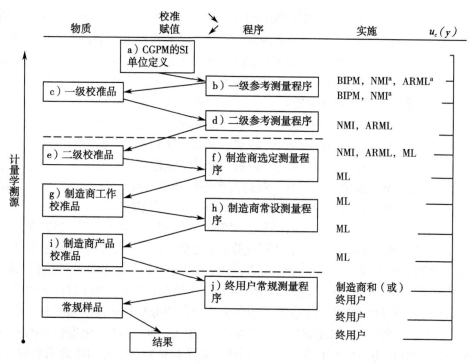

图 4-1 完整校准等级和计量上可溯源至 SI（ARML：认可参考测量实验室，可以是独立实验室或制造商实验室；BIPM：国际计量局；CGPM：国际计量大会；ML：制造商实验室；NMI：国家计量机构；SI：国际单位制；$u_c(y)$：合成标准不确定度）

一级参考测量程序是具有最高计量学特性的参考测量程序，是基于特异、无需同量校准而能溯源至 SI 单位、低不确定度的测量原理，可用于一级参考测量程序的测量原理仅限于同位素稀释 / 质谱（ID/MS）、库仑法、重量法、滴定法和依数性（如凝固点降低）测量等。一级校准品是测量单位的体现，具有最可能小的测量不确定度，可由一级参考测量程序直接定值，也可通过可靠的杂质分析间接定值，一级参考物质一般是高度纯化的被测物质。

二级参考测量程序是经充分论证，其不确定度能满足特定要求，能用于低一级测量过程评价和参考物质鉴定的测量过程，用一级参考物质校准。二级校准品用一种或多种二级参考测量程序定值，一般具有与实际样品相同或相似的基质，主要用于量值传递。

一级和二级参考测量程序的建立和维持及一级和二级校准品的制备有高度的知识、技术和设备要求，故由国际或国家计量机构及经认证的参考实验室完成。一级和二级参考物质一般是经计量权威机构或行政机构认证的有证参考物质。上述一级和二级参考测量程序和参考物质称为参考系统，有时参考系统也包括从事参考测量的实验室。其他环节工作原理与上述原理类似，只是计量学等级较低，也较灵活，可依各厂家或实验室不同情况而异。

溯源链自上而下各环节的溯源性逐渐降低，而不确定度则逐渐增加，因此，量值溯源过程应尽量减少中间环节。从计量学角度讲，理想情况是用一级参考测量程序直接测量样品，但在实际的临床检验中不可实现。

（2）建立计量溯源性需遵循的原则：溯源性是检验结果特性，检验结果由检验程序获得，因此，检验程序建立者负责溯源性建立，溯源性建立需遵循的原则为：①在溯源链建立前，应根据测量结果在医学决定中预期用途定义可测量的量（被测量）。②溯源链建立应在开始进行最终测量前,以校准等级下降的相反方向,即从计量最高参考到最终客户结果进行描述。所建立的溯源链应能使经校准的常规测量程序所得结果表示为按现有校准等级最高水平所得方式。③校准等级每一水平应是一个测量程序或测量标准,测量标准指测量系统或作为校准品功能的参考物质。④给定有定值的测量标准,应通过传递方案中指定测量程序,校准下一级较低水平的测量标准。⑤在给定水平为某测量标准所赋的值应带有测量不确定度,此不确定度应包括所有较高水平校准等级的测量标准和测量程序连续传递的不确定度分量。⑥为保证溯源链的有效性,各水平上的量应相同。所描述的常规程序和较高计量水平的参考测量程序的分析特异性,以及校准品稳定性和互换性应是已知的或经过论证的。⑦制造商对溯源链的说明应始于制造商产品校准品的值,止于制造商所用计量上最高参考,此参考不确定度应包括所有更高计量水平的综合不确定度。

(3)建立计量溯源性需考虑的问题:溯源性建立者除遵循上述原则外,还需考虑以下易出现的问题:①人体样品中分析物定义不充分;②在实现物质的量的单位摩尔时的技术问题,即难以获取指定化学化合物的超纯物质;③校准品中分析物的非均一性(异构体、衍生物),难以阐明其物理化学性质,如酶、抗体、糖蛋白等情况;④测量程序对给定校准品中的分析物有不同的特异性和选择性;⑤测量的各人体样品中分析物和校准品间有微小的不均一性,如用白蛋白溶液校准双缩脲反应测量血清中的(总)蛋白浓度,免疫化学测量血清铁蛋白浓度时,因分析物的微小不均一性,不同的多克隆抗体对各个异构体的识别程度不同;⑥人体样品基质与校准品基质不同;⑦校准品具有不适宜的"替代分析物";⑧因变性,使样品测量时包括经物理或化学修饰过的分析物;⑨如用天然人体样品组作为二级校准品,通过分析物和基质的相应组成来保证在分析物水平处的互换性,则这些样品组应覆盖实际测量区间。

(4)建立计量溯源性确认:计量溯源性确认方法是用常规测量程序和参考测量程序同时检测足够数量的、有代表性的、分别取自不同个体的实际新鲜样品,对每份样品要进行重复测量,用线性回归分析两种方法所得结果的接近程度是否可接受。溯源性是指全测量范围内的溯源性,而不是"单点"溯源性;是测量范围内各点溯源性,不是均值溯源性。这是临床检验量值溯源中一个重要概念,是保证溯源有效、测定结果准确的前提。

3.临床检验量值溯源现状 医学检验领域建立量值溯源的必要条件是建立参考测量系统,即参考测量程序、参考物质和参考测量实验室网络。要溯源到SI单位应建立一级参考测量程序、一级参考物质和二级参考测量程序,而生物标本的复杂性很难使检验项目达到完全溯源。

目前,国际上临床常用检验项目约有400~700个,其中,有可用的一级参考测量程序和一个或多个(经承认的)一级参考物质(用作校准品),能溯源至SI单位的只有25~30个,主要是一些化学定义明确的小分子化合物,包括电解质类(如钾、钠、氯、镁、钙、锂离子等)、代谢物类(如胆固醇、三酰甘油、葡萄糖、肌酐、尿酸、尿素等)、某些甾体类激素、甲状腺激素和药物。其他大多数项目只能实现部分溯源,如:①有国际约定参考测量程序和国际约定校准品,不能在计量上溯源至SI单位的,如糖化血红蛋白;②有国际约定参考测量程序,无国际约定校准品,不能在计量上溯源至SI单位的,约有30个检验项目,如HDL-C、血细胞和某些凝血因子;③有国际约定校准品,但无国际约定参考测量程序,不能在计量上溯源至SI单位的,约有300多个检验项目,如B型肝炎表面抗原(ad亚型)、蛋白类激素(如绒毛膜促性腺激素及其抗体)、某些抗体和肿瘤标志物;④有制造商选定测量程序,但既无国际约定参考测量程序,也无国际约定校准品,不能在计量上溯源到 SI 单位的,约有 300 个检验项目,如纤维蛋白降解产物(D- 二聚体)、肿瘤标记物(CA125)和衣原体抗体等。

对无法溯源到 SI 单位的检验项目,通过采用公议的方法和公议的标准物质 / 参考物质,公议的参考测量程序获得公议值,不同检验项目溯源方法和途径各不相同,以便为临床检验结果溯源提供可靠的保证。

(三)测量不确定度评定和表达

在国际上,包括检验医学结果在内的完整测量结果应包括表征结果分散性的信息,即测量不确定度,已成为共识。对检验结果及不确定度的了解,有助于临床在诊断和治疗疾病时,更恰当地解释测量数值。目前,国际公布的测量不确定度评定指南有两种评定方法,一种方法是按测量不确定度评定指南(Guide to the Expression of Uncertainty in Measurement,GUM)文件,也就是自下而上(bottom-up)方法,由于检验医学的特殊性不能直接用于临床实验室;另一种方法是,利用自上而下(top-down)方法评定与检验过程相关的检验结果测量不确定度,但不涉及生物学变异、检验前和检验后过程对结果分散性的影响。

1. 测量不确定度评定方法分类 原则上,可使用下列两种方法评定检验结果的测量不确定度:

(1)自下而上法:此法特指为 GUM 方法或模型(modeling)方法。是基于对测量的全面、系统分析后,识别出每个可能的不确定度来源并加以评定;通过统计学或其他方法,如文献、器具或产品的性能规格等搜集数据,评定每一来源对不确定度的贡献大小;然后将识别的不确定度方差合并得到测量结果的"合成标准不确定度"。

(2)自上而下法:是在控制不确定度来源或程序的前提下,评定测量不确定度,即运用统计学原理直接评定特定测量系统受控结果的测量不确定度。典型方法是依据特定方案(正确度评估和校准方案)的实验数据、QC 数据或方法验证数据进行评定,正确度 / 偏移(b)和精密度 / 实验室内测量复现性 [$s_{(Rw)}$] 是两个主要分量。临床实验室常将这两者与系统误差和随机误差相联系。

2. 自上而下方法测量不确定度评定 理论上"自上而下"方法评定测量不确定度是基于正确度和实验室内测量复现性进行测量不确定度评定的方法。其基本步骤简述为:

(1)确定被测量:明确定义临床检验被测量,至少应包括:①系统:需对存在时间和空间说明;②组分(分析物);③量:可对测量程序说明。必要时应进一步提供测量组分生物和病理信息。检验医学被测量的定义举例见表 4-3。

(2)评定被测量的测量不确定度:偏移(系统误差)和实验室内测量复现性(随机误差)是临床实验室分析过程测量不确定度最重要的两个分量。对临床实验室而言,仅利用测量重复性(s_r)数据显然忽略了很多影响因素,仅利用测量复现性(s_R)数据也不一定合适。对

表 4-3 检验医学被测量的定义

系统	组分(分析物)	量	测量单位
人(尿液)	皮质醇(未结合)	物质的量浓度	nmol/L
血浆(动脉血)	二氧化碳(游离)	气压(37℃)	kPa
血浆	谷丙转氨酶	催化活性浓度(37℃)	μkat/L
全血	白细胞	浓度	$\times 10^9$/L

单个特定临床实验室来说,利用实验室内测量复现性[$s_{(Rw)}$]数据评定测量不确定度是适宜的。表达含义不同自上而下的方法按下述公式简单计算测量过程的合成标准不确定度(u_c)和相对合成标准不确定度(u_{crel})。

$$u_c = \sqrt{u_c^2(bias) + u^2(R_w)}$$

$$u_{crel} = \sqrt{u_{crel}^2(bias) + u_{rel}^2(R_w)}$$

式中:u_c为合成标准不确定度;$u_c(bias)$为偏移引入的测量不确定度分量;$u(R_w)$为实验室内测量复现性引入的测量不确定度分量;u_{crel}为相对合成标准不确定度;$u_{crel}(bias)$为偏移引入的相对测量不确定度分量;$u_{rel}(R_w)$为实验室内测量复现性引入的相对测量不确定度分量。

例如:在水平 X 测得值为 200mg/L,实验室内测量复现性 $s_{(Rw)}$ 为 2.4mg/L,则相对 $s_{(Rw)}$ 为(2.4×100)/200=1.2%。实验室内测量复现性引入的测量不确定度分量 $u(R_w)$ 为 2.4mg/L,$u_{rel}(R_w)$ 为 1.2%。

计算偏移引入的测量不确定度比计算精密度引入的测量不确定度复杂得多。除考虑偏移量值(b)和参考值引入测量不确定度 [$u(Cref)$] 两个偏移组分外,还要考虑增加由于反复测量所得均值的测量不确定度。评定偏移引入的测量不确定度分量存在多种情况:

1)如按 GUM 原则,修正了偏移,则由偏移引入测量不确定度和相对测量不确定度计算公式分别为:

$$u_c(bias) = \sqrt{u^2(Cref) + u_{CRM}^2}$$

$$u_{crel}(bias) = \sqrt{u_{rel}^2(Cref) + u_{rel}^2(CRM)}$$

2)如不修正偏移,由偏移引入测量不确定度和相对测量不确定度计算公式分别为:

$$u_c(bias) = \sqrt{u^2(Cref) + u_{CRM}^2 + b^2}$$

$$u_{crel}(bias) = \sqrt{u_{rel}^2(Cref) + u_{rel}^2(CRM) + b_{rel}^2}$$

式中:$u_c(bias)$为偏移引入测量不确定度;$u_{crel}(bias)$为偏移引入相对测量不确定度;$u(Cref)$为示值引入的测量不确定度;$u_{rel}(Cref)$为示值引入相对测量不确定度;u_{CRM}为重复测量参考物质引入的测量不确定度;$u_{rel}(CRM)$为重复测量参考物质引入的相对测量不确定度;b为测量均值与 CRM 认定值间偏移;b_{rel}为测量均值与 CRM 认定值间相对偏移。

3. 测量不确定度的应用

(1)在实验室中应用:①评定测量不确定度是改进临床实验室质量的有效途径,测量不确定度存在的原因是存在影响检验结果的因素。这些影响因素中,有些因素可消除,有些因素可通过一些控制方法使其对测量的影响减低。如实验室按科学规律和应用有效方法,找到那些可消除或减低的影响因素,并采取措施,就会明显提高检验结果的质量。②评定测量不确定度是选择检验程序的客观指标,在满足应用前提下,测量不确定度是选择经济的、可靠的检验程序的关键指标。③加强与临床联系:经常、及时地向临床提供不确定度信息,有助于加强与临床联系,帮助临床改进患者结果解释与应用,促进与临床医师的合作。

(2)在临床医师中应用:①诊断疾病时,一般先将报告检验结果与参考区间或临床决定值进行比较,后二者都不存在不确定度。由于检验结果并不是真值,也不是完整的检验结果,直接比较是有风险的。科学的方法是,在比较时考虑结果的不确定度。②比较两个量值,如同一人前、后两次测量量值。此时需知道这两个量值的不确定度信息,如是同一个实验室测量,通常认为测量不确定度是一样的。医师需决定两个结果间差异的意义,考虑它们的不确定度可以做到此点。

（3）计量溯源作用:计量溯源到规定的参照对象,是测量结果可以实现相互比较的基础。部分检验参数已具备了国际/国家在计量学上公认的参照对象(体现为 SI 单位或其他单位),但部分检验参数目前仍不具备国际/国家在计量学上公认的参照对象,缺乏相互比较的基础。

（方文娟）

第二节　检验方法选择和评估

选择性能良好的检测系统或检验方法是保证检验结果可靠的前提,临床实验室需建立检验项目方法选择的流程(图 4-2),并对制造商声明的检测系统或检验方法的主要分析性能进行验证。验证指标主要包括:精密度、正确度、分析测量范围/临床可报告范围和生物参考区间等。如实验室更换原有检测系统或检验方法试剂或校准品,或更改检验程序,形成新组合检测系统,就必须确认其性能指标。

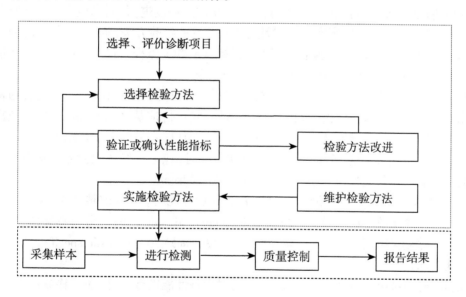

图 4-2　临床实验室建立常规项目检验方法流程

一、方法选择原则

临床实验室检验方法选择是提供患者最佳诊疗服务的重要部分,首选的检验方法包括体外诊断医疗器械使用说明中的规定程序、公认/权威教科书、经同行审议过的文章或杂志发表文献、国际公认的标准或指南程序和国家或地区法规的检验方法。

选择开展不同检验项目的检测系统是很复杂的。现在检测系统能提供上百个不同的检验项目,这些大型设备可将临床实验室的许多工作整合到一套系统中。通常检测系统的特性如下:项目菜单、每小时检测通量、上机试剂位数、试剂载量、样品载量能力、样品量、最小无效腔量、凝集/气泡检出、检测时间、开机延后时间、首个结果检测时间、急诊功能和时间、每日维护时间、内置维护日志、软件友好度和培训时间等。上述检测系统的特性描述较为复杂,需进行仔细、彻底的研究,才能比较不同检测系统间的差异。

制造商通常在网站或市场资料中提供有关检测系统介绍。如美国病理学家协会(CAP)主办的"CAP Today"杂志会定期发布"检测系统比较报告",为临床实验室选择检测系统带来了帮助。临床实验室也可向已经安装了意向检测系统的实验室咨询相应信息。

相较于上述仪器参数,获得分析性能参数更为困难。尽管我国食品和药品监督管理局要求制造商提供相应的性能声明才可取得市场准入许可,但是却很难在市场资料上获取相应分析性能参数。有些方法学评价研究会刊登在学术文献上,但往往仅限于新的检测系统或方法。对行业内有一定历史的检测系统,临床实验室可通过美国病理学家协会(CAP)、医学实验室评价(MLE)、美国生物分析学家协会(AAB)和我国各级临床检验中心等机构发布室间质评/能力验证调查报告,评估彼此的分析性能。

(一)方法选择要求

临床实验室建立常规项目检验方法流程的第一步是选择诊断检验项目,但由于常规项目的医学用途已被广为接受,因此这一步常被忽略。对业已建立的诊断项目,通常从选择合适的检验方法开始,然后确认或验证该检验方法分析性能。若性能可接受,则将方法用于常规检测;若性能不可接受,临床实验室或可采取某些改进,但对高度自动化检测系统事实上很难做到。实际上,临床实验室对性能无法接受的检验方法,通常并不改进,而是倾向于选择另一个检验方法,再重新启动新方法的确认或验证流程。最适宜的检验方法选择是基于医学标准、分析性能标准或其他标准。简述如下:

1. **医学标准**   检测系统的关键参数,如标本周转时间(TAT)和临床实用性,通常来自于临床实验室与临床医生的沟通讨论。当引入新项目时,应从文献或临床研究中获得可靠的诊断灵敏度和诊断特异性结论。对已建立的检验项目,常见的方案是用更经济的、新的、自动化检测设备代替旧的、劳动强度大的方法。此时,应考虑候选检验方法是否有足够的精密度、正确度、线性范围等,为临床提供更有效的结果。

2. **分析性能标准**   在评价候选检验方法分析性能时,应考虑精密度、正确度、准确度、线性范围、检出限和定量限、分析灵敏度(analytical sensitivity)、分析特异性(analytical specificity)、诊断灵敏度(diagnostic sensitivity)和诊断特异性(diagnostic specificity)等最为重要的性能指标。

在新的检测系统的整个评价过程中,还要对设备性能进行评价,包括移液精度、标本间携带污染、试剂间携带污染、检测器不精密度、首个结果报告时间、试剂在仪器上的稳定性、检测通量、故障频率和维护周期等指标。

3. **其他标准**   当审核各种候选检验方法时应注意:①有原始参考的检测原理;②有执行检测的详细步骤;③所提供试剂和参考物质成分、量,开启原始容器前、后储存要求(如空间、温度、光和湿度限制);④试剂和参考物质稳定性(如试剂架上的有效期);⑤对检验人员的时间和技术要求;⑥依据的指南和法规,可能的危险及适当的安全措施;⑦废弃物类型、量及处理;⑧标本要求(如采集条件、标本量要求、所需抗凝剂和防腐剂、所需贮存条件);⑨参考区间,包括导出信息、健康和疾病的典型值、确定的参考区间;⑩仪器的要求和局限性；⑪成本效率；⑫计算机平台和实验室信息管理系统接口；⑬可获得的技术支持、供应品和服务等方面。

同时，还应考虑检验方法的安全问题，如是否已有所需设备？若没有，新设备是否需足够空间？计划工作量是否与新仪器能力匹配？新仪器开展项目是否足够？检验方法是什么？校准频率是多少？检验人员是否足够？是否值得在新仪器上培训所有人员？质控品检测频率是多少？室间质评/能力验证方法是什么？

同时，还应考虑下列问题：仪器是否满足有关电的安全指南？仪器电力、进水、排水、空调有什么要求？若仪器较大，面积是否足够？地面承重量是否足够？

根据上述定性评价结果，或根据其相对重要性所度量的具体数值，以便能定量的选择方法，做出最好地满足临床实验室要求的决定，并能取得所需分析质量。

（二）性能评价要求

对检测系统分析性能评价分为确认（validation）和验证（verification）两种主要形式。确认是通过提供客观证据对特定的预期用途或应用要求已得到满足的认定。确认试验通常由制造商在正式发布检测系统前进行。验证是通过提供客观证据对规定要求已得到满足的认定。验证通常由临床实验室在常规使用测量系统前进行。一般而言，方法学性能评价的确认试验较为复杂，而验证试验则相对简单。

虽然，临床实验室作为检测系统的最终客户，仅需通过较为简单的验证试验证明所用检测系统达到制造商声明的分析性能，但基本要求是临床实验室使用未经修改的制造商明确声明的原始测量程序。

当出现下列情况时：①非标准方法；②实验室设计或制定的方法；③超出预定范围使用的标准方法；④修改过的已确认方法，临床实验室必须进行复杂的性能评估确认试验。

本节借鉴我国和CLSI制定的一系列性能评价文件，并结合具体实际进行编写，力求内容可操作性强，理论联系实际。

二、性能指标评价方法

在检验方法常规应用前，应由临床实验室对未加修改且已通过确认的检验程序进行独立验证。首先，临床实验室应从制造商或方法开发者获得相关信息，以确定检验方法的性能特征。随后，临床实验室应通过独立的性能评价试验，证实检验方法的性能与制造商或方法开发者的声明相符。

在选择评价检验方法的性能特征上，不同的标准可能略有差异。本文列举了临床实验室方法性能评价试验中的常用性能特征。

（一）相关定义

1. 测量精密度（measurement precision）　是在规定条件下，对同一或类似被测对象重复测量所得示值或测得值间的一致程度。通常用不精密度以数字形式表示，如在规定测量条件下的标准差、方差或变异系数。规定条件可以是重复性测量条件、期间精密度测量条件或复现性测量条件。与时间相关精密度组成部分，主要有批内精密度（或称为重复性）、批间精密度、日内精密度、日间精密度和室内精密度（或称为总精密度）、室间精密度（或称为再现性）。对临床实验室而言，最为重要的精密度是批内精密度和室内精密度。

（1）测量重复性（measurement repeatability）：又称重复性。在一组重复性测量条件下的测量精密度。重复性测量条件是相同测量程序、相同操作者、相同测量系统、相同操作条件和相同地点，并在短时间内对同一或相类似被测对象重复测量的一组测量条件。以前，EP15文件用批内精密度（within-run precision）。

（2）期间测量精密度（intermediate measurement precision）：又称期间精密度。在一组期间精密度测量条件下的测量精密度。期间精度测量条件是除了相同的测量程序、相同地点，以及在一个较长时间内对同一或相类似的被测对象重复测量的一组测量条件外，还包括涉及改变的其他条件。改变包括新的校准、测量标准器、操作者和测量系统。

（3）室内精密度（within-laboratory precision）：规定时间和操作者范围，在同一机构内使用相同仪器条件下的精密度。

2. 测量正确度（measurement trueness）　也称为正确度（trueness），是无穷多次重复测量所得量值的均值与一个参考量值间的一致程度。与系统测量误差有关，与随机测量误差无关。正确度是一个定性概念，只能用程度来描述。通常以"偏移"来表示。

偏移（bias）即测量偏移，是系统测量误差的估计值。是被评价方法的测定值与确定方法、参考方法、指定对比方法的测定值之间的差异，可用两者间的差值或百分数表示，即以检测计量单位或百分率表示。

3. 准确度（accuracy）　是被测量的测量值与其真值间的一致程度。用于一组测量结果时，由随机误差分量和系统误差（即偏移）分量组成。

4. 测量区间（measuring interval）　又称为工作区间（working interval），是在规定条件下，由具有一定测量不确定度的测量仪器或测量系统能测量出的一组同类量的量值，或称为测量范围或工作范围，即测量系统的误差处于规定的极限（如变异系数10%）时，被测量值分布的高、低界限值间的范围。

（1）线性（linearity）：是在给定的测量范围内，测定结果与标本中分析物的量直接成比例的能力。此处的测定结果指最终的分析结果，而非仪器输出的原始信号。

（2）线性范围（linear range）：是检测系统的最终分析结果为可接受线性的浓度范围，此时非线性误差应低于允许误差。

（3）分析测量范围（analytical measurement range）：是患者标本未经任何处理（稀释、浓缩或其他预处理），由检测系统直接测量得到可靠的结果范围，在此范围内一系列不同标本分析物的测量值与实际浓度（真值）呈线性关系。

（4）临床可报告范围（clinical reportable range）：是定量检测项目能向临床报告的分析测量范围，患者标本可经稀释、浓缩或其他预处理。

5. 检出限和定量限　检出能力是检测系统和检测方法的基本性能特征之一。灵敏度、分析灵敏度、功能灵敏度、检出低限等多种表示方法，都可以用于描述检测能力。CLSI的EP17文件推荐使用检出限（LoD）、空白限（LoB）和定量限（LoQ）表示检测系统和检测方法的检出能力。

（1）检出限（limit of detection, LoD）：也称为检测低限、最小可检测浓度（或值）。是由给定测量程序获得的测得值，其错误声称物质成分不存在的概率为 β，错误声称物质成分存在的概率为 α。国际理论和应用化学联合会（International Union of Pure and Applied Chemistry, IUPAC）推荐的 α 和 β 的默认值为 0.05。

（2）空白限（limit of blank, LoB）：也称为净状态变量临界值（critical value of net state variable）。测量空白标本时可能观察到的最高测量结果。

（3）定量限（limit of quantitation，LoQ）：也称为定量检出限。是满足声明的精密度和正确度，在声明的实验条件下能够可靠定量的分析物的最低浓度。

6. 诊断灵敏度和特异性

（1）诊断灵敏度（diagnostic sensitivity）：是试验检出已被金标准确定为患者的能力，即患者试验结果阳性的比例，又称为真阳性率。临床疾病的确诊标准必须与待评方法无关。

（2）诊断特异性（diagnostic specificity）：是试验排除已被金标准确定为非患者的能力，即非患者试验结果阴性的比例，又称为真阴性率。

（二）评价方法

1. 精密度评价　精密度性能评价有两个主要文件可参考：① CLSI 的 EP5 文件，该文件所述方法主要用于检验方法的精密度性能确认；② CLSI 的 EP15 文件，该文件所述方法主要用于检验方法的精密度性能验证。大多数情况下，临床实验室使用经由制造商确认过精密度性能特征的检验方法，因此，仅需参照 EP15 文件对制造商声明的精密度进行验证即可，但临床实验室若对已确认性能的方法进行任何改动后，则需进行性能确认。

在一定时间内，检验人员学习并熟悉检验方法后，在满足室内质控前提下，开展精密度验证试验。用于验证试验的材料可选择真实患者标本或质控品，且验证材料的浓度与制造商精密度声明的浓度相近为好。若有可能，验证试验材料应与建立制造商声明使用相同的材料，或非常类似的材料（如类似基质）。

验证方案简述如下：5 天，每天一个分析批，每天 2 个浓度水平质控品，每个浓度水平质控品进行三次重复测定。在整个试验期间做室内质控，如失控则剔除数据，并执行额外检测。需要注意的是，如果制造商在声明中指出的精密度数据是在多个校准周期下得到的，验证试验的操作者也需调整校准频率与之匹配。

EP15 精密度验证的批内标准差（s_r）、批间方差（s_b^2）、室内标准差（s_I）及自由度（T）的计算公式如下：

$$s_r = \sqrt{\frac{\sum_{d=1}^{D}\sum_{i=1}^{n}(x_{di}-\overline{x_d})}{D(n-1)}}$$

$$s_b^2 = \frac{\sum_{d=1}^{D}(\overline{x_d}-\overline{x})^2}{D-1}$$

$$s_I = \sqrt{\frac{n-1}{n}s_r^2 + s_b^2}$$

$$T = \frac{[(n-1)\times s_r^2 + (n\times s_b^2)]^2}{\left(\frac{n-1}{D}\right)\times s_r^4 + \left[\frac{n^2\times(s_b^2)^2}{D-1}\right]}$$

公式中，D 是天数，n 是每天的重复次数，x_{di} 是第 d 天 i 次重复检测结果，$\overline{x_d}$ 是第 d 天所有结果的均值，$\overline{x}$ 是所有结果的均值。

通过估计批内精密度与制造商声明精密度比较，验证制造商所声明批内精密度。如制造商声明批内精密度用变异系数（CV_r）表示，应转换为分析物所有检测结果的标准差（σ_r），公式如下：

$$\sigma_r = CV_r \times \overline{\overline{x}}$$

其中，CV_r 是制造商声明的批内 CV 值，σ_r 是制造商声明的批内标准差。

如评估的批内标准差小于制造商声明的批内标准差，则临床实验室可直接引用制造商声明的批内精密度。反之，也有可能两者之间差异无统计学意义，需进一步确定制造商声明的批内精密度是否与评估得到的批内精密度存在统计学差异，从而决定制造商声明的批内精密度是否通过。

如制造商声明的室内精密度以 CV_I 表示，转换为分析物所有检测结果均值的标准差（σ_I）：

$$\sigma_I = CV_I \times \overline{\overline{x}}$$

其中，CV_I 是制造商声明的室内 CV 值，σ_I 是制造商声明的室内标准差。

如评估的室内标准差小于制造商声明的室内标准差，则临床实验室可直接引用制造商声明的室内精密度。反之，也有可能两者之间差异无统计学意义，需进一步确定制造商声明室内精密度是否与评估得到的室内精密度存在统计学差异，从而决定制造商声明的室内精密度是否通过。

EP15 方案建议同时验证批内精密度和室内精密度。通常临床实验室仅验证室内精密度已足够，因在实际工作中，室内精密度比批内精密度更有意义。

2. 正确度评价　正确度性能评价有两个主要文件可参考：① CLSI 的 EP9 文件，主要用于检验方法的正确度性能确认；② CLSI 的 EP15 文件，主要用于检验方法的正确度性能验证。大多数情况下，实验室仅需对制造商声明正确度进行验证即可，所以临床实验室常用正确度评估方案可参照 EP15 文件。

EP15 正确度验证方案有 2 种：①基于 20 份患者标本，用于实验室启用新检验方法代替旧检验方法，评估两者检验结果是否一致；②基于至少 2 份指定值的参考物质，如室间质评 / 能力验证（通过 ISO 17043 认可）计划中质控品、有证参考物质等。在以第二种方法进行试验时，不推荐使用定值室内质控品。

（1）基于 20 份患者标本的正确度评价方案：①选择 20 份患者标本，其浓度水平覆盖制造商声明整个线性范围；②在 5 天内，每天由两种检验方法在 4 小时内检测 4 份标本。在整个试验期间需做室内质控，如失控则剔除数据，并执行额外检测。

计算两种检验方法间结果差异（b）：

$$b_i = 实验方法结果 - 比较方法结果$$

$$\%b_i = \frac{实验方法结果 - 比较方法结果}{比较方法结果} \times 100$$

画出每份标本两种方法结果偏移（b_i）或百分比偏移（$\%b_i$）图：横轴代表比较方法，纵轴代表偏移绝对值或偏移百分比。检查偏移图，观察两种方法间在检测浓度范围内标本结果差异是否一致，若一致，则可用下面的平均偏移与制造商声明比较；若不一致，数据应分割为多个部分，每部分独立计算平均偏移；若偏移与浓度表现呈渐进性变化，则不能计算平均偏移。此时，需更多试验数据验证方法正确度。

计算两种方法间平均偏移（$\overline{b}$）或百分比平均偏移（$\overline{\%b}$）：

$$\overline{b} = \frac{\sum_{i=1}^{I} b_i}{n} (\text{n 为标本数})$$

$$\overline{\%b} = \frac{\sum_{i=1}^{I} \%b_i}{n} (\text{n 为标本数})$$

如偏移小于制造商声明偏移,则临床实验室可直接引用制造商声明偏移。反之,也有可能两者之间差异无统计学意义,需进一步确定制造商声明偏移是否与评估得到偏移存在统计学差异,从而决定制造商声明偏移是否通过。

(2)基于至少 2 份指定值参考物质的正确度评价方案:①至少选择 2 个代表检验方法线性范围的高、低浓度参考物质;②在 3~5 天内,对每份标本按每批进行 2 次重复检测;③计算均值和标准差,以及置信区间,帮助对指定值的验证。

3. 线性评价 经多年发展,临床实验室已建立了多种线性评价方法。由最初的目测判断发展到统计学分析,发展到目前更专业、更全面 CLSI 的 EP6 文件所采用的多项式线性评价。值得注意的是,EP6 文件既可用于制造商对检验方法进行线性确认,也可用于临床实验室进行线性验证。

EP6 线性验证采用一元一次直线回归、二次与三次曲线回归统计处理,以统计估计值与实际检测值差异(统计误差)来判断,统计误差最小为最适直线或曲线。在分析过程中,和临床应用紧密结合,设定临床允许误差。当线性评价结果从统计学上认为非线性,如采用线性方式处理患者结果,引入误差不超过临床允许误差,可接受作为线性处理,成为临床可接受线性。

验证方案简述如下:验证材料可至少选择 5~7 个浓度水平,且从低到高覆盖制造商声明的整个线性范围,可选择的验证材料主要有两类:①独立的第三方线性验证品。②患者标本。若实验室采用患者标本,就需进行高、低浓度梯度稀释,其中稀释液选择至关重要,尤其需考虑基质效应对结果影响。在一天内,每份标本至少重复检测 2 次。检测时,标本检测顺序应随机化,但如存在明显携带污染或漂移,则选择对后续标本影响最小的顺序进行检测,或在明显携带污染的高值标本后面插入最少 2 份低值标本,但这 2 份低值标本的结果不纳入统计。

在统计分析前,首先进行离群值检查,根据情况剔除或重新检测标本。EP6 多项式评价假设数据点是非线性的,在随机误差很小的前提下,数据点假设完整地落在直线或曲线范围内。无论最适曲线是否为直线,都不影响线性范围内数据点间通过插入得到其他点的可靠结果。多项式评价分两步:①判断用非线性多项式拟合数据是否比线性好;②当非线性多项式拟合数据点比线性好时,判断最适非线性模型与线性拟合之间差值是否小于预先设定的允许偏差。

做一元一次、二次和三次多项式回归分析,参见表 4-4,可借助多种专业软件完成。一次多项式模型为直线,这是判断某种方法是否为线性的最适方程;二次多项式模型为抛物线,有增加趋势(曲线上升)或减少趋势(曲线下降)两种;三次多项式模型为 "S" 型曲线,在测量范围两端呈非线性。

表 4-4　多项式回归方程表达式及自由度

阶别	回归方程	回归自由度（Rdf）
一次	$Y=b_0+b_1X$	2
二次	$Y=b_0+b_1X+b_2X^2$	3
三次	$Y=b_0+b_1X+b_2X^2+b_3X^3$	4

回归系数用 b_i 表示，在二次多项式模型中，b_2 为非线性系数；三次多项式模型中，b_2 和 b_3 为非线性系数，计算每个非线性系数斜率标准差（SE_i）（可由回归程序算出），然后进行 t 检验，判断非线性系数是否有统计学意义，即与 0 之间有无差异。一次多项式模型中 b_0 和 b_1 两个系数不用分析，因为不反映非线性。统计量 b_2 和 b_3 按下列公式计算：

$$t=\frac{b_i}{SE_i}$$

自由度（df）计算公式为 df=L×R−Rdf，L 为准备的不同浓度标本数，R 为重复检测次数，Rdf 为回归自由度。

当检测到非线性时，通过计算回归标准误（$S_{y.x}$），确定最适二次或三次多项式模型。$S_{y.x}$ 是测量均值与模型对应值差值量度，因而 $S_{y.x}$ 越小，说明该模型越适合数据组。

每一浓度线性偏离（deviation from linearity，DL）可通过下列公式计算：

$$DL_i=p(x_i)-(b_0+b_1x_i)$$

x 取值范围从 x_1 到 x_s，$p(x_i)$ 为最适多项式回归模型在 x_i 处的值，因而，DL_i 是在不同浓度处二次多项式模型与一次多项式（线性）模型的差值，或三次多项式模型与一次多项式（线性）模型的差值，也即非线性模型与线性模型在每个浓度点的差值。DL_i 应与预先设定目标单位一致，以便比较。如要换算成百分比，则将每个 DL_i 除以该浓度值（已知值）或测量均值（相对浓度）再乘 100。

将每个浓度水平处 DL_i 与设定误差范围进行比较，若 DL_i 小于预先设定误差，即使检测到统计学上非线性，由于非线性误差小于设定目标，仍采用线性方式处理患者结果，引入误差不超过临床允许误差，在临床上可接受。若任一点 DL_i 超过设定目标，代表该点可能是非线性，按下列两种方法处理：①查找非线性原因（标本制备、干扰物、校准等）；②观察测量值与预期值散点图，判断非线性是在分析浓度范围两端或中间。若在两端，尝试舍弃 DL_i 最大值浓度点，重新统计分析，缩小线性范围。

4. 空白限、检出限和定量限评价　空白标本和低浓度标本检测结果分布基于随机测量误差原理。如图 4-3 所示，空白标本均值为零且对称分布。因很多仪器会自动将负值转为零或正值，或只输出正值。超过空白标本曲线 95% 置信区间的空白标本将严重偏离。待测标本观测值一旦超过这一区间则认为是含一定量的分析物。

根据这一置信区间，空白标本有 5% 的概率认为含分析物，称为Ⅰ类错误（α 错误）。同时，当一个低浓度样品测定值超过这一置信区间时，认为是空白样品。若认为不可测出的样品含分析物的话，将会犯Ⅱ类错误（β 错误）。检验方法开发者可依据误差相对概率为 α、β 定值。

目前，ISO 要求有明确检测低限和相关Ⅰ类、Ⅱ类错误水平。默认Ⅰ类、Ⅱ类错误水平为 5%，即 α 错误概率为 5%，β 错误概率为 5%。

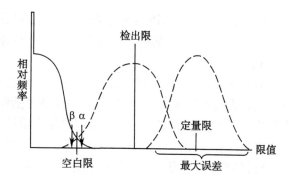

图 4-3　空白限、检出限和定量限三者间关系

若空白低值符合正态分布,计算公式为:$LoB=\mu_B+C_p\sigma_B$。其中,μ_B代表空白标本的均值,σ_B代表空白标本的标准差,C_p代表正态分布 95 百分位数的乘数因子。

若空白标本结果未报负值或不符合正态分布,第 95 百分位数需用另一种方法评估。最直接方法是用非参数统计方法,如用 $[N_B(95/100)+0.5]$ 评估第 95 百分位数(N_B 为空白标本检测数)。若第 95 百分位数是非整数,应在相邻值中插入对应数。此时,将空白样品分布中切割 α 百分率的限制百分点(Pct_B)称为空白限,计算公式为:

$$LoB=Pct_{B100-\alpha}$$

为确定 II 类错误的值应考虑最低标本浓度,即检出限,LoD 值超过 LoB 值有特定的概率。如 II 类错误 β 设定为 5%,当标本浓度在 LoD 水平时,其测定结果有 95% 概率超过 LoB。当实际标本浓度为 LoB 时,50% 标本结果低于 LoB,50% 结果高于 LoB,而只有高于 LoB 时标本将会被认为明显超过空白标本值,即含有一定量的分析物,因此 β=50%。图 4-3 中,当实际标本浓度的第 5 百分位数为 LoB 时,95% 标本测定浓度高于 LoB,会被认为含有浓度 LoD 分析物,只有 5% 测定结果被错误地判断与空白标本无显著差异,此时 β=5%,为 II 类错误概率。LoD 是标本实际浓度,是可被检测的最低浓度。通常,低浓度标本的分布服从正态分布,第 5 百分位数相当于 LoB,计算公式为:

$$LoB=\mu_S-1.645\sigma_S$$

μ_S 和 σ_S 分别代表低浓度标本均数和标准差。因此:

$$\mu_S=LoD=LoB+1.645\sigma_S$$

若空白标本也服从正态分布,则 $LoD=LoB+C_p\sigma_L$。其中,σ_L 代表所有低浓度标本的标准差。

若标本不呈正态分布(或不能转化为正态分布),可用非参数统计方法评估 LoD,或在假定 LoD 附近设定样品后确定 5% 或低于 LoB 时的最低浓度。

临床实验室验证可直接引用制造商提供的 LoB,通常做法是对一份空白标本重复测定 20 次,若超过 LoB 的测定值不超过 3 个,可认为制造商提供的 LoB 值得到验证。在验证制造商提供的 LoD 数据时,可选择数个标本,在数天内重复检测 20 次,若计算比例与预期值(默认为 95%)在计算比例的 95% 可信区间内,说明试验数据支持厂商声明的 LoD。

定量限是能可靠检出分析物的最低实际浓度,并在该浓度下总误差符合准确度要求(临床可接受性),依据实验室规定总误差目标,LoQ 可大于等于 LoD,但不能低于 LoD。

若临床实验室希望验证某制造商提供 LoQ 数据,或实验误差不呈正态分布,需使用其他程序核对给定 LoQ。在 LoQ 验证试验中,推荐使用最少 25 个重复测量,对 3~5 个不同样品至少各做 5 批次检测,将每个样品重复检测结果与该样品参考值和误差目标进行比较,超过误差目标结果数是该水平方法是否合适的度量。如验证结果不符合标准,表明制造商声明 LoQ 可能有问题,验证未通过。

5. 诊断灵敏度和诊断特异性评价   定性试验是临床检验的重要组成部分,其研究有两个不同的层次:一是没有或缺乏数量的纯定性试验,结论往往是概括性的;二是建立在定量分析基础上,更高层次的定性试验。实际应用中,定性试验与定量试验常需配合使用。在进行定量分析前,临床实验室应借助定性试验确定现象发生质变的数量界限和引起质变的原因。定性试验是定量分析的基础,只有同时运用定量分析,才能在精确定量的根据下准确定性,二者间是辩证关系。

定性试验的特点与定量试验不同,其分析性能评价与定量试验也不同。定性试验性能指标是诊断灵敏度和诊断特异性。目前,CLSI 的 EP12 文件为定性试验方法学评价提供统一方案。

当诊断明确时,计算诊断灵敏度和诊断特异性较为简单。表 4-5 所示为检验方法与明确诊断比较 2×2 列表,表中对定性检测结果与患者明确诊断进行了比较,表中每个单元格的数字表示标本数。诊断灵敏度、诊断特异性、预测值计算方法如下:

$$诊断灵敏度 =100\% \times [A/(A+C)]$$
$$诊断特异性 =100\% \times [D/(B+D)]$$
$$阴性预测值 =100\% \times [D/(C+D)]$$
$$阳性预测值 =100\% \times [A/(A+B)]$$

表 4-5   检验方法与明确诊断比较 2×2 列表

检验方法	明确诊断		
	疾病	非疾病	总数
阳性	A	B	A+B
阴性	C	D	C+D
总数	A+C	B+D	A+B+C+D

虽评价定性试验性能指标是诊断灵敏度和诊断特异性,通常情况下,很难明确所选标本是有代表性的,因此,计算诊断灵敏度和诊断特异性就很不现实,而计算诊断灵敏度和诊断特异性可信区间就显得非常有意义。计算诊断灵敏度和诊断特异性 95% 可信区间方法如下:

$$可信区间下限:100\%(Q_1-Q_2)/Q_3$$
$$可信区间上限:100\%(Q_1+Q_2)/Q_3$$

可按下面公式计算 Q_1、Q_2、Q_3,其中,诊断灵敏度为:

$$Q_1=2 \times A+1.96^2=2 \times A+3.84$$
$$Q_2=1.96 \times \sqrt{1.96^2+4AC/(A+C)}=1.96 \times \sqrt{3.84+4AC/(A+C)}$$
$$Q_3=2 \times (A+C+1.96^2)=2 \times (A+C)+7.68$$

诊断特异性为:

$$Q_1=2 \times D+1.96^2=2 \times D+3.84$$

$$Q_2=1.96 \times \sqrt{1.96^2+4BD/(B+D)}=1.96 \times \sqrt{3.84+4BD/(B+D)}$$

$$Q_3=2 \times (B+D+1.96^2)=2 \times (B+D)+7.68$$

在上述公式中,1.96是标准正态曲线下相对95%可信区间所对应的量值。

在进行定性试验方法学评价时,会遇到各种问题。例如,如何确认受试样本患者疾病/非疾病诊断是否准确问题。

6.分析干扰评价　患者检验结果与真值有差异主要有3个原因,包括偏移、不精密度和干扰。在某种程度上由一个干扰物引起的未预料作用可使检验结果有显著误差。制造商和临床实验室有必要在临床需要的基础上评价干扰物,并告知临床已知有医学意义的误差来源。对制造商来说,分析干扰评价试验可筛选出潜在干扰物,量化干扰效应,证实患者标本中干扰;对临床实验室来说,分析干扰评价试验可验证制造商干扰声明,研究明确干扰物引起的检测结果差异。

分析干扰(interference)是指在测定某分析物的浓度或活性时,受另一种非分析物影响而导致检测结果增高(正干扰)或降低(负干扰)。干扰作用又分为绝对和相对两种。相对干扰作用是指一般患者标本中含有某种物质,其含量相当于混合标本中平均浓度,患者标本中含该物质的浓度变化可引起干扰作用的变化;绝对干扰作用是指一般患者标本中不含有某种物质,如存在即会引起干扰。从实用角度考虑,相对干扰作用在临床实验室检测中更有意义。干扰不包括在检验前就使分析物浓度发生真实变化的作用,如标本采集、标本处理、体内药物作用等,这些作用可能会影响检验结果的临床应用,但不视作分析干扰。

分析干扰评价试验主要是通过提供科学有效的实验设计,推荐测试的相关物质和浓度,提供适当的数据分析和解释,帮助制造商和其他检验方法研发者确认方法对干扰物的敏感性,评估潜在风险,并将有意义干扰声明提供给临床实验室。同时通过制订系统的调查策略,规定数据收集和分析要求,帮助临床实验室调查由干扰物引起的不一致检验结果,判断某检验方法给出的结果是否受非分析物影响及影响程度,使新干扰能发现并最终排除。

有两种方法评价检测系统对干扰的敏感性,但每一种都有内在局限性。第一种方法:将阳性干扰物加入临床患者标本混合液(干扰测定样本)中,和不加干扰物的同一临床标本混合液(对照样本)比较有无偏移,称为"配对差异"试验。混合液中干扰物浓度应在医学决定水平附近,根据分析物情况应做几个医学决定水平处的试验。最有效方法是在较高浓度下对系列可能干扰物作初步筛选。如未发现临床显著意义,则该物质不是干扰物,没有必要做进一步实验。第二种方法:从被选择患者标本中寻找不准确结果。选择原则是特定疾病患者标本、服用特定药物患者标本或含其他不正常组分患者标本。该法需参考方法,即有低干扰性的良好特异性检验方法,以确定比较研究中"真值"。

任何检验方法,无论是定性还是定量,都可能存在干扰,受干扰的标本类型可以是全血、血清、血浆、尿液、脑脊液、胸腔积液、腹腔积液和其他体液。由于干扰评价试验一般受标本条件限制,对临床实验室来说,主要是黄疸、脂血、溶血及某些特殊干扰物。无论何种情况,干扰物引起的未预料作用可导致检验结果严重误差,临床实验室应通过以下措施来控制:①获取资料,确定是否有干扰物存在于标本中;②通知临床,由于有干扰物存在,检验结果可能不可靠;③使用对干扰物敏感度不高和分析特异性高的检验方法。

(程伟志　方文娟)

第三节　临 床 实 践

临床实验室在选择和启用检测系统前,需对其性能进行评估。通常,检测系统性能特征包括:正确度、精密度、准确度、测量范围、灵敏度、特异性等。在本节中,以移液器校准和检验项目性能验证为例,简要介绍检测系统的性能评估。

一、移液器校准

在临床实验室日常工作中,经常使用移液器。移液器准确性和重复性,对保证检测结果准确可靠,有极为重要意义。移液器校准是个很复杂的工作,因为包括了多个校准步骤、不同标准选择,同时还要考量移液器本身的品质。一般而言,临床实验室至少一年需要校准一次移液器。

(一)实验室自行校准

临床实验室可自行对移液器进行校准,校准方法主要有两种:称重法和分光光度法。相比于称重法,分光光度法更不易受外界因素影响。

1. 称重法校准移液器　原理是通过天平对移液器计量一定容量的液体进行称重,并以此为依据推断移液器的容量。具体步骤为:移液器量取固定容积纯水(达到三级标准)后,将其注入预先放置在天平上的小口容器中,读取天平重量并换算为纯水体积(图4-4)。

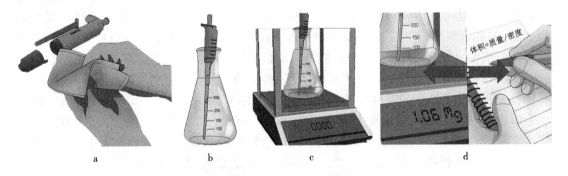

图4-4　称重法校准移液器步骤示意图
a. 清洁移液器;b. 锥形瓶注入纯水;c. 称重注水锥形瓶;d. 根据重量计算体积

采用称重法校准移液器时,可能对校准结果带来影响的因素有:温度、气压等环境因素。因此,校准工作应在温度处于20~25℃,且变化范围不超过 ±0.5℃、相对湿度在55%以上的密闭房间内进行。

2. 分光光度法校准移液器　原理是将混合有特殊物质的液体,通过移液器量取后注入目标容器,然后通过使用特定滤光片过滤掉一部分不需要波长的光,再对剩余特定波长的光进行测量,从而由此计算出移液器实际吸取和排出的液体的容积。

目前,分光光度法作为一种针对移液器校准的新方法才刚刚兴起,在国外也只有少数研究机构或实验室在用,在我国目前仅停留在理论层面上,并没有在实际中推广、应用。

（二）第三方机构校准

在实际工作中，临床实验室自行校准移液器并不多见。更为通常的做法是将移液器校准工作委托给第三方有资质的机构，并由其出具校准报告（图4-5）。可选的第三方机构为：①国家各级计量机构（计量局、计量研究院）；②任何有相关资质的实验室（如获得CNAS校准实验室认可、获得我国CMA认可）。

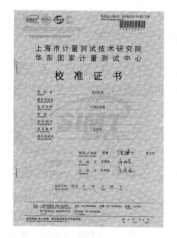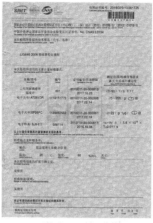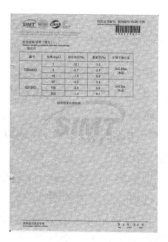

图4-5 移液器校准报告

二、肌酸激酶分析性能验证

临床实验室应从仪器/试剂制造商处获得关于检测系统分析性能特征的信息。实验室应进行独立性能验证，证实检测系统的分析性能与制造商声明的相符。临床实验室作为检测系统的客户，如未改变制造商设定的程序，仅需验证检测系统的分析性能。作为仪器/试剂制造商，需预先确认分析性能。值得注意的是，检测系统性能验证和确认，两者方案并不一致。一般而言，性能确认试验要求更高。下面以某临床实验室验证肌酸激酶试剂的精密度、正确度和测量范围为例，简述性能验证的步骤。

（一）精密度验证

按CLSI的EP15文件，精密度验证试验的主要步骤为：①明确制造商提供的精密度参数；②选择合适的标本；③方案设计；④数据记录；⑤统计分析；⑥结果评价。

1. 明确制造商提供的精密度参数 以某品牌肌酸激酶试剂为例，经查询该制造商提供的说明书，发现表4-6所示的精密度数据。该说明书指出，制造商所提供的精密度数据是基于CLSI的EP5文件中精密度确认试验统计分析而得。

根据表中数据可见，该品牌肌酸激酶试剂各浓度水平批内精密度和室内总精密度（*CV*）分别为≤1.5%和≤2.8%。临床实验室在启用该品牌肌酸激酶试剂前，首先需验证试剂是否能达到制造商说明书声明的性能标准。

2. 选择合适的标本 精密度验证试验标本来源有三个：①临床标本；②质控品；③校准品。验证试验标本要求基质效应越小越好，最好的试验标本为临床标本。除考虑基质效应外，还需考虑浓度。验证试验标本至少选择2个浓度水平，且浓度选择需考虑两点：①医学决定水平；②与制造商精密度声明浓度相近。

表 4-6　某品牌肌酸激酶说明书中精密度数据

N=80	批内精密度		室内总精密度	
Mean（U/L）	s	CV%	s	CV%
117	1.22	1.00	1.77	1.50
135	2.04	1.50	3.83	2.80
452	4.85	1.10	11.47	2.50
498	5.44	1.10	9.94	2.00

　　临床实验室通常选择质控品作为精密度试验标本。相比于临床标本，质控品浓度更易调整；相比于校准品，质控品基质效应更小。因此，在本次精密度验证试验中，该实验室选择第三方质控品作为标本，并将质控品浓度调到 135U/L 和 450U/L（后者接近表 4-6 中 452U/L）。

　　3. 方案设计　整个精密度验证试验至少持续 5 天，每天检测一批，每个浓度标本在批内重复检测 3 次。需注意的是，在检测批内如室内质控失控，放弃批内所有检测结果，并增加一批检测。在本试验中，两个浓度分别为 135U/L 和 450U/L 质控品，连续 5 天检测，每天在一批内各自重复检测 3 次。

　　4. 数据记录　在精密度验证试验前，实验室需设计相应的原始数据记录表（表 4-7）。原始数据记录表至少涉及如下参数：仪器品牌及型号、验证标本浓度、试剂品牌及批号、校准品品牌及型号、检测日期、操作者、检测结果等。

表 4-7　精密度验证试验数据记录表范例

仪器 / 型号：	分析物：	浓度：		
试剂 / 批号：	校准品 / 批号：			
	第 1 天	第 2 天	第 3 天	第 4 天	第 5 天
日期 / 操作者					
X₁（第一次检测结果）					
X₂（第二次检测结果）					
X₃（第三次检测结果）					

　　5. 统计分析　精密度验证统计分析，需计算两个统计参数：①重复性（s_r）和其验证值；②室内精密度（s_l）和其验证值。计算公式及说明见表 4-8。

表 4-8　精密度验证统计分析计算公式及参数说明

统计参数	计算公式	主要参数说明
重复性	$s_r = \sqrt{\dfrac{\sum_{d=1}^{D} \sum_{i=1}^{n} (x_{di} - \overline{x_d})}{D(n-1)}}$	D：总天数（5） n：每天重复检测次数（3） x_{di}：每天的重复检测结果 σ_r：制造商声明的批内标准差
重复性验证值	$\dfrac{\sigma_r \times \sqrt{C}}{\sqrt{v}}$	C：代表自由度为 v 时的卡方值 v：自由度

统计参数	计算公式	主要参数说明
室内精密度	$s_I = \sqrt{\dfrac{n-1}{n}s_r^2 + s_b^2}$，$s_b^2 = \dfrac{\sum_{d=1}^{D}(\overline{x_d} - \overline{\overline{x}})^2}{D-1}$	D：总天数（5） $\overline{x_d}$：每天检测结果的均值 $\overline{\overline{x}}$：所有检测结果的均值
室内精密度验证值	$\dfrac{\sigma_I}{T}\sqrt{C}$	σ_I：制造商声明的室内总标准差 T：自由度

精密度验证统计分析计算公式非常复杂，宜借助软件统计分析。精密度验证统计软件可分为 3 类：①常用数据表格软件，如 Excel 或 WPS 等；②统计学专业软件，如 SPSS 或 SAS 等；③临床实验室性能验证专业软件，如 Q-expert 等。在本试验中，选用 Q-expert 作为数据统计分析软件。

6. 结果评价　精密度验证试验结果评价分别针对批内精密度和室内总精密度。两者评价标准相似，仅以批内精密度为例。如 s_r（验证批内精密度）小于等于 σ_r（制造商声明批内精密度），表示验证通过。如 s_r 大于 σ_r，则需要进一步比较批内精密度验证值，情况分为两种：若 s_r 小于等于验证值，则验证通过；若 s_r 大于验证值，则验证不通过。

本次肌酸激酶精密度验证的原始数据及统计参数见表 4-9 和图 4-6。

表 4-9　肌酸激酶精密度验证试验原始数据及统计参数

编号	重复性		室内精密度		检测次数	天				
	s_r	验证值	s_I	验证值		1	2	3	4	5
1	6.97	2.91	6.36	5.28	1	137	140	139	142	149
					2	140	138	130	127	128
					3	139	129	127	133	138
2	15.51	9.75	12.78	17.94	1	467	452	468	439	440
					2	452	441	439	481	467
					3	443	469	452	451	454

根据表 4-9 统计分析结果：两个浓度水平批内精密度验证均失败，未达到该品牌肌酸激酶试剂声明的 ≤ 1.5%。低浓度水平（135U/L）室内总精密度也未达到声明的 ≤ 2.8%；仅有高浓度水平（450U/L）室内总精密度通过该品牌的声明。

面对这种情况，该临床实验室有两种可行的处理方案：①拒绝该品牌肌酸激酶试剂使用；②要求制造商重新进行精密度确认试验并提供相应的数据，实验室对新的精密度数据进行验证。

（二）正确度验证

临床实验室进行正确度验证试验，与精密度验证试验相同，也可参照 CLSI 的 EP15 文件。虽两者步骤大体相同，但正确度验证试验可采取两个模式：①两种检测系统的结果比对。即以待验证的仪器 / 试剂作为候选方法，其他仪器 / 试剂作为对照方法，两者检测结果进行比对。②以待验证的仪器 / 试剂直接检测已赋值的参考物质，将检测结果与参考物质赋值进行比对。下文以第二种模式为例,简要说明正确度验证试验的流程。

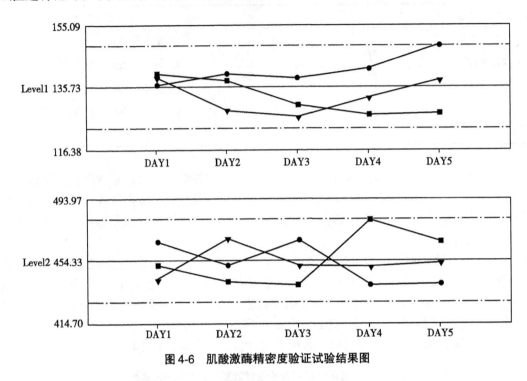

图 4-6 肌酸激酶精密度验证试验结果图

1. 选择合适的赋值参考物质 临床实验室进行正确度验证试验前,首先要选择理想的赋值参考物质,包括:①有证参考物质(CRM);②室间质评/能力验证计划材料。正确度验证试验的标本至少需要高值和低值两个浓度,且浓度需要接近医学决定水平。

某临床实验室的肌酸激酶项目参加室间质评/能力验证计划(建议临床实验室选择通过 ISO 17043 认可的室间质评/能力验证计划),选择留样储存的室间质评/能力验证材料作为正确度验证试验的标本。

2. 参考物质靶值的不确定度计算 获得室间质评/能力验证计划报告后,临床实验室首先需将报告中的数据进行提取,并绘制成表(表 4-10)。数据表中至少需包括如下信息:本实验室质评结果、靶值、标准差指数和实验室数量。

表 4-10 室间质评/能力验证报告数据提取表

标本编号	本实验室结果	靶值	SDI	实验室数量
CR-01	331	305.1	+2.0	68
CR-02	337	309.5	+2.2	68
CR-03	467	436.8	+1.6	68
CR-04	119	102.5	+3.7	68
CR-05	425	395.6	+1.8	68

注:SDI 为标准差指数

该实验室选择 CR-04 作为精密度验证试验低值标本，CR-03 作为高值标本。并分别计算靶值不确定度。室间质评/能力验证靶值不确定度计算公式可套用 CLSI EP15 文件中计算公式（表 4-11）。在计算公式中，s_a 代表靶值合并不确定度；s_G 代表室间质评/能力计划分组结果总标准差；x_L 代表本实验室结果；$\overline{x_G}$ 代表靶值。

表 4-11　室间质评/能力验证靶值的不确定计算公式及参数说明

计算公式	参数说明		
	s_a	s_G	n
$s_a = s_G / \sqrt{n}$	靶值的合并不确定度	$s_G = \dfrac{\left\lvert x_L - \overline{x_G} \right\rvert}{SDI}$	参与实验室数量

根据表 4-10 数据和表 4-11 计算公式可得出 CR-04 和 CR-03 靶值不确定度分别为 0.54 和 2.29。

3. 试验方案设计　正确度验证试验标本需分为 2~5 批检测，每份标本每批检测 2 次。该临床实验室精密度验证试验方案将 CR-03 和 CR-04 标本分为 5 天检测（即 5 批），每天每份标本检测 2 次。

值得注意的是，实验室可将正确度验证试验和精密度试验合并优化设计。因此，该实验室可将 CR-03 和 CR-04 作为精密度验证试验标本，并将检测结果作为正确度验证试验数据。

4. 数据记录　正确度验证试验数据记录表，可参照精密度验证试验数据记录表设计，甚至可将两个试验数据记录表进行合并。表 4-12 所示为该临床实验室某品牌肌酸激酶试剂正确度验证试验的原始数据。

表 4-12　肌酸激酶正确度验证试验原始数据

编号	第1天		第2天		第3天		第4天		第5天	
	1	2	1	2	1	2	1	2	1	2
CR-04	117	105	120	121	104	120	101	105	121	119
CR-03	468	450	479	465	472	458	469	451	481	469

5. 统计分析　正确度验证统计分析，首先要有两个假设：①假性拒绝率（α）：通常设定为 1% 或 5%；②制造商声明检测结果与参考物质靶值偏移（b）：大多数情况下，制造商不会做出类似声明，因此，默认偏移为 0。

正确度验证可通过公式计算偏移可接受范围（表 4-13）。公式中自由度（t）可查表获得。由于正确度验证统计分析计算公式非常复杂，实验室需借助软件辅助计算。正确度验证统计软件，可参照精密度验证所使用的软件。在本试验中，选用 Q-expert 作为数据统计分析软件。

表 4-13　正确度验证试验计算偏移的可接受范围

计算公式	参数说明			
	$\overline{x}$	s_x	t	s_a
$\overline{x} \pm t_{1-\alpha,\,2n-1} \times \sqrt{s_x^2 + s_a^2}$	试验的均值	试验的标准差	自由度	靶值不确定度

6. 结果评价 如参考物质靶值在计算得到的偏移可接受范围内,则该检测系统通过了正确度验证试验。反之,则不然。

统计分析,某品牌肌酸激酶试剂正确度试验结果为未通过验证(表4-14)。此时,临床实验室可要求该制造商以第一种模式进行正确度确认试验,并提供相应数据,实验室在参照制造商的确实试验方案前提下,再进行验证试验。

表4-14 肌酸激酶正确度验证试验的统计结果及评价

编号	靶值	偏移可接受范围	结论
CR-04	102.5	107.19~119.41	未通过
CR-03	436.8	457.06~475.34	未通过

(三)测量范围验证

验证临床实验室对定量项目测量范围的验证试验,可参照CLSI的EP6文件。以某品牌的肌酸激酶试剂为例,简要叙述测量范围验证试验的过程。

1. 明确制造商提供的肌酸激酶检出能力 以某品牌的肌酸激酶试剂为例,经查询说明书,该品牌肌酸激酶试剂的测量范围为10~2000U/L。说明书中该品牌并未指明上述的测量范围数据是通过何种试验方案如何获得的。因此,严格来说,该品牌提供的测量范围并不能认为已得到确认,临床实验室完全有理由要求该制造商补充提供相应的测量范围确认试验方案。但在本文中,假设该品牌肌酸激酶测量范围为10~2000U/L已得到确认。

2. 选择合适的标本 可作为测量范围验证试验标本,包括:①患者标本;②校准品;③质控品;④线性品。测量范围验证试验对标本浓度要求较为严格,至少需5~7个浓度水平标本,且浓度范围应能覆盖制造商声明的测量范围。此外,标本选择还需考虑基质效应。如同样淀粉酶项目可分为血清淀粉酶和尿液淀粉酶,两种测量范围不一致,测量范围验证试验需分别以血清和尿液为基质,验证各自的测量范围。

考虑到患者标本收集的困难、质控品浓度跨度不足、原品牌校准品独立性存疑,该临床实验室选择能提供多达7个浓度水平的第三方生化线性品作为肌酸激酶测量范围验证试验的标本。

3. 试验方案 临床实验室选择第三方生化线性品,以其中6个浓度水平的标本作为试验标本,随机在一批内检测上述标本,每份标本重复检测3次。

4. 数据记录 在测量范围验证试验之前,实验室需要设计相应的原始数据记录表。该临床实验室肌酸激酶测量范围验证试验原始数据见表4-15。

表4-15 肌酸激酶测量范围验证试验原始数据记录表

编号	第1次结果	第2次结果	均值
1	10	9	10
2	408	400	410
3	812	821	799
4	1204	1197	1214
5	1602	1587	1617
6	2000	1995	1998

5. 统计分析 测量范围验证试验统计分析,相比于精密度和正确度验证试验更复杂,大致分为两个步骤:①离群点判断及处理;②拟合一阶、二阶、三阶线性回归。

测量范围验证试验中离群点判断,按卫生行业标准 WS/T 408 推荐采用 Grubbs 法,国际上普遍按美国材料和试验协会(ASTM)制订的 E178-16A 文件。

拟合线性回归,首先需绘制线性回归图,即以标本标定浓度为 X 轴,实测均值为 Y 轴,建立坐标图。因测量范围验证的拟合计算公式非常复杂,实验室需借助软件辅助计算。测量范围验证统计软件,可参照精密度验证所使用的软件。在本试验中选用 Q-expert 作为数据统计分析软件。

6. 结果评价 测量范围验证试验结果评价分 2 步:①精密度评价:实验室需制订本实验室的精密度标准,如试验数据精密度达不到精密度标准,则本次试验直接判断失败,需重新进行验证试验;②线性评价:若试验数据经拟合计算,符合一阶回归方程,则判断验证通过。若试验数据不符合一阶回归方程,但符合二阶回归方程,需根据二阶方程与一阶方程间差值,判断验证结果是否为临床可接受线性(图 4-7)。

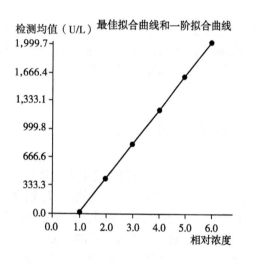
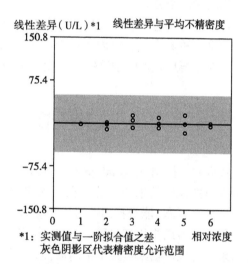

图 4-7 肌酸激酶测量范围验证拟合曲线及相对偏移图

临床实验室经测量范围验证试验发现,该品牌的肌酸激酶试剂线性范围为 9.67~1997.67U/L,且符合一阶线性方程。因此,该品牌肌酸激酶试剂通过测量范围验证试验,符合厂商声明的测量范围。

(周之炜)

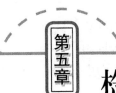

第五章 检验过程质量保证

　　临床实验室检验目的是评估患者病理生理状况,以辅助和指导临床诊断、监测、治疗,评估疾病风险或疾病进展。为具备临床决策价值,临床实验室检验结果应具有足够小的总误差,反映所评估患者真实的生物学状况。检验结果的总误差主要源于以下因素:①标本采集、运输、前处理和储存等检验前误差;②检测系统的检验中误差;③标本中的干扰物质,如药物或代谢组分。

　　针对临床实验室特点,为保证检验结果可靠性及临床决策价值,逐渐形成临床实验室质量保证理论和实践。室内质量控制主要监测检验方法的精密度,实验室内部和外部检验结果比对主要反映检验结果的正确度,均为检验过程质量保证的主要内容。

第一节　室内质量控制

　　室内质量控制(internal quality control,IQC)简称室内质控,是指实验室内为达到质量要求所进行的操作技术和活动。在临床实验室中,室内质控的目的在于监测过程,以评价检验结果是否可靠,能否找出并排除质量环节所有阶段导致不满意的原因。广义室内质控适用于得出检验结果所有步骤的活动,从考虑临床需要,通过收集标本,检测可测量,直至报告结果。为规范临床实验室室内质控,国内外制订了一系列标准规范,如我国颁布的《临床实验室定量测定室内质量控制指南》(GB/T 20468,CLSI发布的C24文件等。

　　临床实验室室内质控方法包括统计过程控制和非统计过程控制,本章主要介绍统计过程控制。室内质量控制的目的在于使临床实验室尽快识别检测系统中的异常变化,因其可能导致报告错误检验结果的风险显著增加,可能对临床决策产生不利的影响。室内质控主要用于监测检测系统的稳定性,同时必须与患者临床诊疗风险相结合。

　　临床实验室室内质控主要通过周期性检测质控品,以质控结果评估检测系统的稳定性。若质控结果在可接受范围内,则证实检测系统稳定,意味着临床实验室报告的患者结果可靠性极高,可提高临床决策效率。若质控结果不在可接受范围内,则证实检测系统不稳定,需采取纠正措施,并在实施纠正措施后,重测质控品和失控批患者标本。

一、室内质量控制类型和设计

　　质量控制是现代科学管理的重要手段。随着临床实验室从医学检验走向检验医学,临床检验也从纯技术操作走向为临床服务。为保证检验结果准确可靠,临床实验室必须实行全面的质量管理,室内质量控制是全面质量管理体系的一个重要环节。

临床实验室报告的检验结果可分为定量和定性结果,两者的数据存在明显的差异,因此以统计学为理论基础的室内质量控制可分为定量检测的室内质量控制和定性检测的室内质量控制。两种类型室内质量控制的基本步骤包括:①建立室内质量控制的政策和程序,包括纠正措施;②全体检验人员的教育和培训;③完善的文档记录;④定期回顾室内质量控制的数据。

(一)定量检测室内质量控制

为规范国内医疗卫生服务机构下属临床实验室定量检测的室内质控,我国国家标准化管理委员会颁布了《临床实验室定量测定室内质量控制指南》(GB/T 20468-2006),该标准修改采用了 CLSI 的 C24-A2 文件,目前 CLSI 的 C24 文件已修订到第四版。在 CLSI 的 C24 文件中提供了实施室内质控的关键步骤:①明确项目的质量目标;②选择合适的室内质控品;③建立质控参数,如均值和标准差;④优化质控程序,如质控规则、失控判断流程、质控频率等;⑤失控后的故障排查和纠正措施。

1. 明确检验项目质量目标 临床实验室对患者标本进行检测时,必然存在一定的分析误差。从误差性质来讲,可将误差分为随机误差(random error, RE)和系统误差(systematic error, SE),两者合并称为总误差(total error, TE),即总误差为随机误差和系统误差之和。

随机误差指测量结果与重复性条件下,对同一被测量进行无限多次测量所得结果的均值之差。精密度反映随机误差的大小,一般用不精密度"标准差"和"变异系数"表示。标准差或变异系数越大,则精密度越差,随机误差越大。

系统误差指在重复性条件下,对同一被测量进行无限多次测量所得结果的均值与被测量真值之差。正确度反映系统误差大小,一般用偏移表示。偏移越大,则正确度越差,系统误差越大。

准确度反映了总误差的大小。通常,患者标本每个项目只做单次检测,检验结果中误差"最坏"表现为总误差,因此,临床对总误差更关心,是判断检测系统可接受性中最重要的参数。为此,临床实验室应为所有开展项目基于可接受临床性能和现今检出能力基础上,建立分析质量目标,即允许总误差(allowable total error, TEa)。TEa 存在多种表达方式:①浓度,如将 ±0.06mmol/L 规定为钙的 TEa;②百分率,如将 ±15% 作为谷丙转氨酶(ALT)和谷草转氨酶(AST)的 TEa;③标准差,如以 ±3s 作为促甲状腺激素(TSH)的 TEa。

1999 年,斯德哥尔摩国际会议通过了"临床实验室建立和评估检验项目的质量目标指导原则",建议设定各检验项目 TEa 可考虑 5 个方面的因素。2014 年,欧洲检验医学联合会(EFLM)对上述原则进行了简化修订,建议临床实验室设定各检验项目 TEa 可考虑如下 3 个方面因素:①临床要求;②生物学变异;③当前技术水平。国内外专业组织分别对某些检验项目质量目标给出指导建议,如美国《临床实验室改进法案修正案》(CLIA 88)和我国卫生行业标准。但需注意的是,并非所有检验项目的质量指标都有相应的国内外标准。

在引入检测系统或开展检验项目,并实施室内质控前,临床实验室首先需评估该项目的检测程序是否满足分析质量目标,即 TEa。而总误差源于随机误差和系统误差,因此,临床实验室需评估该项目的不精密度(精密度)和偏移(正确度)是否满足质量要求。该内容属性能验证范畴,具体内容请参阅第四章第二节。在最新的 C24 文件中,除将分别反映随机误差和系统误差的不精密度和偏移纳入分析质量目标外,还将西格玛度量(sigma metric)

也纳入分析质量目标。

2. 选择合适室内质控品　室内质控过程重复测定的稳定标本称为质控品(control material)。国际临床化学和实验室医学联盟(International Federation of Clinical Chemistry and laboratory medicine, IFCC)对质控品的定义是专门用于质量控制的标本或溶液。《临床实验室定量测定室内质量控制指南》中指出质控品不同于校准品,质控品绝不能作为校准品用。

(1)质控品种类:可根据使用目的、制造商来源、赋值表、性状等多种方式,将质控品进行分类。

以使用目的分类,可将质控品分为室内质控品和室间质评质控品。前者用于临床实验室室内质控,监测检测系统精密度;后者用于室间质评组织者开展室间质评,评判检测系统的正确度。本章主要讨论用于室内质控的质控品,即室内质控品。

按质控品来源分类,可将质控品分为配套质控品、第三方质控品和自制质控品。配套质控品是与检测系统(仪器、试剂、校准品)制造商来源一致的质控品,第三方质控品是独立于任何检测系统制造商质控品,自制质控品由临床实验室根据室内质控要求自己配置。因第三方质控品能为临床实验室提供无偏移的评估,客观反映误差水平,且不限于特定检测系统,因此如ISO 15189等国际标准推荐临床实验室选择第三方质控品作为室内质控品。

以是否提供赋值表,可分为定值质控品和非定值质控品。定值质控品应提供赋值表并列出各分析物在不同检测系统所对应的质控范围。非定值质控品在原材料来源、生产工艺上与定值质控品无任何差别,只是制造商没有邀请临床实验室为其检测,因而没有各分析物的赋值信息。临床实验室在选择使用定值和非定值质控品的注意事项为:①无论定值或非定值质控品,临床实验室应建立自身质控参数,尤其在使用定值质控品时,不能以赋值表中的信息作为质控参数来源;②临床实验室使用定值质控品仅能作为精密度控制工具,不能以定值质控品中赋值信息作为正确度判断的依据。

以质控品的性状,可分为干粉质控品和液体质控品。干粉质控品是指在生产加工处理过程中,经深低温冰冻和脱水,最终形成粉状性质控品。液体质控品是指保持液体性状的质控品。通常情况下,干粉质控品稳定期优于液体质控品。但干粉质控品在复溶过程中,易引入人为变异因素,造成质控结果不稳定。因此,在成本、效期、运输、保存等条件允许下,建议临床实验室选择液体质控品。

(2)质控品基质:对某一分析物进行检测时,处于该分析物周围的其他成分就是该分析物的基质(matrix)。检测系统检测标本中分析物时,处于分析物周围的所有非分析物(基质)对分析物参与反应的影响称为基质效应(matrix effects)。如测定肌酐时,肌酐为分析物,标本中所有非肌酐成分和参与反应的试剂各组分等为基质。

室内质控的目的是保证实验室正确检验临床标本,从而保证检验结果准确可靠。所有检测系统都用来检测临床标本,对临床标本检验具有可靠性。质控品是经过处理的标本,检测系统不一定对处理过的质控品检测提供可靠数据。只有质控品和临床标本具有相同基质,在检测时质控品才能和临床标本具有相同的表现,质控结果才能真实反映检验质量。因此,理想质控品应和临床标本具有相同的基质。如可选全血为基质的质控品用于血液分析仪、POCT全血葡萄糖分析仪、血气和电解质分析仪;选用尿液为基质的质控品用于尿液检验项目。从基质差异考虑,强调选用人源性血清,由于人源性血清来源的限制和价格问题,有些质控品选用动物血清。

即使选择合适的人源基质质控品，质控品经生产加工处理仍会改变原有基质状态，如原有混合血清内各分析物浓度不理想，通常对浓度过高的分析物采取透析、沉淀、吸附等处理，对浓度过低的分析物采用加入各种非人源性原料，使其达到"理想"浓度水平。但处理后，原混合血清就与患者新鲜血清标本间产生新的基质差异。添加稳定剂或冻干处理也是改变基质的另一重要原因。冻干处理会使血清内部分脂蛋白变性，复溶液体变浑，且浑浊随冻干血清保存时间延长越来越严重。某些分析方法也会受特定基质影响，如采用染料结合法检测人血清白蛋白，无论溴甲酚绿或溴甲酚紫都对人白蛋白特异，但对牛血清白蛋白结合性很差，尤其是溴甲酚紫。因此，使用溴甲酚紫法时，不能使用牛源性血清为质控品。

ISO 15189 规定临床实验室应使用与检测系统响应方式尽可能接近患者标本的质控品。互通性（commutability）指在两种不同（指定）检测系统中，进行相同量测量时，某一物质测量结果间数字关系，与用此相同测定方法测量其他相关类型物质（如实际临床标本）时得到的数字关系一致程度。互通性代表参考物质生物和理化性质与实际临床标本的接近程度。影响互通性主要因素为基质效应，考虑质控品的基质效应是室内质控的重要环节之一。

（3）质控品稳定性（stability）：因室内质控建立在对稳定质控品重复测量的基础上，控制的是检测系统的精密度，因此，稳定性是质控品最重要的性能指标之一。任何质控品有变化和不稳定是绝对的；不变化、稳定是相对的。通常，临床实验室最好一次性购买全年使用的统一批号的质控品，保证质控结果一致，以便有效监控检测系统变化。但某些质控品，如血液分析仪质控品由于有效期原因，单一批号无法满足整个年度使用量，临床实验室可在一年内购买多个批号的质控品。

（4）质控品瓶间差：制造商将质控品封装于小瓶内以便临床实验室使用，不同质控品分装瓶间的差异称为瓶间差。质控品生产过程，检验人员复溶干粉质控品，效期内不同使用时间、缓慢变化等因素均可造成质控品的瓶间差。室内质控的主要目的是控制检测系统的重复性，即精密度，而质控结果变异的来源之一为质控品本身的瓶间差。因此，只有将瓶间差控制到最小，检测结果间的变异才能真正反映检测系统的不精密度。

（5）质控品浓度水平：ISO 15189 建议临床实验室宜选择临床决定值水平或与其值接近的质控品浓度。临床决定值水平（clinical decision level）是指在临床诊断及治疗工作时，对疾病诊断或治疗起关键作用的某一被测成分浓度。是临床医生处理患者的"阈值"，检验结果高于或低于该值，医生应制定相应对策，对患者采取适当治疗措施。同一检验项目在不同浓度时临床应用价值不同，当检验结果在临床决定值水平附近时可能对临床决策产生关键影响。室内质控的目的在于保证检验结果能够正确地用于临床患者的诊治，因此建议临床实验室选择质控品时考虑其浓度水平是否与临床决定值接近。

临床实验室在日常的检验工作中，室内质控若只做一个水平的质控品检测，反映的质量是整个可报告范围中仅一个点的表现，而这一点的质控结果在控，只说明在该水平控制值附近检测患者标本的质量符合要求，不一定反映远离该点的较高或较低分析物的检验质量也符合要求。所以，推荐临床实验室至少选择 2 个或 3 个浓度的质控品。

3. 建立质控参数　临床实验室的室内质量控制主要用于监控检测系统的精密度，因此临床实验室需要建立与精密度有关的质控参数，包括：均值（mean, m）、标准差（standard deviation, s）和变异系数（coefficient of variation, CV）。

通常，当临床实验室启用新质控项目时，需 20 天内至少每天检测 1 次质控品，以此计算该质控品质控参数。但某些特殊条件下，临床实验室也可通过 5 天内每天检测 4 次质控品计算得到。在 CLSI 的 C24 文件中,若临床实验室仅仅是更换质控品批号,建议在 10 天内每天检测 1 次质控品得到 10 个质控结果,计算得到新批号质控品的质控参数。

正确的质控参数是后续临床实验室进行质控结果判断是否有效的基础,因此,在此过程中需注意的是:①使用定值质控品时,临床实验室不能使用赋值表作为质控参数,应独立建立均值、s 和 CV;②临床实验室不能通过国内外标准规定的分析质量目标,间接计算得到质控参数;③临床实验室在建立质控参数时,需剔除离群值(通常超出 $3s$ 质控结果认为是离群值)。

4. 绘制质量控制图   临床实验室统计过程控制主要工具是质量控制图,简称质控图(quality control chart),是针对检验过程质量加以设计、记录,进而评估检验过程是否处于控制状态的统计图。质控图是将质控品与患者标本放在同一分析批内进行检测,并将质控结果绘制于特定图形上,临床实验室可从图形中质控结果分布及变化趋势评估检验过程是否在控,以及患者标本检验结果是否可接受。

质控图上用于判断检验过程和检验结果是否处于控制状态的界限称为控制限(control limits)。质控图上一般标有中心线(central line, CL)、上控制界限(upper control limit, UCL)和下控制界限(lower control limit, LCL)至少三条线,统称为控制线(control lines),并按对应质控结果时间排序的横坐标。若质控图中质控结果落在 UCL 和 LCL 外或排列不呈正态分布,表明检验过程异常。

质控图通常可评估检验过程的稳定性,发现检验中异常现象和缓慢变异,评估检测系统稳定性。当质控图的质控结果出现异常波动,影响患者诊疗安全时,临床实验室应对检测系统进行故障排除,实施质量改进并确认效果。质控图是临床实验室实现持续质量改进(continuous quality improvement, CQI)的重要工具之一。

传统质控图最初设计应用于工业质量管理领域,当引入临床实验室后,对其进行相应改良,形成当今广泛应用的 Levey-Jennings 质控图、Z- 比分数图等。

(1)Levey-Jennings 质控图(Levey-Jennings quality control chart, L-J 质控图):又称为常规质控图或均值 - 标准差质控图,是临床实验室最常用的质控图。一般做法是:临床实验室建立质控参数后,以横坐标为分析批次,纵坐标刻度分别为:中心线 $\overline{X}$ 和 $\overline{X} \pm 1s$、$\overline{X} \pm 2s$、$\overline{X} \pm 3s$(图 5-1)。

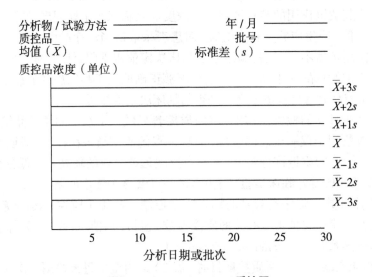

图 5-1 Levey-Jennings 质控图

Levey-Jennings 质控图的前提条件是质控结果呈正态分布统计特性。在服从正态分布情况下，约 95.5% 数据落在 $\overline{X} \pm 2s$ 内，约 99.7% 数据落在 $\overline{X} \pm 3s$ 内。从统计学来看，在 1000 次测量中只有 3 次测量结果会落在 $\overline{X} \pm 3s$ 外。因此，如质控结果落在 $\overline{X} \pm 3s$ 外，检验结果存在误差可能很大。为便于使用，绘制 Levey-Jennings 质控图时，可以用颜色对控制限加以区分，如均值绘为绿色，$\overline{X} \pm 1s$ 处为蓝色，$\overline{X} \pm 2s$ 处为黄色，$\overline{X} \pm 3s$ 处为红色。

（2）Z- 比分数图（Z-score chart）：临床实验室一般会使用不同浓度水平的多个质控品进行质控，由于不同浓度水平质控结果在质控图上中心线（均值）和标准差不同，如使用 Levey-Jennings 质控图时，无法在同一质控图上标记多个浓度水平质控结果，可能需使用多个质控图，在实际工作中很不方便。针对这一问题，Z- 比分数图应运而生。

Z- 比分数是质控结果与均值之差，再除以标准差而得到。Z- 比分数是一个相对数，表示某批次质控结果与均值之差为标准差倍数。Z- 比分数图横坐标为分析批次，纵坐标一般为 -4 到 +4（图 5-2）。如质控结果正好等于均值，则 Z- 比分数为 0，以 ±1、±2、±3 为界限，可在同一质控图上标记多个浓度水平的质控结果。

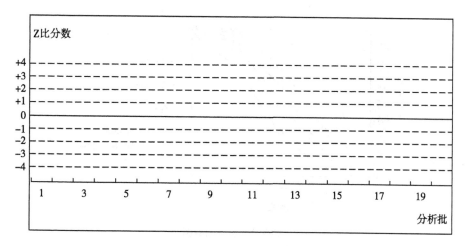

图 5-2　Z- 比分数质控图

5. 优化质控程序　ISO 15189 指出实验室应设计质量控制程序以验证达到预期的结果质量。临床实验室需要为检验项目和检测系统选择合适的室内质控程序，如质控品浓度和种类、质控品位置、质控规则、质控频率等。

通常，各种国内外监管机构会对临床实验室质控程序规定基本要求，如美国 CLIA 88 规定临床实验室每天至少进行 2 个浓度质控品检测，美国 CAP 对凝血项目建议每 8 小时至少进行 2 个浓度质控品检测，我国《临床实验室定量测定室内质量控制指南》建议，使用不同浓度的质控品在每个分析批长度内至少对质控品进行一次检测，中国合格评定国家认可委员会发布的医学实验室质量和能力认可准则对 9 个检验领域的室内质控要求作了说明。

多年来，临床实验室对不同检测系统、不同检验项目，使用统一的质控程序，此等"一刀切"的质控计划，弊端显著。因此，如美国联邦医保与联邦医助服务中心（CMS）等机构于 2013 年前后提出个性化质量控制计划（individualized quality control plan，IQCP）的理念，要求临床实验室根据自身实际情况设计相应的质控程序。常见临床实验室质控程序设计工具有：功效函数图、操作过程规范图、西格玛（sigma，σ）水平质控选择工具。

（1）功效函数图（power function graph）：是根据分析批失控概率（误差检出率和假失控概率）与该批发生随机误差或系统误差大小的函数关系绘制而成。X 轴表示临界误差，Y 轴表示误差检出率，功效曲线在 Y 轴上截距表示假失控概率。功效函数图表示统计功效和分析误差大小（临界随机误差与临界系统误差）关系。不同功效曲线描绘不同质控规则和不同质控检测次数（N）的性能，通过同时显示功效曲线，可方便地评价不同室内质控程序的性能特征，以便选择适合自己实验室需求的质控规则和质控检测次数（N）。其主要步骤为：

1）确定质量目标：目前，国内主要参考卫生行业标准的评价限（TEa）确立质量目标。

2）评价分析方法：按方法学评价方案对本实验室定量项目的不精密度（用标准差 s 表示）和不正确度（用偏移 % 表示）进行评价。

3）计算临界系统误差（critical systemic error，ΔSE_c）：

$$\Delta SE_c = \frac{TE_a - |\,偏移\,\%\,|}{s} - 1.65$$

4）绘制功效函数图：比较复杂，一般由计算机模拟程序完成（图 5-3）。

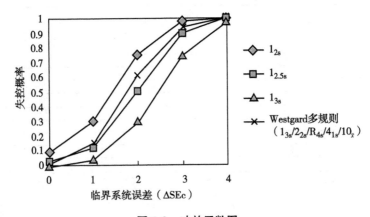

图 5-3　功效函数图

5）评价室内质控程序性能特征：质控方法性能特征包括误差检出率和假失控概率，一般误差检出率在 90% 以上，假失控概率在 5% 以下，即可满足普通临床实验室要求。

6）选择质控规则及质控检测次数（N）：根据评价结果，选择具有较高误差检出率和极低假失控概率，质控规则简单且质控检测次数（N）较少的室内质控程序。

（2）操作过程规范（operational process specifications，OPSpecs）图：是 1992 年 Westgard 提出的一种室内质控设计工具。OPSpecs 是对实验室检测操作过程要求的图示工具，显示测定方法不精密度、不正确度和达到规定质量要求需要采用的室内质控程序之间的一种线条图（图 5-4）。功效函数图需计算临界误差，绘制比较复杂，需专门的计算机软件来拟合，且必须控制许多变量，在临床实验室难以进行相关特性实验研究。OPSpecs 无需计算临界误差，可减少不必要的操作，只要将测定方法的不精密度和不正确度标记在图上，便可直观地得到所选室内质控程序在保证质量水平方面的能力，简化室内质控程序设计过程。操作过程规范图可用于证实当前所用室内质控程序是否适当，或新选择的室内质控程序是否能达到分析质量要求。

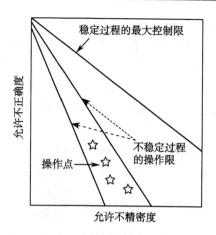

图5-4 操作过程规范图示意图

利用操作过程规范图法选择室内质控程序主要步骤是：

1）确定质量目标：目前国内主要参考卫生行业标准的评价限（TEa）确立质量目标。

2）评价分析方法：对拟选择室内质控程序检验项目的不精密度和不正确度进行评价。可通过较长时间室内质控数据来估计测定方法的固有不精密度（用 CV 表示），根据参加国内外权威的定量检测质量评价计划测定结果与期望值计算方法不正确度（用偏移 % 表示）。

3）绘制 OPSpecs 图：根据各检验项目 TEa、不精密度和不正确度，使用专门计算机软件（如 Westgard Validator）绘制 OPSpecs 图。X 轴表示允许不精密度（CV），Y 轴表示允许不正确度（偏移 %），最上面斜线表示当测定方法非常稳定时，不精密度和不正确度最大允许限，规定总误差为偏移加两倍 CV，此总误差是判断方法评价时性能是否可接受的标准。下面斜线表示当测定方法在不同不精密度和不正确度时，在常规操作中应采用的不同室内质控程序，每条斜线代表一种质控方法（图 5-5）。如室内质控程序常规操作线在实验室操作点上方，并在最上面的斜线下，说明实验室测定方法性能很好，总误差水平低，室内质控程序可达规定质量水平，可采用。但室内质控程序的最终确定还要考虑失控概率、质控检测次数

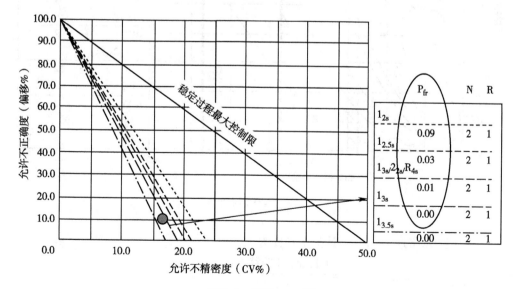

图5-5 OPSpecs 图

（N）、实际工作中的可行性等多方面因素。

4）评价室内质控程序的性能特征：通常误差检出率在 90% 以上，假失控概率在 5% 以下，即可满足临床实验室的要求。结合实验室的可操作性，一般选择较高误差检出率、极低假失控概率和最小质控检测次数（N）的质控规则作为室内质控程序。

当检测方法性能发生改变时（如不精密度、不正确度），临床实验室操作点就发生变化，需重新用操作过程规范图法设计室内质控程序。

（3）西格玛（σ）水平质控选择工具：6σ 管理是 20 世纪 80 年代由 Motorola 提出质量管理工具，是在传统质量管理基础上发展起来的，同时包含定量过程性能评价和明确过程改进目标的全面质量管理体系，21 世纪逐渐引入医疗机构和临床实验室质量控制。σ 是希腊字母，表示数理统计中"总体标准差"，是表征一组数据结果离散程度的指标，σ 大小可反映质量水平高低，6σ 质量管理为 6 个标准差的质量管理。6σ 代表质量水平意味着每 100 万次机会中有 3.4 个缺陷可能，是非常严格的质量控制要求。在临床检验中，引入"六西格玛"质量控制理论，用临床检验通用的 TEa 指标替代了生产过程变异的容许指标，以 TEa 表示的 6σ 质量控制设定精密度目标为 TEa/6，可确保每个检测标本的质量在允许总误差内。实验室可基于常用质控程序功效曲线建立 σ 水平质控选择工具，X 轴上方为 σ 水平，X 轴下方为医学上重要系统误差，Y 轴为误差检出率大小（图 5-6）。

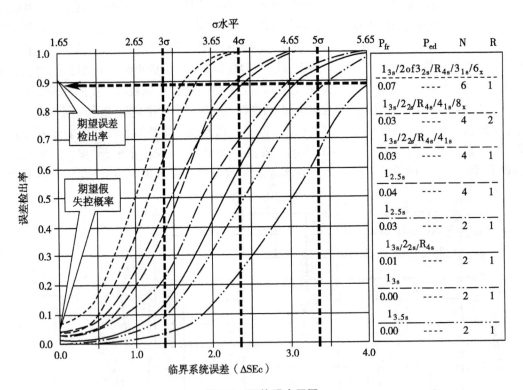

图 5-6　西格玛水平图

西格玛（σ）水平质控选择工具基本步骤为：

1）计算检验项目 σ 水平：$\sigma = \dfrac{(TEa\% - |偏移\%|)}{CV\%}$。

2)在σ水平轴上点出该水平值。

3)自σ水平值点画垂直线与功效曲线相交,由交点从Y轴读取误差检出率。

4)确定误差检出率在90%以上的候选室内质控程序,比较各候选室内质控程序假失控概率(各功效曲线在Y轴上的截距)。

5)选择具有较高误差检出率和极低假失控概率质控规则,要求规则简单且质控检测次数(N)较少的室内质控程序。

6. 故障排查和纠正措施　ISO 15189要求临床实验室当遇到质控结果违反质控规则并提示检验结果可能有明显临床错误时,应拒绝接受结果,且在纠正错误情况并验证性能合格后重新检验患者样品。需注意的是,某些情况下,检测系统潜在问题并不一定造成质控结果违反质控规则,也可能出现质控结果周期性、突变或趋势性改变,此时也需进行故障排查和采取纠正措施。

当临床实验室发现质控结果违反质控规则时,需立即中断患者标本检测或检验结果发布,并采取干预措施以纠正检测系统故障。常见纠正措施包括校准、更换试剂或更换电极等。某些非常见问题,可能需更深入故障排除,以确定根本原因。围绕故障排查和纠正措施详细信息应记录在案,作为今后持续质量改进的依据。

故障排查不但依赖于检验人员的技能和态度,也需要运用科学工具。临床实验室进行故障排查时可借助的工具包括:鱼骨图(fishbone diagram);帕累托图(pareto chart);故障报告、分析和纠正措施系统(failure reporting and corrective action system, FRACAS);故障树分析(fault tree analysis, FTA)等。但值得注意的是,任何形式的故障排查均应建立在临床实验室完善的记录文件基础上。

临床实验室在采取故障排查和纠正措施后,需以真实患者标本评估是否有效。一般方法是临床实验室使用前对在控且保存良好的患者标本进行重复测试,并将再次检测结果与最初结果进行比较,判断两者的差异是否为临床接受。

(二)定性检测室内质量控制

定性检测的特点是结果的二元性,即根据预先设定的临界值(cut-off)将检测结果判断为阴性或阳性。随着医学检验技术的迅猛发展,很多检验项目都实现了定量检测,且由于大部分室内质量控制标准都是针对定量检测而制定的,因此临床实验室往往忽视定性检测的室内质量控制的特殊性。WHO出版的实验室质量管理体系手册中定性检测的室内质量控制有两个关键步骤:①选择合适浓度的室内质控品,尤其弱阳性质控品的选择;②定性检测质控结果的判断。

1. 选择合适浓度的室内质控品　定性检测室内质控品建议选择2个水平质控品:弱阳性和阴性。弱阳性质控品浓度一般为2倍cut-off值,阴性质控品浓度一般为0.5倍cut-off值,且弱阳性和阴性质控品基质尽量与患者标本一致。在引进新检测方法或更换试剂批号时,可选择高值或超高值阳性患者血清作为验证"钩状效应"质控品。

2. 定性检测质控结果判断　定性检测质控结果判断,目前存在学术争议。一种学术观点认为:可将定性检测结果转换为定量表达方式,如吸光度值、S/CO比值,进而绘制Levey-Jennings质控图,并启用Westgard多规则质控。另一种学术观点认为:Westgard多规则质控理论基础之一在于数据呈正态分布,由于定性项目检测结果不一定呈正态分布,所以对定性检测质控结果判断应有别于定量检测。因此,提出"只要质控结果符合预期响应值就可判为在控",即弱阳性质控品检测结果为弱阳性,阴性质控品检测结果为阴性。

（三）室内质控性能评价

Westgard 从质量管理角度提出误差分为检测系统（方法学）稳定状态（固有）误差及除此之外的不稳定状态（外加）误差。室内质控，即统计学质控只能控制不稳定状态误差。理想情况下，实验室期望所用质控规则和组合能正确识别"真失控"，不误报"假失控"。但实际情况是任何质控规则或组合都存在不同程度的"假失控"或"假在控"。临床实验室应根据预测出的不同质控规则的多种特性，结合临床要求和检验实际工作，设计有成本-效率的室内质控程序，选定合适误差检出率（probability for error detection，Ped）和假失控概率（probability for false rejection，Pfr）。

1. 误差检出率（Ped） 是常规检验中除检测系统稳定状态误差外，质控规则及组合能有效发现或检出除此之外的不稳定状态误差的概率，相当于临床试验的诊断灵敏度。室内质控程序好比一个误差探测器，一旦检验过程或检测系统（分析方法）发生某些质量问题时就发出警报。临床实验室需对医学上重要误差有足够的误差检出能力，但又不希望在检验过程正常进行时被假报警打扰。理想室内质控程序 Ped 应为 100%，实际工作中，Ped 在 90%~99% 常可接受。

2. 假失控概率（Pfr） 当分析过程正确进行时，除检测系统稳定状态误差外，在没有其他误差加入的情况下，若质控规则判读为出现失控，即"假失控"，假失控出现的可能性称为假失控概率（Pfr），相当于临床试验的假阳性率（1- 诊断特异性）。实验室不存在完美误差探测器，必须精心设计室内质控程序，既要检出医学上的重要误差，保证检验质量，又要尽量减少假警报，改进实验室生产力及工作效率。理想室内质控程序 Pfr 应为 0，实际工作中，通常可接受小于 5% 的 Pfr。

室内质控用以监测检验方法分析性能，检出存在的质量问题，并在交付检验报告和服务前采取纠正措施程序。过程能力（process capability）是指检测过程处于统计控制状态下，对检测过程质量波动或变异控制的能力。室内质控也称为统计过程控制，通过常规操作条件下重复检测稳定质控品，获得正确结果预期范围，即由均值和标准差计算得到一个数值范围，通过稳定质控品新结果与预期范围比较，从而了解检验过程能力。当检验过程处于稳态时，总体标准差 σ 值越小，检验过程能力越好。六西格玛管理提供了实现质量目标和改进过程性能的具体方法。对于 σ 水平小于 6 的检验项目，计算质量目标指数（quality goal index，QGI），QGI= 偏移（%）/（$1.5 \times CV$），若 QGI $\leq$ 0.8，提示导致方法性能不佳的主要原因是精密度超出允许范围，应优先改进精密度；若 QGI > 1.2，提示方法正确度较差，应优先改进正确度；若 0.8 < QGI $\leq$ 1.2，正确度和精密度均需改进。

二、室内质量控制数据统计

临床实验室室内质控由工业生产过程的统计学质量控制发展而来，需要应用统计学方法对质控数据进行归纳和分析，便于了解检验过程的质量状况。检验人员必须掌握相关的统计学概念和基本的质控数据统计计算。

（一）相关统计学概念

室内质控应用到的统计学原理主要包括正态分布和抽样误差，需要用到的相关统计学概念如下。

1. 总体 总体（population）是指研究对象的全体，是所有观察单位测量值的集合。总体范围非常大,只是一个理论概念,实际工作中不一定能顺利获得,通常限定于特定时间和空间范围内,为有限数量观察单位,称有限总体。

2. 样本 个体是组成总体的每一观察单位。实际工作中往往从总体中按随机抽样原则抽取一部分个体组成样本(sample),从样本推断总体情况。

3. 正态分布 正态分布(normal distribution)又称高斯分布(Gaussian distribution),当重复多次测量同一标本时,所得到结果并非完全一致,呈正态分布规律。理想的正态分布是以均值为中心,左右完全对称的钟形曲线(图5-7),表示变量值出现的概率,均值概率最高。正态分布有两个参数:均值(μ)是位置参数,描述正态分布集中趋势位置;标准差(σ)是变异参数,描述正态分布资料数据分布离散程度,σ越大,数据分布越分散,σ越小,数据分布越集中。正态曲线下面积分布符合统计学规律:$\mu \pm 1\sigma$面积约占总面积68.3%;$\mu \pm 2\sigma$面积约占总面积95.5%;$\mu \pm 3\sigma$面积约占总面积99.7%。如资料呈正态分布或近似正态分布,μ和σ未知,可通过统计学方法求得标本均值($\bar{X}$)和标本标准差(s),可用标本均值($\bar{X}$)估计总体均值(μ),用标本标准差(s)估计总体标准差(σ)。只要求出$\bar{X}$和s,就可对其频率分布作出概率估计,属于区间估计,考虑了抽样误差。不同数据集合中,$\bar{X}$和s大小不同会导致正态分布曲线形状改变,但曲线下面积分布规律不变,这是临床检验质控图的理论依据,也是室内质控的统计基础。

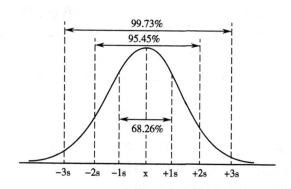

图5-7 正态分布曲线及曲线下面积分布规律

4. 抽样误差 对同一标本在短时间内进行多次测量所得的结果不完全一致,也不可能与均值完全一致,此差异即抽样误差(sampling error)。在一个大样本中进行随机抽样时,会因抽样不同而导致一定误差。抽样误差不可消除,从一个数据集中任选一点(抽样)时客观存在。一个质控测定结果与均值不一致时,需判断所发生的误差除抽样误差外,是否还有其他误差,如仅是抽样误差,此结果就在控(in control),否则为失控(out of control)。失控的判断依据是质控测定结果与均值间的差异大小,并据此差异判断是统计学大概率事件还是小概率事件。如差异大于$\pm 1s$,但小于$\pm 2s$,约30%为抽样误差;如差异大于$\pm 2s$,但小于$\pm 3s$,约5%为抽样误差。5%是一个临界概率,根据质控严格程度不同,可将其判断为在控或失控,以及介于二者间警告。

(二)基本质控数据统计学计算

1. 均值 均值(m)是最常用的统计数,对样本中所有个体值计算总和后除个体数即可求得。计算公式为:

$$\overline{X} = \frac{\sum X_i}{n}$$

公式中 $\overline{X}$ 代表均值, X_i 代表各个控制值, n 代表被统计组中 X_i 个数, $\sum X_i$ 代表所有 X_i 总和。当所有 X_i 呈正态分布时, $\overline{X}$ 代表这组 X_i 平均水平或集中趋势, n 越大, 代表性越强。

质控品均值可评估检测系统在稳定状态下控制值的预期分布集中趋势。常规工作中, 控制值分布的偏移或漂移, 可导致质控品均值变化, 反映检测系统的正确度发生改变, 与系统误差有关。

2. 标准差 标准差 (s) 反映样本中个体的离散程度, 是表示变异常用的统计量。计算标准差, 首先需计算均值, 然后得出每个控制值与均值的差, 将差值平方, 再求平方和, 除以 (n-1), 然后取平方根。计算公式为:

$$s = \sqrt{\frac{\sum (X_i - \overline{X})^2}{n-1}}$$

公式中 s 代表标准差, X_i 代表各个控制值, $\overline{X}$ 代表所有质控品均值, n 代表所有控制值总数, $\sum$ 代表所有 $(X_i, \overline{X})^2$ 的总和。

标准差代表控制值对均值的离散程度, 只有在控制值呈正态分布的前提下, 且控制值总数 n 较大时, 计算的标准差才有意义。标准差可反映检测系统稳定状态下控制值的预期分布宽度, 与精密度或随机误差有关。标准差越大, 控制值分布越宽, 随机误差越大, 检测系统精密度越差; 标准差越小, 控制值分布越集中, 随机误差越小, 检测系统精密度越好。

3. 变异系数 变异系数 (CV) 是标准差相对于均值的百分比, 是表示变异的统计指标。定量检测中用变异系数来表示不精密度 (imprecision)。计算公式为:

$$CV(\%) = \frac{s}{\overline{X}} \times 100\%$$

公式中 s 代表标准差, $\overline{X}$ 代表均值, 乘以 100% 是将比值转换为百分比。由于方法标准差常随浓度而变化, 浓度越高, 标准差越大。因此, 某检测系统在不同均值下具有不同的标准差。CV 为标准差相对于浓度的比值, 较为恒定, 使用 CV 确定随机误差水平在实际应用中更方便。

4. 累积值 《临床实验室定量测定室内质量控制指南》指出每月质控数据对标准差估计 (对均值亦有一定影响) 常因检测数不足, 造成月与月间变异较大。如 20 个检测数估计标准差和标准差真值间的差异可达 30%, 由 100 个检测数估计标准差, 估计值和真值的差异也大于 10%。较好的估计是累积较长时间周期内的质控数据, 可提供更具代表性的估算, 如累积连续 6 个月的质控数据计算均值和标准差, 可更稳健地反映诸如试剂批号更换、校准品批号更换、重新校准、检测系统保养以及温度、湿度等环境因素的影响。应注意的是, 应保证这一较长时期内方法的稳定, 且作为每个月周期均值没有持续下降或上升的改变。

(1) 累积均值: 将每月计算统计数据 n 和 $\sum X_i$ 按需要统计数据时间制成表格, 计算累积均值 ($\overline{X}$)。计算公式为:

$$\overline{X} = \frac{(\sum X_i)_t}{n_t}$$

公式中 n_t 代表统计期间每月 n 次总和, $(\sum X_i)_t$ 代表各数值每月之和的总和。

（2）累积标准差：先计算每月统计数据，再将每月 n、$\sum X_i$ 和 $\sum X_i^2$ 数据制成表格，计算累积标准差（s）。计算公式为：

$$s=\sqrt{\frac{n_t(\sum X_i^2)_t-(\sum X_i)_t^2}{n_t(n_t-1)}}$$

公式中 n_t 代表所有计算时间段内检测次数总和，$(\sum X_i^2)_t$ 代表各数值平方和总和，$(\sum X_i)_t^2$ 代表各数值总和平方。

（3）累积变异系数：累积标准差除以累积均值，再乘 100% 得到累积 CV。

5. Z-比分数　Z-比分数（Z-score）代表控制值偏离该质控品预期均值的多少倍标准差。Z-比分数由质控品测定结果与本系列质控品均值之差，再除以本系列质控品的标准差而得到，是一个相对数。计算公式为：

$$Z\text{-比分数}=\frac{X_i-\bar{X}}{s}$$

公式中 $\bar{X}$ 代表均值，X_i 代表各个控制值，s 代表标准差。

Z-比分数代表某批质控测定结果与均值之差是标准差的多少倍。在均值之上的分数会得到一个正的标准差倍数，在均值之下的分数会得到一个负的标准差倍数。例如：某质控品的累积均值为 100mmol/L，累积标准差为 5mmol/L，某次控制值为 111mmol/L，则 Z-比分数为（111-100）/5=2.2，意味着此质控值偏离其预期均值 2.2 倍标准差，即该结果超出 $2s$ 控制限，未超出 $3s$ 控制限。Z-比分数可见某分数在分布中的相对位置，能够真实反映一个分数距离均值的相对标准距离。当检验人员同时观察 2 个或多个质控品检测结果时，或来自同一台多项目自动分析仪上的不同项目的质控品检测结果时，能快速浏览有无超出单个控制限的结果，如果 Z-比分数为 3.1，说明超出了 $3s$ 控制限；也能横跨不同质控品方便地查找系统性改变或趋势，如 2 个不同质控品 Z-比分数连续大于 2。

三、室内质控实际操作

正确实施室内质控，才能保证临床实验室的检验质量。由于临床实验室的产品是检验结果，而单纯从检验结果数值很难看出是否准确。所以，实验室需进行室内质控，通过检测合适稳定的质控品，观察检验过程是否在控。由于检测系统固有变异，重复测定质控值不可能是一个数值，而是一个预期范围，需为某质控品建立预期范围，选择控制限。控制限窄，虽误差检出率高，但假失控概率也高；控制限宽，虽假失控概率低，但是误差检出率也低。为了解决这一矛盾，实验室需用一个定量策划流程来为本实验室的检验项目和分析方法选择一个最佳的室内质控程序。在室内质控实际操作中，需正确实施以下步骤。

（一）选择合适浓度的稳定质控品

制造商提供的检测系统中，不仅包含仪器、试剂、校准品等，也包含配套使用的质控品。此外，还有第三方质控品，即不专为某特定方法或仪器设定，其性能与试剂或校准品完全无关，可对检测系统提供独立评估的质控品。制造商对质控品的稳定性进行深入研究，并提供使用指南，应严格按制造商说明书使用质控品。有些实验室为降低成本而尝试延长质控品使用时间，结果却因为质控品可能不稳定，不得不重测质控品，反而增加成本，得不偿失。定量测定至少选择 2 个浓度的质控品，通常应当检测 2~3 个浓度的质控品，一个在正常范围,另外的应为异常低值或异常高值,即浓度在临床决定值水平附近的质控品,可检出医学上的重要误差。正常水平质控品可能无法检出在低值或高值范围内的误差。定性检测至少选择阴性、弱阳性两个质控品。

(二)计算稳定质控品复测均值和标准差并绘制质控图

注意质控品均值和标准差应建立在实验室常规使用方法对质控品重复测定的基础上。临床实验室专业技术人员应具有相应的专业学历,并取得相应的专业技术职务任职资格。临床实验室应有专(兼)职人员负责临床检验质量管理。有些临床实验室由负责临床检验质量管理的组长或主管测定质控品的做法不妥,因为检验人员的水平有差异,所以反映的并不是临床实验室常规状态下的检测水平,不能真实反映临床实验室使用的检测系统对某质控品分析具有的变异。

1. 稳定期较长的质控品 由于短期变异往往小于长期变异,缩短质控数据收集时间,会使检测系统的标准差被低估,使控制限过窄,所以必须基于正确的时间周期确定均值和标准差。不同批号的质控品可能存在较大的基质差异和瓶间差,稳定期较长的质控品,更换新批号质控品时,应在"旧"批号质控品使用结束前,同时将"新"批号质控品与"旧"批号质控品进行测定,并设立新质控图的中心线(均值)和控制限。通常与即将用完的"旧"批号质控品一起平行测定一段时间,根据20次或更多独立批次获得的至少20个结果,剔除离群值后(均值 ±3s 外测定结果),计算出均值作为质控图暂定中心线,计算出标准差作为质控图暂定标准差,根据暂定中心线和控制限进行室内质控工作。当第二个月结束后,将该月同批号所有在控结果与前20次测定结果累积,重新计算均值和标准差,重复前述操作3~6个月后,计算累积均值和标准差,作为质控图常规中心线和标准差。注意均值和标准差反映检测系统固有的变异性,是一个预期范围,需定期更新初始估计,确保这些数据始终代表使用过程性能。

2. 稳定期较短的质控品 在3~4天内,每天分析同一水平质控品3~4瓶,每瓶重复测定2~3次,至少收集20个数据,剔除离群值后计算均值作为质控图中心线,根据均值和上批次变异系数计算标准差用于质控图。

3. 因试剂批号改变调整质控均值 理论上,为了持续监控检测系统精密度,一旦建立均值后,临床实验室不应再进行调整。但实际情况下,检测系统是不断动态变化的,如试剂或校准品随储存时间延长而性能不断变化、变更试剂或校准品批号、仪器关键部位维护保养、检测程序改变等,都会对质控结果造成不可预知的影响。由于试剂批号变更在临床实验室更为常见,因此,CLSI 在 EP26 中推荐临床实验室以患者标本检测结果作为依据,评估批号变更后试剂性能是否可接受。如新旧批号试剂、患者标本平行检测结果较一致,但质控结果因基质效应而出现较大改变,此时临床实验室可以重新调整均值(图5-8)。

(三)选择正确的室内质控程序

不同质控方法具有不同的分析误差检出能力,实际质控程度依赖于所选用的特定质控方法。质控方法主要由质控规则和质控测定次数(N)两个因素确定。通过估算在不同大小误差时分析批的失控概率,能评价质控方法的性能特征,这些特征确定了质控方法的功效。有些实验室,尤其是意图简化室内质控做法和应用的小型实验室,应用 1_{2s} 质控规则。但假失控概率最大的质控规则是 1_{2s} 规则,如以 1_{2s} 失控规则来判断质控,所有超出均值 ±2s 的结果均会被视为失控,当 n=1 时,根据正态分布两侧尾部超出 ±2s 面积得出误报可能性约为5%;当 n=2 时,误报可能性大一倍,约为9%;n=3 时,误报约为14%;n=4 时,误报

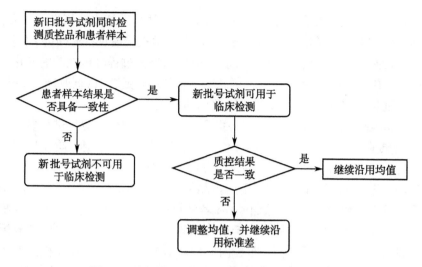

图 5-8 试剂批号变更后的质控均值调整流程图

约为 18%。若每批做 2 个质控品,估计每 10 批就会有 1 批任 1 个控制值超出 2s 限值,是假失控表现,由抽样误差引起,易误会成真失控,产生巨大浪费。有的实验室为了减少此种浪费,采用放大 s 以加宽控制限做法来降低假失控概率,但加宽控制限在降低假失控概率的同时,也会降低实验室检出重要误差的能力,所以最佳方法是选择正确的室内质控程序。临床实验室可用操作过程规范(OPSpecs)图或西格玛(σ)水平质控选择工具选择适合本实验室的室内质控程序。

(四)实施正确的室内质控

临床实验室需要一套贯穿整个科室的系统理念和做法,应使用系统方法确定正确的质控程序,并以易于解释质控结果的方式实施质控程序。由均值和标准差计算出质控界限(控制限),表示临床实验室使用的检测系统对某质控品作分析具有的变异。控制限常以标准差倍数来表示。控制限设定通常需根据所用质控规则来决定(详见质控规则)。应用质控图或合适的 QC 软件实施正确的室内质控。实施时,需注意以下两点。

1. 质控品检测频次 《临床实验室定量测定室内质量控制指南》规定在每一个分析批长度内至少对质控品做一次检测。检测系统或试剂的制造商应推荐每个分析批使用质控品的数量及放置位置。客户根据不同情况,可增加或减少质控品测定次数和改变放置位置。

(1)分析批(analytical run):在质控范畴,批和分析批是指一段时间区间,或一组患者标本数,是室内质控确定控制状态的对象。在一个分析批中,检测系统的精密度和正确度可认为不变。在此时间段内某个时间点通过检测质控品证实检测系统可靠,预期在整个分析批中检测系统可靠。导致检测系统的精密度或正确度发生改变的事件更易于发生在不同分析批之间。在实验操作中,每批次至少要做一次质控,以监测检测系统的性能。

(2)分析批长度(length of analytical run):临床实验室应为特定检测系统和检测程序确定合适的分析批长度。影响分析批长度的因素众多,如样品中分析物的稳定性、试剂稳定性、仪器状态、单位时间内检测标本数、检验人员素质、检测流程设置等。检测系统或试剂制造商应说明检测系统的正确度和精密度稳定的时间或序列,推荐分析批长度。临床实验室应根据本实验室患者标本的稳定性、标本数量、重复分析标本量、工作流程及检验人员素质等因素来确定分析批长度,但不应超过制造商推荐的批长度,除非提供足够的科学数据。

各行业的规范和指南也会综合行业中某分析项目的具体情况规定分析批的最大长度,即每个分析批最少质控频率。美国 CLIA 88 规定,临床化学检验最长批时间为 24 小时;临床血液学检验最长批时间为 8 小时。各临床实验室应依据检验过程分析性能的变化来调整分析批长度,如仪器老化、软件升级、患者人群改变、操作人员更换、试剂改动、重新校准等,需重新评估分析批长度,确保每个分析批都有室内质控覆盖。

2. 质控品位置 临床实验室应确定每批质控品位置,即什么时候进行质控。原则是报告一批患者结果前,应对质控结果作出评价。根据质控的不同需求,质控品在分析批中位置排放有多种方式。质控品位置应考虑分析方法类型及可能产生的误差类型。如:在客户规定批长度内,进行不连续标本检验,则质控品最好放在结束标本检验前,可检出偏移;若将质控品平均分布于整个批内,可监测漂移;若随机插于患者标本中,可检出随机误差。在任何情况下,都应在报告患者结果前评价质控结果。只有通过室内质控,该分析批内报告才能向临床发放。对标本数量较多、报告时间要求较短的项目,质控品检测宜放置于分析批开端,即开机后进行质控,能保证报告及时发放。如分析批中室内质控出现失控,不仅此分析批中报告不能发放,同时前一分析批室内质控成功测定之后发放的所有临床报告也需重新进行评估,因此,质控品的位置也需考虑追回临床报告的可能。一般在当日结束检测前进行第二次质控,便于出现失控时能追回当日患者报告。

常规工作中将质控品放在校准品后,得到的质控结果是对分析不精密度的不真实估计,对批量标本检测时出现偏移或漂移无法做出估计。

(五)报告患者数据前检查并解释控制结果

只有检测过程"在控"方可报告患者结果。若结果"失控",应检查检测过程,发现问题和解决问题后,再重新检测该分析批患者标本(详见本章失控后处理内容),应记所有控制结果及纠正措施。

(六)室内质控数据管理

室内质控每天产生大量数据,既是记录性文件,也是日后向服务对象(临床医生和患者)提供质量保障措施的证明性文件。要确保临床实验室每天能正确发放临床检验报告,应妥善保存作为临床实验室质量客观证据的室内质控数据。室内质控数据还可在较长时间内对整个检测系统进行多方面控制及评价,临床实验室应保存相应质控数据作为质控工作溯源证据。保存的数据应包括:所有室内质控的原始数据,包括检验人员、时间;新批次室内质控品平行试验的相关数据;周期性评估中所有项目质控图,包括质控图中失控点的处理和标注;所有周期性评估所涉及的统计数据,包括均值、标准差、变异系数等;所有失控处理记录,包括触发规则、失控原因分析、患者标本评估、处理措施、负责人确认等;所有项目月评估总结,包括对当月质控情况评价及根据评估所作出的改进措施和提醒等内容。室内质控数据按行业要求至少需保留 2 年以上。

临床实验室对质控数据进行统计和总结的周期不应超过 1 个月,每月所有质控活动结束后应将当月的质控资料整理汇总并存档,有利于发现存在的质量问题并及时纠正,以期达到持续质量改进的目的。存档的资料包括:当月所有项目的原始质控数据;当月所有项目质控图,包含质控图上失控点的标注和处理;所有计算数据,包括均值、标准差、变异系数、累积均值、累积标准差和累积变异系数等;当月失控处理记录表,包括违背质控规则、失控原因分析、采取处理措施和效果验证等;每台仪器全月质控小结,包括全月失控基本情况、失控规律分析、存在的主要问题、下月改进措施和使用提醒等。

　　室内质控是长期的日常工作，检测系统的正确度变化可能是长期而缓慢的变化。对全月室内质控数据均值、标准差、变异系数及累积均值、累积标准差进行周期性评价，如按月画出逐月均值和标准差（或变异系数）折线图，可更直观地反映质控数据与以往各月差异，有效发现正确度的变化，及时分析查找变化的原因。如观察逐月均值折线图有助于发现系统漂移，观察逐月标准差（或变异系数）折线图有助于发现仪器定期维护保养是否到位。若不能找到明确原因，在征得实验室主管同意后，必要时可对质控图中心线或质控限进行微调，或重新设计室内质控程序，达到持续质量改进的目标。

四、结果分析和评价

　　临床实验室根据室内质控结果确定检验过程的控制状态。质控规则（control rules）是解释质控数据和判断分析批是否在控的标准，通常以符号 A_L 表示。A 代表超过某控制界限质控测定结果个数，L 代表质控限，通常是标准差倍数。如 1_{3s} 表示有 1 个质控测定结果超过 $3s$，在这里 A=1，L=$3s$。

（一）常用质量控制规则

　　1. 1_{2s} 质控规则　1 个质控测定结果（控制值）超过 $\overline{X} \pm 2s$ 控制限，在最初 Westgard 多规则质控程序中用作警告规则，启动其他质控规则检验质控数据是否在控（图 5-9）。

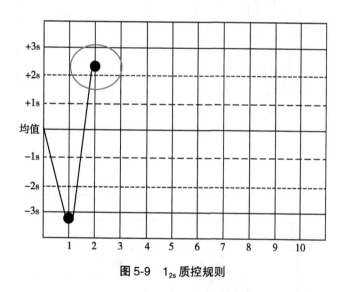

图 5-9　1_{2s} 质控规则

　　2. 1_{3s} 质控规则　1 个控制值超出 $\overline{X} \pm 3s$ 限值，常用作失控规则，对随机误差敏感（图 5-10）。

　　3. 2_{2s} 质控规则　同一批中两个水平控制值同方向超出 $\overline{X}+2s$ 或 $\overline{X}-2s$ 限值，或同一水平质控品连续两批控制值同方向超出 $\overline{X}+2s$ 或 $\overline{X}-2s$ 限值，常用作失控规则，对系统误差敏感（图 5-11）。

　　4. R_{4s} 质控规则　同一批中两个控制值之差超出 $4s$ 范围，其中一个控制值超出 $\overline{X}+2s$ 限值，另一个控制值超出 $\overline{X}-2s$ 限值，常用作失控规则，对随机误差敏感（图 5-12）。

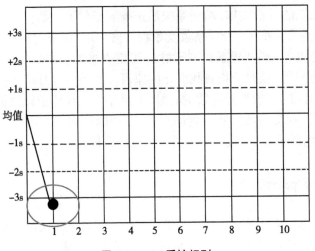

图 5-10 1_{3s} 质控规则

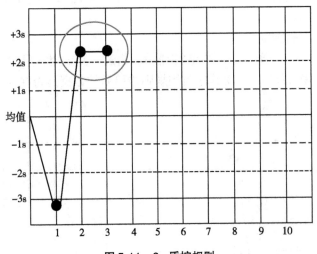

图 5-11 2_{2s} 质控规则

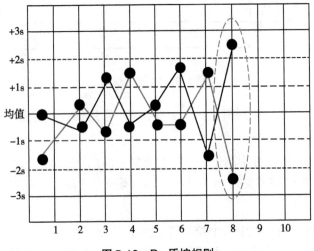

图 5-12 R_{4s} 质控规则

5. 4_{1s}质控规则 包括出现1_{2s}警告控制值，1个水平质控品连续4次控制值同方向超出$\overline{X}+1s$或$\overline{X}-1s$限值，或2个水平质控品连续各有2次控制值同方向超出$\overline{X}+1s$或$\overline{X}-1s$限值，常用作失控规则，对系统误差敏感（图5-13）。

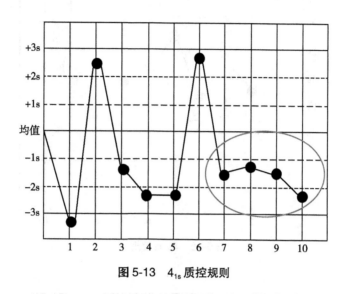

图 5-13　4_{1s}质控规则

6. $10_{\overline{x}}$质控规则 包括出现1_{2s}警告控制值，1个水平质控品连续10次控制值在均值（$\overline{X}$）同一侧，或2个水平质控品连续各有5次控制值在均值（$\overline{X}$）同一侧，常用作失控规则，对系统误差敏感（图5-14）。

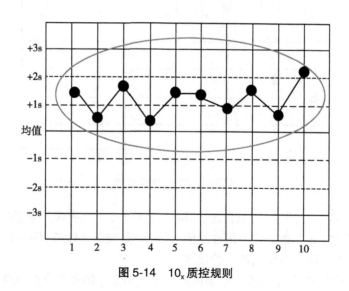

图 5-14　10_x质控规则

（二）其他质量控制规则

当使用两个浓度质控品，每个质控品检测1或2次（N=2或4），以下失控规则较通用。

1. $8_{\overline{x}}$质控规则 连续8次控制值在均值一侧，对系统误差敏感（图5-15）。

当使用3个不同浓度质控品，以下失控规则较通用。

2. 2/3$_{2s}$质控规则 当3次控制值中有2次同方向超出$\overline{X}+2s$或$\overline{X}-2s$限值,对系统误差敏感(图5-16)。

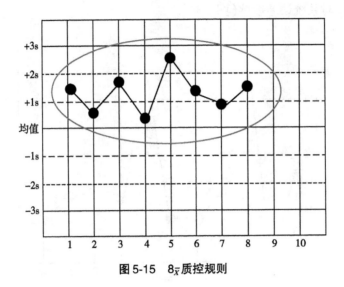

图 5-15 8$_{\overline{x}}$质控规则

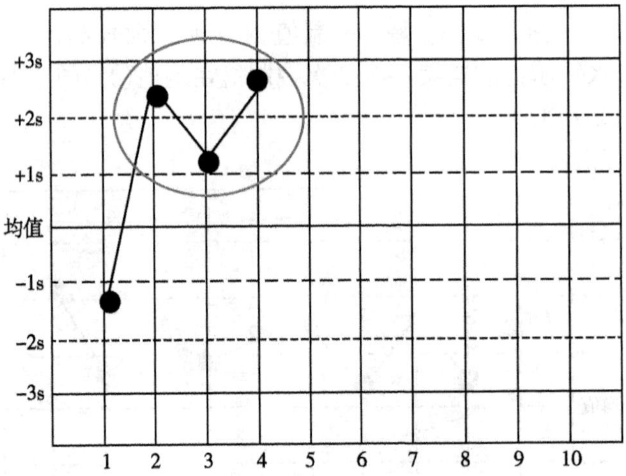

图 5-16 2/3$_{2s}$质控规则

3. 3$_{1s}$质控规则 3个连续控制值超出$\overline{X}+1s$或$\overline{X}-1s$,对系统误差敏感(图5-17)。

4. 6$_{\overline{x}}$质控规则 6个连续控制值在均值一侧,对系统误差敏感(图5-18)。

此外还有一个欧洲普遍使用的失控规则。

5. 7$_{T}$质控规则 7个连续质控结果向同一方向倾斜,如逐渐升高或降低,呈倾向性变化,往往由于检测系统中有一个或多个因素发生渐进性改变造成(图5-19)。

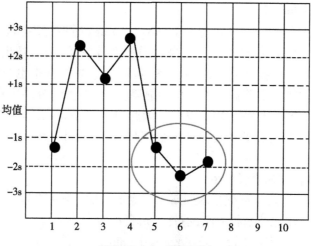

图 5-17 3_{1s} 质控规则

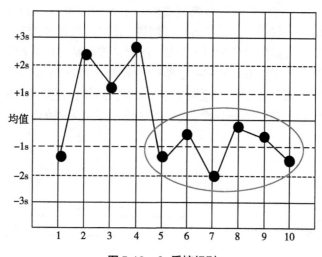

图 5-18 $6_{\bar{x}}$ 质控规则

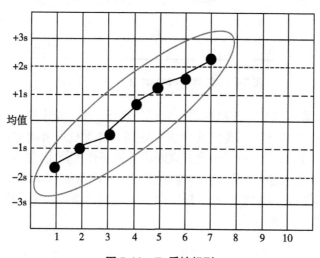

图 5-19 7_T 质控规则

(三)Levey-Jennings 质控程序

临床检验中最简单和较为常用的是 Levey-Jennings 质控程序,其质控规则为单独 1_{2s} 或 1_{3s},虽简单易行,但仅仅使用 1_{2s} 规则来对质控进行判断,所有超出 $\overline{X} \pm 2s$ 结果均视为失控,虽极大地提高了质控规则误差检出率,但同时假失控概率也会明显增高。如仅以 1_{3s} 规则对质控进行判断,尽管假失控概率明显降低,但对大部分临床检验项目而言,其误差检出率又太低,可能无法保持 90% 以上。因此,Levey-Jennings 质控方法显得比较简单和粗糙,质控规则存在过松或过紧两种不合理现象,往往不能满足临床实验室更高质控要求。

(四)Westgard 多规则质控程序

20 世纪 70 年代以前,自动化技术还属于不稳定时期。随着自动分析仪的发展和使用,Westgard 建立了和自动化技术相适应,有计算机自动检索的 Westgard 多规则质控程序。经典 Westgard 多规则质控程序(图 5-20)在 Levey-Jennings 方法的基础上发展起来,将 1_{2s} 和 1_{3s} 巧妙结合,充分利用 1_{2s} 误差检出率高的优点,将其作为警告规则,限制其对误差识别特异性差的缺点,只指出可能有问题,最后判别要经过系列顺序检查,由其他规则判断。同时,利用 1_{3s} 假失控概率低的优点,将其作为失控规则,并引进其他质控规则,其中既有对随机误差敏感的规则,又有对系统误差敏感的规则,组成了多规则室内质控程序。Westgard 建议使用 2 个质控品,浓度一高一低,形成一定范围的控制。经典 Westgard 多规则质控程序充分利用各规则的特性,以计算机作为逻辑检索,大大提高了控制效率,既对误差检出有较高灵敏度,又对误差识别有较好的特异性,失控时能确定产生失控的误差类型,便于查找失控原因。

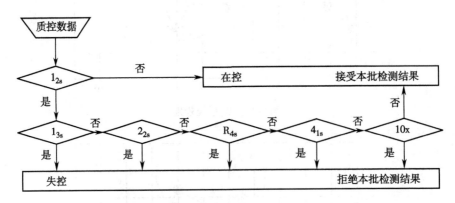

图 5-20 经典 Westgard 多规则质控程序

在手工操作情况下,把 1_{2s} 质控规则作为警告规则,可减轻检验人员的工作量,只需在违反此警告规则时,才检查有无违反其他质控规则。计算机可自动进行质控检查,无需使用 1_{2s} 警告规则。为此,Westgard 对经典多规则质控程序作了修正(图 5-21)。

近期,Westgard 将西格玛度量应用于质控程序,提出 Westgard 西格玛质控程序。根据西格玛度量评估结果,临床实验室可选择运用不同的室内质控程序(图 5-22),图中 R 代表质控批次,N 代表质控次数。

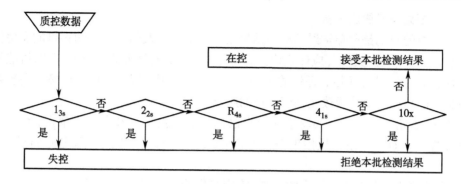

图 5-21　现代 Westgard 多规则质控程序

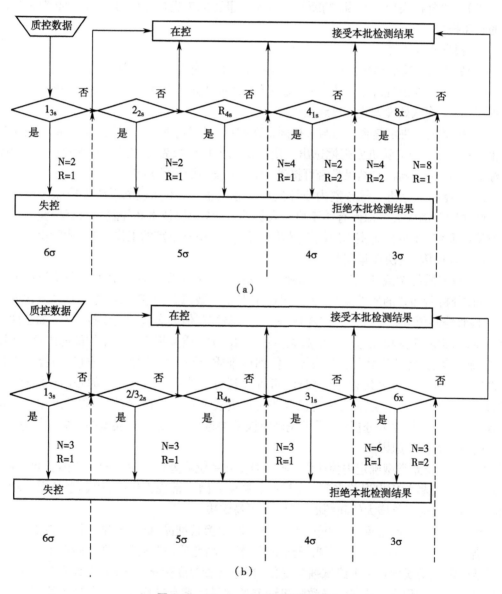

（a）

（b）

图 5-22　Westgard 西格玛质控程序
（a）适用于 2 个浓度水平的质控品；（b）适用于 3 个浓度水平的质控品

(五)失控处理及原因分析

室内质控的目的是避免错误的检验结果发放给临床和及时追回并纠正可能发生错误的临床报告。如控制值"失控",应停止检测患者标本,拒发该分析批次报告,并对可能发生错误的临床检验报告进行评估。评估的关键在于分析室内质控失控的原因,确认失控是否会对患者标本的检测结果造成改变临床决策的影响。

1. **失控处理工作流程**　实验室应以自己制订的质控规则和方法为依据,判断质控结果是否在控。一旦发生室内质控失控,应按本实验室制订的失控处理流程进行处理,一般包含:

(1)立即停止该分析批次标本的检测,临床报告的审核、发布和打印。

(2)查找分析失控的原因,判断是否需要对患者标本进行评估,以及有无必要追回已发放的临床报告。

(3)根据质控失控的原因进行针对性处理。

(4)处理后再次做质控验证,直至质控结果在控,确认失控情况处置完成。

(5)填写失控及处理记录表,交专业组组长(或指定人员)审核、签字,审核者查验处理流程和结果,确认处理方式和最终结果。

(6)由审核者决定是否发出与失控同批次的患者报告,是否收回失控发现前已发出的患者报告,以及是否按随机原则挑选出一定比例的失控前患者标本进行重新检验,并根据既定标准,判断失控前检验结果是否可接受,对失控作出恰当的判断。

2. **失控原因分析**　导致室内质控失控的原因很多,不同检测系统失控原因也各有侧重。解决问题消除失控原因有赖于检验人员的专业知识、技术和经验。只有检验人员充分掌握检测系统,十分熟悉室内质控设置及日常情况,积累丰富的工作经验,才能快速准确地判断出失控原因,解决质量问题。

(1)检查质控图或违反质控规则确定误差类型:不同质控规则对不同误差类型的灵敏度不同,分析所违背的质控规则,大致可确定误差类型,区分是随机误差还是系统误差。如1_{3s}是检验控制值分布尾部的质控规则,R_{4s}是检验控制值分布宽度的质控规则,如这两个规则失控,通常属于随机误差增大引起失控;2_{2s}、4_{1s}、$10_{\bar{x}}$质控规则对分布均值的漂移敏感,若失控,通常属系统误差增大引起失控。仔细检查质控图上的质控数据分布,对提示失控原因也很有帮助。出现系统误差失控时,可观察到每天的质控值有定向的倾向或漂移,随时间而增大,逐渐形成失控。出现随机误差失控则较突然,表现为失控的质控点相对于均值离散度增大。失控原因分析前,尽量先确定误差类型,再区分系统误差的倾向和漂移,有利于准确判断失控的原因。

(2)根据误差类型确定失控原因:随机误差和系统误差往往由不同的原因引起,在确定误差类型后较易分析出误差来源,从而确定失控原因。常规工作中,引起系统误差增大的问题较引起随机误差增大的问题更常见,也更易解决。

导致系统误差的常见因素有更换试剂批号、更换校准品批号、校准值设定错误、试剂准备不当、试剂质量不佳或使用不当导致变质、校准品变质、试剂或校准品储存不当、因加样器校准或定位错误导致标本或试剂量变化、恒温装置温度变化、分光光度计光源老化、检验人员更换导致的程序变化等。导致随机误差的常见因素有试剂或测定条件不稳定,如试剂或试剂管道中有气泡、试剂未充分混匀、孵育温度不稳定、电源电压不稳定等,以及计时、移液或个人技术变异导致加样重复性差和对反应时间控制差等。此外,由于标本或加样器中偶然存在气泡,或一次性使用消耗品偶尔的缺损导致随机误差,因为并非检测系统的不精密度变化所致,而是偶发事件,很难用室内质控控制,需重复检测患者标本,在检测过程中仔细观察每一动作细微变化并反复比较,发现此类偶发事件的原因。

(3)分析多项目检测系统上的共性因素:在仪器上进行多个检验项目检测时,应注意出现失控问题是仅发生于一个项目上,还是同时发生于多个项目上。若仅有单个项目失控,确定失控误差类型后,按误差类型寻找可能的失控原因。若多个项目同时出现失控,排查失控原因时,应分析失控项目共性因素。如是否都使用较小或较大标本用量?是否使用相同光源?是否使用相同滤光片?是否使用相同波长比色?是否使用相同检测模式(终点法或连续监测法等)?是否同时进行了校准?是否具有特定且共用的光学组件或机械组件等?应从共性因素中查找失控原因。

(4)查找与近期改变关联的原因:《医疗机构临床实验室管理办法》提出:医疗机构临床实验室应当保证检测系统的完整性和有效性。该文件强调检测系统的概念,要求在日常工作中理解、使用、维护"检测系统"。完成一个项目检验所涉及仪器、试剂、校准品和操作程序等组合就是检测系统。为了确保患者的检验结果可靠,要求临床实验室明确每项检验项目的分析性能。这些性能只在固定组合的检测系统才具备。如果在全开放大型自动分析仪上随意更换试剂,且无固定的校准品,这样的检验结果无法保证可靠性和溯源性。只有形成固定组合的检测系统,才能保证在任何地点,所有检验结果间有可比性。所以,对大型自动分析仪,首先应分析在失控前有无改变检测系统完整性,如果失控前有更换部分硬件、修改反应参数以及变更试剂、校准品或质控品等情况,则原确认的性能无效,临床实验室应仔细确认其更改的正确性,重做检测系统的可靠性评估。如果检验项目是手工操作,完整的检测系统还包括具体操作人员。所以,对手工操作介入较多的项目,分析失控原因时应回顾操作全过程,包括有无更换操作人员、有无定时定量方面错误、有无计算方面失误,排除人为因素后,分析是否存在校准品、试剂、比色计等方面的原因。

质控结果均值发生变化是系统误差的证据。均值变化表现为漂移和倾向。漂移指质控品均值突然改变,源于某个近期改变,如更换试剂、更换试剂批号、重新校准或更换校准品批号。试剂或校准问题是系统误差最常见的原因。一旦出现漂移,检验人员应检查试剂、校准、维护记录,寻找解决问题的线索。如果在更换试剂后立刻出现漂移,应检查试剂是否正确,试剂批号是否正确,试剂和校准品配合校准值是否正确,新批号试剂和新批号校准品组合重新校准后是否认可。倾向提示检测系统的可靠性逐渐丧失,这种变化通常缓慢而细小,在很长一段时间内发生,比漂移更难发现和解决。首先应回顾室内质控记录,包括功能检查记录。倾向的可能原因有试剂缓慢变质、校准漂移、仪器温度变化、光源或滤光片老化等。查找确切原因时,可使用系统故障逐步排查法,同一时间只改变一个可能因素,检查效果,做好记录,逐步排除故障,直至解决问题。

因随机误差性质不像系统误差那样能预测或量化,发现并解决随机误差增大的问题更难。在检测系统运行时,仔细观察试剂、标本和试剂吸取和排出动作,通常可发现随机误差的原因。如果检查过程中没有发现问题,可查阅制造商故障排查指南和建议。需注意,发现失控,重测质控品却又在控,应确定仪器的重复精密度是否有问题,可使用某个患者标本连做10次重复检测,进行一次精密度测试,从结果的不稳定发现不精密度问题,证实失控判断。在日常检测中,对出现不正常结果的患者标本做重复检测,比较前后两次结果的差异,可用于随机误差的监控。

（5）验证解决方案并记录纠正措施：发现失控原因后应予以纠正，并重新检测质控品，恢复"在控"，确认失控问题解决。重新检测失控批患者标本时，仍需做质控品检测，将此质控值用于绘制质控图。应将失控事件与纠正措施记入文件，并为不常见问题撰写故障排查报告，便于今后解决同类问题。

（6）建立故障排查指南：不同检测系统误差的原因不同。有些问题在某检测系统上常见，却很少出现在另一检测系统中。所以，临床实验室应基于各检测系统的运行特性和使用经验，为每个检测系统建立故障排查指南。检验人员应在实际工作中不断积累故障排查的经验，相互交流，认真学习，使每个检验人员都能熟悉常见的失控问题，善于发现问题并能采取合适的纠正措施，保证检验结果准确可靠。

3. 失控后常见的不当处理　对失控的最佳处理是确认问题的原因，发现问题并提出妥善的解决办法，消除失控原因，防止再发生。但实际情况是，很多实验室一旦发现"失控"，第一反应是重测质控品，直至结果落在控制限内，其实检验过程的质量并未有任何改变，控制值最终落在可接受控制限内只是运气。这种做法实际上是不信任室内质控作用。如果实验室为每个检验项目精心设计了室内质控程序，充分考虑了检验项目的质量要求以及检测系统实际性能，应当具有最大误差检出率和最小假失控概率，可相信室内质控程序能发挥作用检出问题。出现"失控"不去解决问题消除误差的原因，而是简单地重复检测质控品，只会拖延故障排查和问题解决的时间。

实验室另一种错误观念是结果失控一定是质控品的问题。有些失控处理指导中也建议：如重做结果仍不好，新开一瓶质控品再试。其实，多规则质控程序已使假失控概率大为减少，用两种不同浓度的质控品也大大减少了质控品本身存在的问题。因为在统计学上，两种不同浓度的质控品同时出现质量问题的概率非常小。所以，涉及同一批两个不同浓度的质控品时，通常不是质控品本身的问题，而是方法系统误差增大或正确度改变的原因，可能是校准物、仪器校准、试剂空白等因素导致的，检验人员应根据质内质控记录、质控图失控表现、建立常见失控原因与误差类型联系表，找出误差来源并解决问题。如偶然质控品确实在稳定有效期内出了问题，必须查出原因，制定措施，防止重蹈覆辙。失控时立刻重新分析新的质控品实际上是将问题简单地推给质控品，最终可能掩盖了失控的真实原因，延误了故障排查和问题解决。

总之，临床实验室应建立制度，在出现室内质控"失控"时，应查明导致失控的原因并加以纠正，做好记录，并有相应措施验证患者的检验结果，从而保证检验质量。

（六）患者数据质控方法

全程质控包括检验前、中和后质量管理。利用质控品进行质控是目前临床实验室最常用的质控方法，属于检验过程质控，存在一定的局限性，如：①质控品与临床标本有基质差异，或多或少存在基质效应；②质控品在储存运输过程中可能不稳定；③质控品测定仅能监测检验过程，不能监测检验前误差；④某些质控品价格较昂贵，供货周期较长，且在实验室内稳定期短等。

临床实验室最终产品是患者检验结果，使用患者数据进行质控更直接，可节省质控活动成本，提供检验全过程中与质量相关的信息，如标本采集、运输与处理等，对全程质控有一定的优势。

常用患者数据的质控方法有：①临床相关性分析或正确度评价，多用于微生物等定性检验项目；②患者标本配对比较（pair comparison），按随机选取原则，对少数患者进行双份平行分析，根据双份测定差值来检出批内 RE；③基于患者历史结果的差值检查法（delta check），在患者情况稳定时，连续检验结果之间的差值应很小；④移动均值法（moving averages），用于血液学质控的最大优点是原理简单，最大不足是质控限确定需大批标本（至少 500 份），且每日标本也不宜太少；⑤正态均值法（average of normals，AON），是将一些正态分布患者的检测结果均值与一组质控限进行比较，如均值落在质控限内表明过程在控，反之则过程失控。

使用患者数据质控方法有其固有缺点，如患者标本稳定性欠佳，难以形成长效质控；部分检验项目难以获得临床决定值水平的标本等。临床实验室可根据质控要求选用合适的患者数据质控方法，作为利用质控品进行质控方法的补充。

（李　莉　程伟志）

第二节　实验室间比对

实验室间比对（interlaboratory comparison）是指按预先规定的条件，由两个或多个实验室对相同或类似物品进行测量或检测组织、实施和评价。能力验证（proficiency testing，PT）是指利用实验室间比对，按预先制定的准则评价参加者的能力。实验室间比对是评价实验室检测能力的有效方法，这种比对可以是两个实验室之间比对，也可以是几千家实验室之间比较。实验室可通过预先设定公认标准，将实验室间比对结果与设定标准进行对照，评价检测结果，客观反映实验室的检测能力。

能力验证广泛用于电气、机械、煤炭、食品、冶金、陶瓷、农产品、环境（水、气体、环境构成）、建筑材料、塑料、橡胶、玩具、丝织品、动植物检验检疫、医学检验等多个领域，其主要作用是评定实验室从事特定检测的能力，识别实验室存在的问题，证明检验方法的有效性和可比性，教育和培训实验室人员等，对考查实验室的能力，证实实验室结果的可靠性，促进实验室能力维持和改进起到积极作用，为国内外各地区间和各地区内实验室相互合作和结果互认提供基础。

医学检验领域的一些 PT 计划，使用术语"外部质量评价计划（external quality assessment scheme）"或称为室间质量评价（external quality assessment，EQA），即由室间质量评价提供者选择评价样品，同时分发给参加计划的实验室进行检测，完成检测后将结果返回给提供者，与预期值比对，以确定该项目检验结果与目标值的差异，来评定实验室的能力。这种评价计划可以仅是检验过程和结果评价，也可包括检验前和后阶段能力，以及实验室长期能力跟踪等模式，并提供教育机会，促进实验室质量改进。本节使用术语为室间质量评价，简称室间质评（EQA）。在临床实验室质量管理中，EQA 是实验室质量保证的一个重要且有效的评价方法，也越来越受到实验室的重视。

一、室间比对样品检验

室间比对样品的一致性对室间质评至关重要，在实施室间质评的过程中，提供者应确保参加者不符合的结果不是因为样品间的差异，或样品本身变异造成。因此，对制备批量样品检测的室间质评计划，通常应进行样品均匀性检验；而对性质较不稳定的样品（如生物样品),以及传递周期较长的易变样品,样品稳定性检验也是必不可少的。对均匀性检验和稳定性检验结果,可根据有关统计量计算反映,其显著性或样品变化能否达到评价所要求的不确定度。

(一)均匀性检验方法

可分为单因素方差分析和样品间标准差(S_S)≤均匀性检测σ准则,具体如下。

1. 一般要求和方法　包括抽样、检验方法、取样量、样品选择和异常值处理等。

(1)抽样和测量次数:从样品总体中随机抽取10个或10个以上样品,每个样品在重复条件下至少测2次,重复测试样品应分别单独取样,样品重复测试应按随机次序进行。

(2)精密度和灵敏度要求:不低于EQA计划预定的检验方法。

(3)取样量:不应大于EQA计划预定的检验方法取样量。

(4)特性量选择:当样品有多个待测特性量时,可选择有代表性和对不均匀性敏感的特性量进行均匀性检验。

(5)异常值处理:在未查明原因前,不应随意剔除异常值。

2. 单因素方差分析　从室间质评样品中随机抽取 i 个样品(i=1、2、…、m),每个样品在重复条件下测试 j 次(j=1、2、…、n),计算每个样品测试均值 $\bar{x}_i = \dfrac{\sum_{j=1}^{n} x_{ij}}{n_i}$;全部样品测试总均值 $\bar{\bar{x}} = \dfrac{\sum_{i=1}^{m} \bar{x}_i}{m}$;测试总次数 $N=\sum_{i=1}^{m} n_i$;样品间平方和 $SS_1 = \sum_{i=1}^{m} n_i(\bar{x}_i - \bar{\bar{x}})^2$,均方 $MS_1=SS_1/f1$;样品内平方和 $SS_2 = \sum_{i=1}^{m} \sum_{j=1}^{n_i} (x_{ij} - \bar{x}_i)^2$,均方 $MS_2=SS_2/f2$;自由度 f1=m−1,f2=N−m;统计量 $F=MS_1/MS_2$。如 $F<$自由度为(f1,f2)及给定显著性水平 α(通常 α=0.05)临界值 $F\alpha(f1,f2)$,表明样品内和样品间无显著性差异,样品是均匀的。

3. $S_S \leqslant 0.3\sigma$ 准则　从室间质评样品中随机抽取 i 个样品(i=1、2、…、m),每个样品在重复条件下测试 j 次(j=1、2、…、n),计算 MS_1 和 MS_2,如每个样品重复检测次数都是 n 次,样品间不均匀性标准差为 $S_S = \sqrt{(MS_1-MS_2)/n}$。如 $S_S \leqslant 0.3\sigma$,表明样品内和样品间无显著性差异,样品是均匀的,其中,σ是室间质评计划中评价标准差的目标值。

4. 均匀性检验应用实例

(1)单因素方差分析:以血清肌酐项目均匀性检验为例。随机抽取10个样品,每个样品重复测试2次,测定结果见表5-1。

表5-1　血清肌酐测定结果(μmol/L)

样品号(i) \ 检测次数(j)	1	2
1	251.4	252.1
2	243.9	235.1
3	242.9	255.0
4	252.9	255.3
5	242.2	254.3
6	249.1	255.3
7	247.0	252.5

续表

样品号(i) \ 检测次数(j)	1	2
8	251.3	256.4
9	267.2	249.2
10	254.4	248.8
总均值	250.82	

单因素方差分析结果见表5-2。

表5-2 方差分析结果

方差来源	自由度	平方和(SS)	均方(MS)	F检验
样品间	9	434.34	48.261	1.168
样品内	10	413.29	41.329	

F临界值$F_{0.05(9,10)}=3.02$。计算F值为1.168,该值<F临界值,表明在$\alpha=0.05$显著性水平时,样品中血清肌酐含量是均匀的。

(2)$S_s \leq 0.3\sigma$准则:以血清葡萄糖项目均匀性检验为例。随机抽取12个样品,每个样品重复测试2次,测定结果见表5-3。

表5-3 血清葡萄糖测定结果(mmol/L)

样品号(i) \ 检测次数(j)	1	2
1	10.5	10.4
2	9.6	9.5
3	10.4	9.9
4	9.5	9.9
5	10.0	9.7
6	9.6	10.1
7	9.8	10.4
8	9.8	10.2
9	10.8	10.7
10	10.2	10.0
11	9.8	9.5
12	10.2	10.0
总均值	10.02	

统计分析结果见表5-4。

表5-4　血清葡萄糖测定统计分析结果

方差来源	自由度	平方和(SS)	均方(MS)	S_S
样品间	11	2.54	0.231	0.292
样品内	12	0.74	0.061	

EQA计划的评价标准 σ 为1.10,0.3σ=0.330,计算所得 S_S 为0.292,$S_S < 0.3σ$,表明样品中血清葡萄糖含量是均匀的。

(二)稳定性检验方法

1. 一般要求和方法　包括抽样、检验方法和样品选择等。抽样要求是从包装单元中随机抽取,抽取样品数有足够的代表性;检验方法应是精密和灵敏的,有很好的复现性;当样品有多个待测特性量时,可从中选择有代表性和易发生变化的特性量进行稳定性检验。

2. t检验法

(1)用于检测均值与标准值/参考值比较,即 $t = \dfrac{x-\mu}{s}\sqrt{n}$。其中,x 为 n 次测量均值;μ 为标准值/参考值;n 为测量次数,为保证均值和标准差的准确度,测定 n 次;s 为 n 次测量结果标准差。如 $t < $ 显著性水平 α(通常 α=0.05)下自由度为 n-1 的临界值 $t_{\alpha(n-1)}$,表明检测均值与标准值/参考值无显著性差异,样品是稳定的。

(2)用于2个检测均值间一致性比较,即 $t = \dfrac{|\bar{X}_2 - \bar{X}_1|}{\sqrt{\dfrac{(n_1-1)s_1^2 + (n_2-1)s_2^2}{n_1+n_2-2} \times \dfrac{n_1+n_2}{n_1 \times n_2}}}$。如 $t < $ 显著性水平 α(通常 α=0.05),自由度为 n_1+n_2-1 的临界值 $t_{\alpha(n_1+n_2-1)}$,表明2个检测均值间无显著性差异,样品是稳定的。

3. $|x-y| \leq 0.3σ$ 准则:当抽样数≥样品量时,每个样品重复检测2次,每次分别单独取样,检验方法与均匀性检验方法相同。如 $|x-y| \leq 0.3σ$ 成立,则样品是稳定的。其中,x 为均匀性检验总均值;y 为稳定性检验时,随机抽出样品测量均值;σ 为室间质评计划中评价标准差的目标值。

4. 稳定性检验应用实例

(1)t检验法:以血清肌酐项目稳定性检验为例。在声明稳定期分2个时段分别抽取6个样品,测定结果见表5-5。

表5-5　血清肌酐测定结果(μmol/L)

样品号(i) ＼ 检测次数(j)	第1时段	第2时段	均值
1	251.4	252.1	251.8
2	243.9	235.1	239.5
3	242.9	255.0	249.0
4	252.9	255.3	254.1
5	242.2	254.3	248.3
6	249.1	255.3	252.2

t 检验法分析结果见表 5-6。

表 5-6　t 检验法分析结果

	第 1 时段	第 2 时段	总均值	t 检验
均值	247.07	251.18	249.13	1.274
标准差	4.12	3.77		

t 临界值 $F_{0.05}=2.228$。计算 t 值为 1.274，该值 $<$ t 临界值，表明在 $\alpha=0.05$ 显著性水平时，样品中血清肌酐含量是稳定的。

（2）$|x-y| \leqslant 0.3\sigma$ 准则：以血清肌酐项目稳定性检验为例。在声明稳定期分 2 个时段分别抽取 3 个样品，测定结果见表 5-7。

表 5-7　血清肌酐测定结果（μmol/L）

样品号（i）　检测次数（j）	第 1 时段	第 2 时段	均值
1	242.2	254.3	248.3
2	249.1	255.3	252.2
3	252.9	255.3	254.1

$|x-y| \leqslant 0.3\sigma$ 准则分析结果见表 5-8。

表 5-8　$|x-y| \leqslant 0.3\sigma$ 准则分析结果

均匀性检验总均值	稳定性检验测量均值	$|x-y|$ 值
249.13	251.52	2.39

EQA 计划的评价标准 σ 为 20.0，$0.3\sigma=6.0$，计算所得 $|x-y|$ 值为 2.39，$|x-y| < 0.3\sigma$，表明样品中的血清肌酐含量是稳定的。

二、室间比对类型和统计设计

检验数据类型主要分为定性类型和定量类型。定性数据类型 / 尺度有两类，一类是名义尺度（nominal scale）数据，用于衡量无顺序关系的类别数据，如白细胞分类、ABO 血型、细菌鉴定等，第二类是序次 / 顺序尺度（ordinal scale）数据，如尿液干化学分析试带检测（用 1+、2+、…表示）、梅毒血清学检测（以 1∶2、1∶4、…表示）等以等级变化形式表示数据。定量数据类型 / 尺度有两类，一类是比例类型数据（ratio scale），指有自然零点或绝对零、连续变化数据，这是现代检验结果最常用的数据，如血清葡萄糖含量，以 3.5mmol/L、3.6mmol/L、…等连续变化形式表示数据；第二类是差示类型数据（difference scale），是指结果可正可负，其零点是人为规定，可计算差别大小，不能计算差别比例数据，如酸碱平衡中血气分析碱剩余（BE）指标结果可以是 –3.0mmol/L、0mmol/L、+3.0mmol/L，正值代表代谢性碱中毒，负值代表代谢性酸中毒等。依据检测数据类型,室间比对数据粗分为定性和定量两类,EQA计划也相应分为(但不限于)定量测量、定性检测和解释性计划三个基本类型。

最早EQA计划可追溯到20世纪40年代,WHO支持CAP进行临床实验室质量评价以改进实验室检验质量。1949年,CAP开始临床化学和血库项目EQA计划。国际上提供临床实验室能力评价的机构有WHO、CAP、IFCC、美国纽约州Wadsworth中心(NYS)、美国疾病预防与控制中心(CDC)、加拿大萨斯喀彻温省内外科医学会(CFX)、澳大利亚皇家病理学家学会(PCPA)、欧洲各国室间质量评价提供者、亚洲各国室间质量评价提供者等,都对医学检验的发展有着深远影响。我国医学检验领域EQA计划起步于20世纪70年代末。

ISO早在1984年制订了导则43,确定了能力验证活动的国际规则,1997年进行了第一次修订,2003年中国实验室国家认可委员会制订了CNAL/AC04《能力验证提供者认可准则》(ILAC-G13),2006年转换为CNAS-CL03《能力验证提供者认可准则》;2010年起,中国合格评定国家认可委员会将PT活动正式纳入合格评定范围,按国际标准建立了CNAS-CL03《能力验证提供者认可准则》(ISO/IEC17043)认可体系,用于评价实验室所具备的室间质量评价提供者/能力验证提供者的组织能力、检测能力、统计评价能力,并以GB/T 28043/ISO13528《利用实验室间比对进行能力验证的统计方法》为技术指南,为实验室室间比对结果统计评价提供规范。

实验室质量性能可从三个方面衡量,即实验室结果偏移、稳定性和重复性。当可获得标准物质时,采用GB/T6379.4评估实验室结果偏移;当无法获取标准物质时,就需通过实验室间比对评估实验室的结果偏移。实验室结果稳定性评估可使用统计室内质控方法和(或)保留样品再测试方法,重复性评估可采用批内、批间、日间精密度评价方法(EP15),这2项性能评估在第四章已作描述,不再赘述。

室间比对的目的是获得一个完全一致的结果,但大多数检验项目难以达到此目的,因此,一个让步的办法就是获得一个可比的结果。定量结果确定指定值(靶值)的最佳方法是决定性方法或参考方法定值,其次是公议值或统计值,如稳健均值(算数均值、几何均值、对数均值等)、中位数等。当组内统计量较少时,采用均值就不一定合适,尤其在出现异常离群值时,使用中位数较合适,或列出所有结果而不做评价更为合理。定性结果一般采用直接比较的方法,其指定值多采用专家公议值确定,以公议值作为定性结果的指定值时宜取得至少80%一致性。

(一)室间比对类型

1. 室间质评计划类型　依据数据类型,室间比对数据粗分为定性和定量两种类型,EQA计划从测量结果类型也相应分为定量测量、定性检测和解释性计划3个基本类型,从组织形式和范围分为有顺序计划、同步计划、单次计划、连续计划、分割样品计划、分割水平计划、部分过程计划、样品复查计划、已知值计划、抽样计划、数据转换计划和解释性计划等。还有一些特殊设计计划,如"盲样"能力验证是指能力验证样品与实验室日常收到的样品无法区别,这类计划需与实验室日常客户密切配合,并对包装、运输进行特殊处理和特别均匀性检验方案。另外,还有一种"一对一"室间质评计划,称作测量审核计划,即一个参加者对被测物品(材料或制品)进行实际测试,其测试结果与指定值或参考值进行比较活动。总之,室间质评计划统计设计应根据不同的计划目标和结果类型选择相应的统计模型。

2. 室间质评结果类型　质评结果类型可分为定量和定性结果,其一般模型可按以下方式分类。

（1）定量结果统计一般模型，见下列公式：

$$X_i = X_{pt} + \varepsilon_i$$

其中：X_i：参加者结果；X_{pt}：指定值是对室间质评物品的特定性质赋值；ε_i：参加者的测量误差（包含不精密度和偏移）。

Z 比分数：能力评定的标准化度量，由参加者结果、指定值、标准差联合计算所得，计算公式为：

$$Z = \frac{X_i - X_{pt}}{\sigma_{pt}}$$

其中：室间质评标准差（σ_{pt}）：室间质评中参加者结果离散程度的标准差。偏移（bias）：测量结果预期值与真值间差异。

ε_i 一般服从正态分布，但也可服从其他类型统计分布。当结果呈正态分布时，性能评价主要采用 Z 比分数和能力评定标准差。

由于 EQA 的目的是实验室需获得自身检验结果与指定值间的差异，所以此统计模型包含实验室偏移（B_i）。

（2）定性结果和序次结果一般采用直接比较的方法：将参加者结果与指定值进行比较，不使用统计方法，如确需统计宜采用与评价目的相适应的统计模型。

（二）室间比对统计设计

1. 一般原则　EQA 提供者应根据数据特性（定量或定性）、统计假设、误差性质、预期结果数量，建立符合评价目标的统计设计。

分析数据统计方法应与数据类型及分布特性相适应，应根据结果数据类型选择适用的统计方法。无论采用何种方法对参加者结果进行评价，一般包括以下几个内容：①指定值（靶值）确定；②能力统计量计算（如数据集中趋势 - 均值，离散趋势 - 标准差等）；③能力评定（该次评价是否符合事先制订要求 / 标准）。

2. 应考虑的因素　为保证 EQA 计划完整性，统计设计应考虑以下 8 个因素，以满足各种类型检测结果的评价。

（1）准确度：EQA 计划中每个项目所要求准确度（正确度和精密度）或测量不确定度。

（2）参加者数量：达到统计设计目标所需的最少参加者数量，当参加者数量不足以达到目标或不能对结果进行有意义统计分析时，应将能力评定替代方法的详细内容提供给参加者。

（3）有效位数：有效数字与所报告结果相关性，包括小数位数。

（4）样品量：需检测样品数量，每个样品或每个项目需重复检测次数。

（5）评定程序：用于确定评定标准差或其他评定准则程序。

（6）离群值：离群值识别和处理程序。

（7）剔除值评定程序：对统计分析中剔除值评定的程序。

（8）目标和频次：与统计设计相符的目标和 EQA 频次。

在 EQA 实际运作中，如缺少统计设计所需的可靠信息时，可通过开展先期预评价来获得有效的信息。

（三）无实验室间比对替代方案

实验室选择实验室间比对计划时应尽量采用接近临床实际的、模拟患者样品的比对试验，可能情况下应有核查全部检验过程（检验前、中、后）的功能。

当无实验室间比对计划可利用时,实验室应采取其他方案,并提供客观证据确定检验结果的可接受性。这些方案可包括:

(1)使用以前检验过的样品重复检验(留样再测)核查结果。

(2)与其他实验室交换样品(如分割样品检测)核查结果。

(3)使用实验室间比对计划中日常质控(如室内质控数据的实验室间比对计划)的样品核查结果。

(4)利用细胞库或组织库中的物质(如已固定的细胞涂片)核查结果。

(5)使用有证标准物质/样品(如国际参考物质)核查结果。

(6)与临床诊断结果进行比较核查。

实验室可采用任何能说明和反映实验室检测能力的方法,核查自身检验结果的准确性,只要这种方法符合准确性评价的要求并有可操作性。

三、室间质评数据统计技术

室间质量评价(EQA)统计方法应与评价目的和统计学特性相适应,EQA 计划中需说明 EQA 计划设计和方法统计假设,且这种统计假设是合理的。EQA 提供者应将评价方法的计算方法、结果解释说明、结果解释和限制条件等告知参加者,并在每轮计划小结或单独总结中予以阐述。统计所用的计算机软件应经充分验证是正确的。EQA 结果,即使是在一个运行良好、有丰富经验的检验人员实验室,也会出现异常结果;而精密度验证良好的方法也可能在几轮 EQA 计划后出现某种缺陷;同样 EQA 计划本身也会存在缺陷。所以,不应将质评数据不符合评判标准作为处罚临床实验室的依据;如质评结果作为处罚临床实验室依据,应建立经过充分协商并广泛认可的合适准则。

(一)性能评价一般途径

性能评价一般有三种途径,分别用于满足三种不同类型的室间质评计划,即:①与设定标准比较,指定值是合适的参考值;②与其他参加者比较,指定值是稳健均数;③与声称测量不确定度比较。

性能评价途径因指定值和评价范围设置不同而不同,如指定值由参加者结果稳健算术均值获得,评价范围是室间质评标准差(σ_{pt})或允许误差(δ_E);同样指定值是参考值,评价范围是室间质评标准差 σ_{pt};如使用测量不确定度评价,指定值就是参考值。统计设计和数据分析应与质评计划预期目标相适应。

(二)定量结果统计参数

1. 偏移　设 X_i 为一轮 EQA 计划中参加者测量某一 EQA 项目特性结果(或重复测量算数均值),该测量结果 X_i 与 EQA 项目指定值 X_{pt} 之间差异为 D_i,公式如下:

$$D_i = X_i - X_{pt}$$

D_i 可表示为测量误差(ε_i),带正负号,表示大于/小于指定值,可与指定值单位一致,也可表示为百分比差异,公式如下:

$$D_i\% = \frac{X_i - X_{pt}}{X_{pt}} \times 100\%$$

D_i 或 $D_i\%$ 通常与 δ_E 比较,该允许误差可以是基于评价目的,或基于前几轮 EQA 计划的经验数据。当 $-\delta_E \leq D_i$ 或 $D_i\% \leq \delta_E$,说明测量结果可接受,没有足够证据表明测量误差超出允许范围。

δ_E 与室间质评标准差（σ_{pt}，用于 Z 分数计算）密切相关，由评价目的或前几轮 EQA 计划经验数据确定，当 X_i 来自于服从正态分布总体时，偏移 D_i 近似服从正态分布，偏移估计值落在 $-3.0\sigma_{pt} \leqslant D_i \leqslant 3.0\sigma_{pt}$ 区间外概率只有 0.3%，如超出，即可看作不可接受结果，应查找原因，予以纠正或调整；偏移估计值落在 $-2.0\sigma_{pt} \leqslant D_i \leqslant 2.0\sigma_{pt}$ 区间外概率有 5.0%，若超出，可看作需进一步观察结果（警告信号）。当室间质评标准差由规定值、经验预期值或一般模型方法确定时，则 0.3% 和 5.0% 就不再适用。

2. 允许偏移百分数　为比较不同测量浓度水平、不同检验项目、不同 EQA 轮次测量结果，将偏移转化为"允许偏移百分数"（P_A），公式如下：

$$P_A = \frac{D_i}{\delta_E} \times 100\% \quad （\delta_E \text{ 为允许误差}）$$

当 $P_A \leqslant -100\%$ 或 $P_A \geqslant 100\%$ 时，测量结果不可接受。

3. Z 比分数　又称标准差指数（SDI），是由室间质评指定值和室间质评标准差来计算的实验室偏移的标准化度量。EQA 测量结果 X_i 计算 Z 比分数，公认的 Z 比分数结果判断界限如下：

（1）|Z| 分数结果，测量结果可接受。

（2）$2.0 < |Z| < 3.0$，测量结果给出警告信号。

（3）|Z| 测量结果，测量结果不可接受。

当测量结果出现警告信号时，可能存在或复现问题，实验室应对检测方法进行核查。

4. Z'比分数（Z'-score）　Z' 比分数是指由室间质评指定值标准不确定度 $[u(x_i)]$ 和室间质评标准差（σ_{pt}）来计算实验室偏移的标准化度量。当未使用参加者结果来计算和确定指定值时，可用该公式：

$$Z' = \frac{X_i - X_{pt}}{\sqrt{u(x_i)^2 + \sigma_{pt}^2}}$$

5. ζ 比分数（Zeta-score）　Zeta 比分数是由室间质评指定值标准不确定度 $[u(x_i)]$ 和参加者自身标准不确定度 $[u(x_{pt})]$ 来计算实验室偏移的标准化度量。计算公式为：

$$\zeta = \frac{X_i - X_{pt}}{\sqrt{u(x_i)^2 + u(x_{pt})^2}}$$

6. En 分数（En-score）　当 EQA 计划是为了评价参加者测量结果与指定值差异是否低于声称不确定度时，En 分数用于此目的。这类统计常用于校准 / 参考测量室间质量评价，也可用于其他类型 EQA。计算公式为：

$$En = \frac{X_i - X_{pt}}{\sqrt{U(x_i)^2 + U(x_{pt})^2}}$$

En 分数可看作是一个预警信号，因为是两个独立而又相关的性能参数的比率。分子是指定值偏移，分母是合成扩展不确定度（不大于分子标准差）。如参加者不确定度正确且合适，EQA 提供者不确定度正确且合适。如 $En \geqslant 1.0$ 或 $En \leqslant 1.0$，提示需重新评估不确定度或修正测量结果。同样，$-1.0 < En < 1.0$，说明有良好性能，不确定度经验证小于参考实验室要求的偏移。当 $U(x_i)$ 和 $U(x_{pt})$ 的包含因子和有效自由度完全等同，且已知包含因子可信时，En 分数才能用概率（公式）予以说明（表达）。

以上6个定量结果统计参数,可参考表5-9进行比较使用。

表5-9　定量结果统计参数比较

统计参数	统计度量尺度	使用范围
D_i	指定值偏移	检测实验室
P_A	指定值允许偏移百分数	检测实验室
Z 比分数	指定值标准差	检测实验室
Z' 比分数	指定值标准不确定度和标准差	检测实验室
ζ 比分数	指定值和参加者标准不确定度	检测实验室
En 分数	指定值和参加者扩展不确定度	校准 / 参考测量实验室

7. 定量结果统计参数应用实例　以脂蛋白 a[Lp(a)] 的 EQA 计划为例。结果如下:室间比对项目:Lp(a),计量单位:mg/L;参加实验室数 n=122,指定值 X_{pt}=210.1mg/L,标准差 σ_{pt}=33.9mg/L,CV=16.1%,标准不确定度 $u(X_{pt})$=9.5mg/L,扩展不确定度 $U(X_{pt})$=19.0mg/L。以第 9 家实验室结果 X_i=220mg/L 为例,其标准不确定度 $u(x_i)$=15.5mg/L,扩展不确定度 $U(X_{pt})$=31.0mg/L,计算结果如下:

偏移:D_i=X_i–X_{pt}=220–210.1=9.9mg/L

偏移百分比:$D_i\% = \dfrac{X_i - X_{pt}}{X_{pt}} \times 100\%$ =9.9/210.1=9.9%

Z 比分数:$Z = \dfrac{X_i - X_{pt}}{\sigma_{pt}}$ =9.9/33.9=0.292,|Z|< 2,结果可接受

Z' 比分数:$Z' = \dfrac{X_i - X_{pt}}{\sqrt{u(x_i)^2 + \sigma_{pt}^2}}$ =9.9/37.2=0.266

ζ 比分数:$\zeta = \dfrac{X_i - X_{pt}}{\sqrt{u(x_i)^2 + u(x_{pt})^2}}$ =9.9/18.2=0.544

En 分数:$En = \dfrac{X_i - X_{pt}}{\sqrt{U(x_i)^2 + U(x_{pt})^2}}$ =9.9/36.3=0.273

(三)定性结果和半定量结果偏移估计

对定性结果和半定量结果,如应用统计方法须与结果特性相适应。

1. 定性结果(如分类数据)　可直接将参加者结果与指定值进行比较。若两者相同,则结果可接受;若不相同,由专家判断参加者结果是否满足预期用途和标准。在某些情况下,可核查参加者结果,并确定该样品不适于评估或指定值不正确。

2. 半定量结果(如顺序结果)　可采用与定性数据相同的技术来评价结果,半定量结果包括感官评价、化学反应强度、响应等级或序次等,有时这些响应结果由数字表示,如:1=很满意,2=满意,3=较满意,4=不满意,5=很不满意。这些顺序结果,即使以数值来表示,但因为这些数值不是基于区间尺度,也不宜用常规统计量计算;也就是说,客观意义上,1和2的差异与3和4的差异并不相同,所以不能解释其均值和标准差应用,而计算其均值和标准差等定量统计量也不合适。对顺序结果,可使用秩或顺序统计量等特定的统计量。

3. 定性结果和半定量结果　可用描述或作图方法表示参加者的结果分布,以及每一类

结果的数量或百分数,并计算总统计量(如众数和极差),也可根据与指定值的接近程度评价结果的可接受性,如结果落在指定值之上或之下一个数值范围内,即为可接受。在某些情况下,可利用百分位数评估实验室能力,如可规定距众数或指定值最远 5% 的结果是不可接受的,这些规则应根据 EQA 计划目的来确定。

(四)EQA 计划性能统计量常用图形分析方法

统计图(statistical graph)是用点的位置、线段的升降、直条的长短、面积的大小等形式表达统计资料,可直观反映事物间的数量关系。统计图有多种,常用的有散点图、直方图、条图、线图、半对数线图、统计地图等,各种统计图适用条件和绘制要点不完全相同,应按资料性质和分析目的选用合适的图形,绘图基本要求如下:

(1)有标题,扼要说明资料内容,必要时注明时间、地点,一般标注在图下面。

(2)散点图、直方图、条图、线图都有纵轴和横轴。纵轴自下而上,横轴从左向右,数量一律由小到大,并用等距标明;纵横轴应有标题,注明单位,纵横轴长度比例一般 5∶7 为宜;直方图和条图纵坐标从零开始,要标明零点。

(3)比较不同数据时,用不同线条或颜色加以区别,需附图例说明。

EQA 计划性能统计量可用图形分析方法进行说明,有单轮次 EQA 计划性能统计量统计图和多轮次 EQA 计划性能统计量统计图。

1. 单轮次 EQA 计划性能统计量统计图　最常用图形分析法是 Z 比分数序列图和 Youden 图,这些图能帮助 EQA 提供者解释统计结果,也可帮助参加者了解自身提交结果与总体/其他实验室的差异,特别有助于有离群值的实验室寻找离群原因。

(1)Z 比分数序列图:按大小顺序计算每个实验室稳健室间(ZB)和室内(ZW)Z 比分数,以 Z 比分数值为纵轴(由小到大/从 − 到 +),横轴将实验室 Z 比分数值从左到右(数值从小到大,带 +、− 号)排列,制成 Z 比分数序列图,数据见表 5-10,图形见图 5-23、图 5-24。

表 5-10　2011 年 25 个实验室血清葡萄糖检测结果和统计分析

实验室编号	A 样本	B 样本	S(标准化和)	D(标准化差)	ZB	ZW
1	8.15	7.05	10.75	0.78	1.03	0.49
2	7.91	7.02	10.55	0.63	−0.25	−0.78
3	7.93	6.86	10.46	0.76	−0.84	0.33
4	8.02	7.03	10.64	0.70	0.33	−0.13
5	8.10	6.67	10.44	1.01	−0.96	2.51
6	8.02	6.62	10.35	0.99	−1.55	2.28
7	7.96	6.95	10.54	0.71	−0.31	−0.10
8	7.86	7.04	10.54	0.58	−0.35	−1.19
9	8.75	7.08	11.19	1.18	3.92	3.96
10	8.00	6.97	10.59	0.73	−0.01	0.04
11	8.08	7.11	10.74	0.69	1.00	−0.28
12	7.96	6.94	10.53	0.73	−0.37	0.05

续表

实验室编号	A样本	B样本	S（标准化和）	D（标准化差）	ZB	ZW
13	7.91	6.98	10.52	0.66	−0.43	−0.54
14	8.02	7.00	10.62	0.72	0.17	0.01
15	7.96	7.10	10.65	0.61	0.39	−0.95
16	7.93	7.08	10.62	0.60	0.18	−1.01
17	7.84	7.07	10.55	0.55	−0.29	−1.47
18	8.03	6.94	10.58	0.78	−0.03	0.48
19	7.96	6.97	10.55	0.70	−0.25	−0.18
20	7.81	7.12	10.56	0.48	−0.23	−2.02
21	8.18	7.07	10.78	0.79	1.25	0.60
22	8.28	7.01	10.81	0.90	1.44	1.56
23	8.03	7.19	10.77	0.59	1.16	−1.09
24	8.16	7.10	10.79	0.74	1.30	0.21
25	8.04	6.99	10.63	0.74	0.24	0.15
Med	8.02	7.02	10.59	0.72	/	/
IQR	0.16	0.12	0.21	0.16	/	/
NIQR	0.1174	0.0889	0.1538	0.1168	/	/

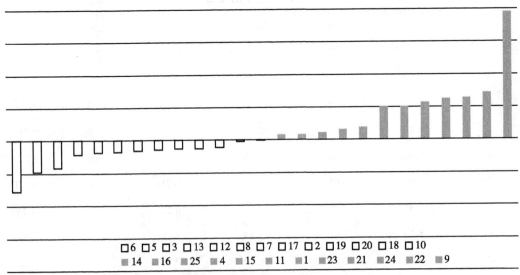

注：横坐标的数值表示参加实验室的编号，纵坐标表示各实验室的ZB值

图5-23　血清葡萄糖检测ZB柱状图

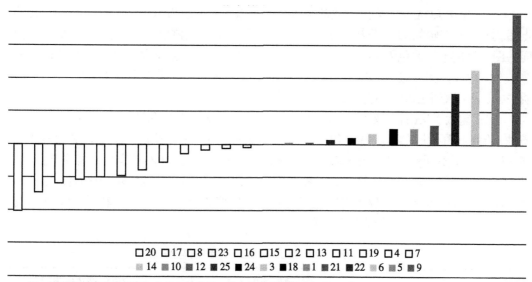

□20 □17 □8 □23 □16 □15 □2 □13 □11 □19 □4 □7
■14 ■10 ■12 ■25 ■24 ■3 ■18 ■1 ■21 ■22 ■6 ■5 ■9

注：横坐标的数值表示参加实验室的编号，纵坐标表示各实验室的ZW值

图 5-24 血清葡萄糖检测 ZW 柱状图

（2）Youden 图：当检测数据成对评价时，可设计 Youden 图来显示结果，Youden 图尤其能表示出实验室系统偏差，以结果 A 值为纵轴（由小到大），以结果 B 值为横轴（从左到右），每个实验室成对结果以散点形式标注在图上，形成约 95% 概率置信区间椭圆形，椭圆中心为两个样品中位数交点，表 10-5 数据的 Youden 图见图 5-25。

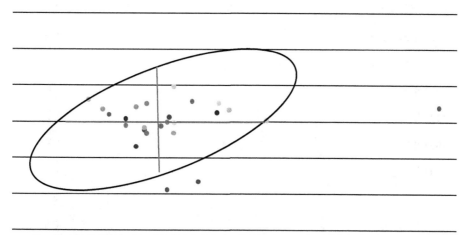

注：横坐标的数值表示血清葡萄糖高值的检测结果，纵坐标表示低值的检测结果

图 5-25 血清葡萄糖检测 Youden 图

2. 多轮次 EQA 计划的性能统计图 最常用图形分析方法是 Z 比分数常规质控图、累积和质控图、标准化偏移 - 均值图、点图等，这些图都以 Z 比分数为基础，可反映不同项目、不同特性（如浓度水平）下 Z 比分数随轮次时间的变化，能帮助实验室识别结果趋势和其他特征，这些特征在单轮次 EQA 计划单独分析中不明显，具体如下：

（1）多轮次 EQA 计划 Z 比分数常规质控图是以 Z 比分数为纵轴，时间轮次为横轴，绘制点图，并用直线连接，以 ± 分数和 2 倍 ± 分数为警告限和失控限，不同特性（如浓度）Z 值在同一图上可用不同颜色 / 标记来表示。常规质控图是一种识别 Z 值出现较大变异的有效方法。与室内质控图类似，当 Z 值出现 1 个点超出 ± $3s$ 或连续 3 个点中有 2 个超出 ± $2s$，即说明失控，应采取纠正措施，查找失控原因并予以纠正。

（2）多轮次 EQA 计划 Z 比分数累积和质控图是以 Z 比分数累积和为纵轴，时间轮次为横轴，绘制点图，并用直线连接，以 ± 分数累积为失控限，不同特性（如浓度）Z 值累积和在同一图上可用不同颜色 / 标记来表示。累积和质控图用于检验 Z 值是否偏离零点，累积和目标值就是"零"。累积和质控图是一种在确定特性值时识别引起偏移原因的有效方法。以过敏原浓度多轮次 Z 比分数常规质控图与累积和质控图为例。表 5-11 和图 5-26 所示为过敏原 20 轮 EQA 计划所得的数据和图形。

表 5-11　过敏原 20 轮 EQA 计划所得数据

轮次	过敏原浓度 Z 值	过敏原浓度 Z 值累积和
1991 年第 1 次	−1.4	−1.4
1991 年第 2 次	−0.9	−2.3
1992 年第 1 次	0.2	−2.1
1992 年第 2 次	1.0	−1.1
1992 年第 3 次	−0.4	−1.5
1992 年第 4 次	0.0	−1.5
1993 年第 1 次	0.9	−0.6
1993 年第 2 次	2.0	1.4
1993 年第 3 次	1.7	3.1
1993 年第 4 次	−0.8	2.3
1994 年第 1 次	−1.0	1.3
1994 年第 2 次	−2.0	−0.7
1994 年第 3 次	−1.6	−2.3
1994 年第 4 次	1.5	−0.8
1995 年第 1 次	0.1	−0.7
1995 年第 2 次	−1.9	−2.6
1995 年第 3 次	−0.7	−3.3
1995 年第 4 次	0.3	−3.0
1996 年第 1 次	−1.3	−4.3
1996 年第 2 次	−0.4	−4.7

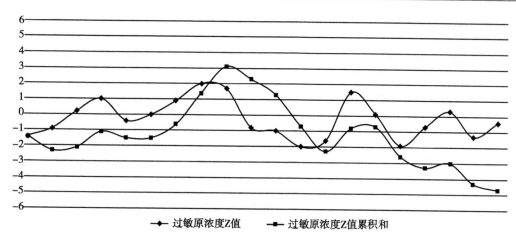

注：横坐标表示室间质评的轮次，纵坐标表示结果的Z值

图 5-26　过敏原 20 轮 EQA 计划 Z 比分数常规质控图与累积和质控图

（3）标准化偏移 - 均值图是以 Z 比分数为纵轴，浓度值为横轴，绘制点图分析。点图与常规质控图相似，只是点图在每个时刻有多个点，并将每个时刻结果的均值连线，绘图分析。以过敏原浓度水平与 Z 比分数关系图为例。表 5-12 和图 5-27 所示为过敏原 13 轮 EQA 计划浓度水平与 Z 比分数的数据和图形。

表 5-12　过敏原 13 轮 EQA 计划浓度水平与 Z 比分数数据

轮次	浓度均值（kU/L）	Z 值
1992 年第 1 次	12.00	0.7
1992 年第 2 次	4.82	−1.3
1992 年第 3 次	17.20	2.3
1993 年第 1 次	8.53	1.3
1993 年第 2 次	8.47	1.4
1993 年第 3 次	2.57	0.3
1993 年第 4 次	1.94	0.2
1994 年第 1 次	3.78	−0.1
1994 年第 2 次	2.07	−0.5
1994 年第 3 次	19.50	2.1
1994 年第 4 次	3.13	1.3
1995 年第 1 次	16.70	1.7
1995 年第 2 次	5.12	0.5

（五）EQA 结果利用与实验室持续改进

EQA 计划能促进实验室质量改进，EQA 结果为实验室的质量和能力提供了客观证据，其结果无论符合或不符合，都为实验室持续改进提供了良好的信息。但 EQA 计划也有不足，一般 EQA 计划只能评价检验过程的质量，不包括检验前、后质量；另外，EQA 样品的检

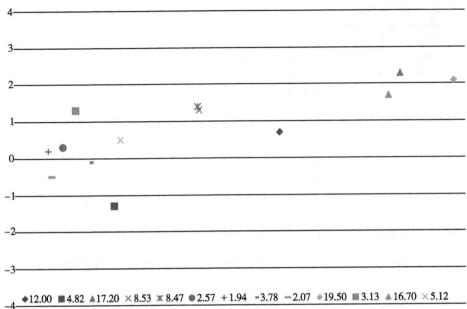

◆12.00　■4.82　▲17.20　✕8.53　✻8.47　●2.57　+1.94　−3.78　＝2.07　◆19.50　■3.13　▲16.70　✕5.12

注：横坐标的数值表示结果浓度水平，纵坐标表示结果Z值；其中1993年第1次和第2次数值非常接近，图中两点重合，因此图形显示只有12个点

图5-27　过敏原13轮EQA计划浓度水平与Z比分数关系图

验结果与患者结果仍有不同,如样品制备、样品基质效应、统计方法选择、检验批定义等,使偶尔一次EQA的结果与指定值结果产生差异,对这些差异需经各方验证才能确定问题是否存在,以及问题的严重性。总之,可以通过EQA计划分析和改进实验室检验过程的质量。对EQA结果的利用和改进步骤有以下几点:

1. EQA数据收集和汇总　对EQA评价结果所有反馈数据进行收集汇总,包括所有过程、人员、记录、图表等,对满意的结果进行汇总,对不满意的结果进行整理、分类、查找原因和借机改进。

2. 不满意结果整理、分类和回顾　对不满意结果,应整理出相关资料,对原始记录和操作进行回顾分析,对当日操作人员的操作、样品处理过程、室内质控图、工作日志、设备状态、检验报告等进行逐一核查,用以下问题为指导进行查对:①收到EQA样品时环境是否满意? ②样品检测是否符合要求? ③样品处理过程是否符合要求? ④所用检测方法是否合适? ⑤是否按操作规程进行检测? ⑥是否使用合适质控品? ⑦设备操作是否符合操作规程? ⑧设备是否维持在良好状态? ⑨检测EQA样品时室内质控是否在控? ⑩结果解释是否符合要求? ⑪该问题以前是否发生过? 这个数据与以前EQA数据分布是否一致? 是倾向性变化还是一次性问题? ⑫留样再测样品是否出现同样问题? ⑬检测EQA样品时患者结果是否可接受?

不满意结果分为以下几种类型:

(1)笔误:仪器结果未能准确转换成报告形式,EQA样品标识错误,仪器或方法填报错误,计量单位误用,小数位数错误,报告结果时选择错误代号等。

(2)方法学问题:检验人员未按操作规程操作,操作规程不完善或不精准,操作规程未按最新技术规范及时更新,制造商试剂或校准品问题,方法检出限问题导致不精密度较大,

试剂批号间变异导致不精密度较大,校准品值确定不佳,校准品不稳定,室内质控方法缺陷(如质控品浓度不适当、质控规则不适当或有限制),检测系统测量范围有缺陷,方法本身偏移,方法灵敏度和特异性缺陷,患者样品交叉污染,孵育环境不适当(如时间、温湿度等),计算机处理系统不能正确识别生物组织,方法学未验证,检验项目灵敏度不佳,参考区间不适当,微生物培养系统错误等。

(3)设备问题:凝块或蛋白堵塞仪器管道或小孔,仪器探针移位,数据传输问题,试剂或校准品制造问题,制造商仪器性能设置问题,自动加样系统未准确校准,仪器故障,仪器软件程序使用不当,仪器周期性保养未认真执行等。

(4)技术问题:未按说明书推荐的方法检查仪器性能(如温度、压力、空白检查等),试剂、校准品或 EQA 样品贮存、复溶或配制不正确,EQA 样品复溶后放置时间过长引起浓缩或降解,未按检验操作规程操作,未按 EQA 样品检测指南操作,样品未按合适次序放在仪器内,因方法学造成室内质控问题未进行处理,加样或稀释问题,计算问题,显微镜检查微生物、细胞、组织形态学识别错误,因染色不佳造成镜检误判,试验反应误判,观察不同类型细胞时误判,观察不同类型微生物时误判,EQA 样品污染,选择不合适的培养基、抗体或试剂等。

(5)EQA 样品问题:与患者样品不一致,EQA 样品运输中因时间长或温度不适宜造成细菌污染、溶血、无活力、不均匀等,样品中需检测的成分含量不足或在临界状态,样品中含干扰因子等。

(6)结果评价问题:批长度不适宜,指定值不合适,评价范围不合适,EQA 提供者输入数据不准确等。

(7)经调查后无法解释问题:包括随机误差和系统误差。

3. 不满意结果的原因分析 对不满意结果一定要找到问题的根本原因,从以下几方面寻找:①人员培训不充分或效果不佳;②对 EQA 意义理解不足或缺乏经验;③高层管理人员缺乏沟通或宣教;④设备不足或使用不佳;⑤流程设计不充分。

4. 不满意结果的临床影响评价和补救措施 当发生 EQA 结果不满意时,应对不满意阶段的患者结果进行临床影响评价,如果认为可能有影响,应从以下几方面采取措施:①记录每个不一致(有疑问)的环节;②全面考虑所有与临床不一致的检验结果的临床意义;③通知申请该项目的医生;④必要时,停止检验或报告;⑤召回或标记任何不一致的检验结果;⑥规定进一步操作要求;⑦指定处理各项问题的人员和职责;⑧规定恢复工作责任。

5. 纠正措施和文件化 实验室应找到去除问题根本原因的纠正措施,并加以实施。当实验室识别出造成不满意 EQA 结果潜在的原因后,可通过修正相关实验室流程来改进检测系统,减少再次产生问题的风险。

将 EQA 结果不满意调查、评价和纠正过程文件化,实验室可使用标准化格式记录 EQA 结果不满意的处理过程,认可机构常需实验室提供 EQA 不满意结果调查、评价、纠正,并获得满意结果证据。

6. 检验前、后阶段评价 大多数 EQA 计划只针对检验过程质量评价,有些 EQA 计划也通过问卷和实训方式使检验人员关注检验前、后质量控制,如标本处理或危急值报告等,可通过各种形式帮助实验室了解自身的实际质量状况并持续改进。

利用 EQA 结果改进实验室质量体系流程图可概括为图 5-28。

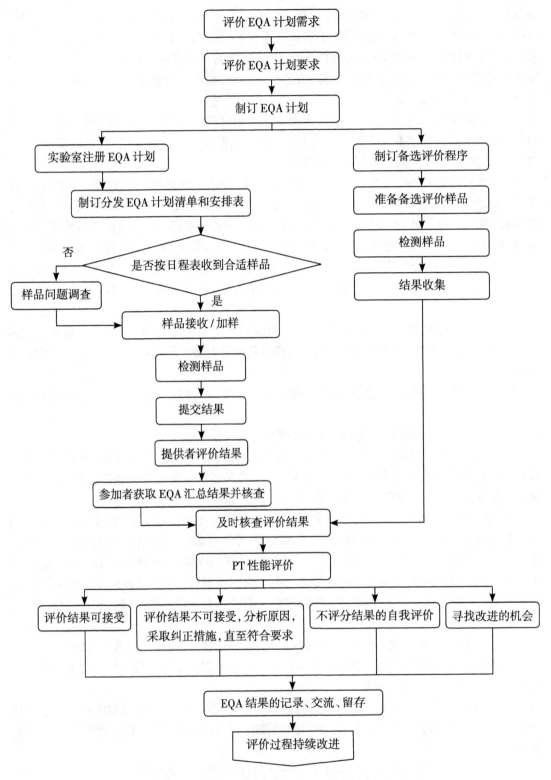

图 5-28 利用 EQA 结果改进实验室质量体系流程图

四、室间质评方案策划和实际操作

一个优秀的室间质评计划可以通过实验室间结果的比对，帮助实验室发现问题和提高能力。通过参加室间质评，参加者可以了解自己实验室检验结果的可靠程度，对检验报告的精准性及时作出客观的评价，有效发挥检验结果在疾病诊断、预后和防治工作中的作用。

(一)室间质评方案策划

CNAS-CL03《能力验证提供者认可准则》规定，室间质评提供者在实施室间质评计划前，应进行具体方案的策划，说明本轮次质评计划的目标、目的，以及基本设计情况。而且，方案策划工作不能分包，确保整个室间质评过程按既定的程序进行。一个完整的质评计划方案应包含以下信息：①室间质评提供者的名称和地址；②协调者及其他参与室间质评计划设计和运作的人员姓名、地址和联系方式；③分包活动以及参与室间质评计划运作的分包方名称和地址；④参加计划应满足的条件；⑤室间质评计划预期参加者的数量和类型；⑥所选定的被测量或特性，包括参加者需鉴别、测量或检测的有关信息；⑦对室间质评物的预期量值范围和(或)特性描述；⑧所提供室间质评中涉及潜在的主要误差来源；⑨对室间质评物的生产、质控、存储、分发的要求；⑩防止参加者串通或伪造结果合理预警措施，以及当怀疑串通或伪造时可执行的程序；⑪提供给参加者的信息描述，以及室间质评计划各阶段的时间表；⑫对连续室间质评计划，给参加者分发室间质评物的频次或日期，参加者返回结果的截止日期，如有必要，参加者进行检测或测量的日期；⑬参加者准备材料，以及检测或测量方法或程序的有关信息；⑭室间质评物均匀性和稳定性检验检测或测量程序，必要时确定其生物活性；⑮为参加者准备使用的标准化报告格式；⑯所用统计分析方法的详细描述；⑰所有指定值的来源、计量溯源性和测量不确定度；⑱参加者的能力评价准则；⑲返回给参加者的数据、中期报告或信息描述；⑳参加者的结果和根据室间质评计划结果所做的结论公布范围的描述；㉑室间质评物丢失或损坏时应采取的措施。

(二)室间质评实际操作

室间质评提供者按预先制定的项目方案，进行组织、实施和评价。提供者的完整工作流程包括：①质评计划设计和方案策划；②通知发放；③给参加者指导书编制；④质评物选择和准备；⑤质评物包装和运输；⑥结果接收和(或)录入；⑦结果评价；⑧靶值确定(用已有定值质评物时此步省略)；⑨报告发放；⑩与参加者沟通。

参加者的完整工作流程包括：①向提供者申请参加质评的项目；②编制质评相关标准操作规程；③接收质评物(检查破损情况)；④按规定日期进行检测；⑤上报结果；⑥接收提供者发来的质评报告；⑦分析质评报告；⑧决定是否采取纠正措施；⑨评价采取措施的效果。提供者在完成室间质评计划设计后开始具体运作。

下面介绍室间质评计划运作的几个步骤，包括：给参加者详细指导书，室间质评物处置和存储，室间质评物包装、标识和分发，结果收集和软件准备，质评报告，与参加者沟通和保密规定等。

1. 给参加者指导书

(1)室间质评计划通知：室间质评提供者应在下一轮室间质评计划开始前用通知的形式及早将室间质评计划的相关信息告知参加者，内容包括：室间质评计划申请形式、开展项目、室间质评物品可能到达或将要分发的日期、结果报告、评价标准依据、证书发放、对参加者的信息保密承诺、费用支付信息、联系方式等。

（2）作业指导书：室间质评提供者按预先制定的项目方案，向所有参加者提供详细文件化的指导书，用以指导参加者正确完成该轮次室间质评工作。指导书应包括内容：①要求参加者按大多数日常样品的处理方式处理质评物（除非室间质评计划有其特定要求），通常应由检验人员使用常规方法、同常规患者标本检测次数进行质评物检测；②质评物检测或校准影响因素详细说明，如质评物性质、存储条件、是否限定方法，以及检测或测量时间要求；③进行检测或校准前，质评物准备详细操作要求；④检验中、后质评物处置要求，包括生物安全要求，对特殊室间质评计划需返回质评物时，应给予参加者明确说明；⑤参加者检测和（或）校准时特定环境条件，如需要，要求参加者报告测量期间相关环境条件；⑥检测或测量结果记录和报告方式明确说明，通常包括单位、有效数字或小数位数、报告依据（设备、方法、试剂等），如果要求报告校准结果的测量不确定度，应包括包含因子和置信概率，质评结果最终报告应有实验室负责人和检验人员审核签字，且应保存所有记录和（或）复印件至少2年；⑦参加者递交室间质评结果给提供者的截止日期；⑧室间质评提供者的详细联络信息，以供参加者咨询和沟通，包括物品发放后是否收到确认，数据上传、结果回报等问题；⑨参加者应根据指导书将处理、准备、方法、审核等每一步骤和结果报告编制成自己的标准操作规程，并在进行质评物检测时严格执行。

2. 室间质评物处置和存储

（1）室间质评提供者选择合适的质评物，在性质上通常应与参加者日常检测物或材料相似，质评物制备可由提供者自己制备，也可外包，但提供者必须证明提供的物品在该轮次质评活动中充分稳定，无显著性变化。

（2）提供者在对这些物品进行制备、分装和分发过程中，需明确标识、规定放置条件，以免物品受污染或降解。

（3）提供者应确保提供安全存储区和（或）室，防止质评物在制备和分发期间受损或变质，定期检查物品存储条件的变化，并授权专人从这些区域收发物品。

（4）提供者应考虑质评物可能造成的危害，并采取适当措施，告知可能遭受潜在危害风险的所有相关部门，如质评物分发者、参加实验室等。

3. 室间质评物包装、标识和分发

（1）提供者应控制包装和标记过程，以确保符合国家、地区或国际有关安全和运输的要求。如在包装盒上贴上运送单、易碎标识、冷藏（冷冻）标识，可物流配送的方式保证安全送达目的地。

（2）提供者应规定质评物运输的相关环境条件。必要时，提供者应监视运输过程中这些环境条件，评估其对质评物的影响。对有存储温度要求的物品，提供者应随机在包装中装入温度监控设备。通知包装中装入温度监控设备的参加者，物品运达后，将温度监控设备返还，提供者收到后打开设备，并导出记录数据。如果数据超出温度允许范围，应及时查找原因，并与物流服务供应商联系，重新发放质评物至相关参加者。

（3）每轮次室间质评活动，提供者应预留1%~5%的余量，当出现质评物丢失或损坏时，予以及时替换或补发。物品接收和发送以及剩余物应详细记录，并按预定的原则进行编号，贴上标签分类保存，做好相应的状态标识。在一轮室间质评活动结束后，质评报告发放至参加者后的一个月内，将剩余质评物按生物安全的相关规定统一处置。

4. 室间质评结果收集和软件准备

（1）参加者按室间质评计划的要求将结果在截止日期前上报至提供者，提供者收集参加实验室的结果。结果收集主要通过开发室间质评软件平台来完成，当无法实现网上收集数据时，提供者可采用手工录入的方法将参加者结果直接录入到软件平台统计端进行结果分析。

（2）提供者对所有数据处理设备和软件在投入使用前应依据程序进行确认，检查数据输入、传输、统计分析和报告的有效性，同时，制定计算机系统备份操作和系统恢复方案，以确保参加者结果和结果统计分析的保存及恢复。

（3）室间质评软件平台设计，应运用适当的方法记录和分析参加者提交的结果，结果分析应给出与室间质评计划统计设计相符的总计统计量、能力统计量、其他有关信息。

（4）室间质评软件平台设计要考虑，应使用稳健的统计方法或检出统计离群值的方法，使离群值对总统计量的影响降至最低；还应有处理不适合统计评价结果的方法，如计算错误、转换错误和其他粗大误差；有识别和处理在分发后才发现的不适合能力评定室间质评物的方法，如能力验证物品不均匀、不稳定、损坏或被污染。

5. 质评报告　提供者给参加者报告应清晰、全面，包含所有参加者的结果资料，指出每个参加者的能力。室间质评报告一般应包含以下内容：①提供者名称和详细联系信息；②协调者姓名和详细联系信息；③报告批准人姓名、职位、签名或等效标识；④提供者分包活动的说明；⑤报告发布的日期和状态（如初期、中期或终期）；⑥报告页码和清晰的结束标记；⑦结果的保密声明；⑧室间质评计划报告编号和清晰标识；⑨对室间质评物的清晰描述，包括室间质评物制备、均匀性和稳定性评定的必要细节；⑩参加者的结果；⑪统计数据及总统计量，包括指定值、可接受的结果范围和图形表示；⑫用于确定指定值的程序；⑬指定值的计量溯源性和测量不确定度的详细信息；⑭用于确定能力评定标准差或其他评定准则程序；⑮对应每组参加者使用的方法/程序的指定值和总统计量（如不同组参加者使用不同方法）；⑯室间质评提供者和技术顾问对参加者能力的评述；⑰室间质评计划设计和实施信息；⑱数据统计分析程序；⑲对统计分析的解释建议；⑳基于本轮质评结果的评述或建议。

6. 与参加者沟通和保密　提供者应提供有关室间质评计划的全部详细信息，并迅速将能力验证计划设计或运作中所有变化通知参加者，同时，告知参加者对室间质评计划可能提起的申诉途径。

按 CNAS-CL03 准则要求，提供者应对参加者的身份保密，其身份应仅被参与室间质评计划运作的相关人员所知，除非参加者宣布放弃保密。如第三方要求提供者提供参加者室间质评报告，提供者应将此要求在室间质评计划开始前告知参加者。如管理机构要求室间质评提供者直接向其提供室间质评结果，提供者应通知参加者。

五、结果分析和评价

室间质评结果的分析和评价是判断提供者组织实施一项质评计划的主要步骤之一。当参加者将质评结果递交至提供者后，提供者根据相关标准、指南将其文件化，以明确评价要求，指导具体统计等操作。常用文件包括：CNAS-GL02《能力验证结果的统计处理和能力评价指南》、GB/T 28043《利用实验室间比对进行能力验证的统计方法》等，结果分析和评价内容包括：统计设计、确定指定值及其不确定度、能力统计量计算、能力评定等。本节具体介绍指定值确定及其不确定度,以及我国检验领域室间质评的具体要求和评价方式,其他内容上文已作介绍,此处不再赘述。

(一)指定值确定方法和标准不确定度计算

指定值(assigned value)是指对室间质评物的特定性质赋值。能力评定标准差(standard deviation for proficiency assessment)是指根据可获得的信息,评价室间质评结果分散性的度量,应注意并非所有室间质评计划都是根据结果分散性来评价的。

1. 指定值确定方法的选择　指定值确定方法有多种,在大多数情况下,按下列次序确定,其指定值的不确定度将逐渐增大,次序为:①已知值:根据特定室间质评物配方(如制造或稀释)确定的结果;②有证参考值:根据定义的检测或测量方法确定(针对定量检测);③参考值:根据室间质评物和可溯源到国家标准或国际标准的标准物质/标准样品或参考标准并行分析、测量或比对来确定;④由专家参加者确定的公议值:专家参加者(某些情况下可能是参考实验室)应具有可证实的测定被测量的能力,并使用已确认的、有较高准确度的方法,且该方法与常用方法有可比性;⑤由参加者确定的公议值:使用 GB/T 28043 和IUPAC 国际协议给出的统计方法,并考虑离群值影响。如以参加者结果稳健均值、中位值(也称为中位数)等作为指定值。其中,①至③的指定值及其不确定度在室间质评计划开展前确定,④和⑤在室间质评计划开展后确定。

上述 5 类方法,目前我国检验医学领域室间质评计划最常用的是由参加者确定的公议值作为指定值。此时,为确保公平地评价参加者结果,提供者应尽量将使用方法等特性一致的参加者归为一个统计组,并使用该统计组的指定值对参加者结果进行比对。

统计方法选择是 EQA 提供者的责任,其中,稳健统计方法计算均值和标准差可用于不同目的,也可用于不同组或不同类别方法统计。稳健统计方法(robust statistical method)是对给定概率模型假设条件的微小偏离不敏感的统计方法。这类统计方法,当参加者数量足够时,结果分布可认为呈正态分布,不受离群值影响,或无需在序列分析中剔除这些离群值。稳健性是估计算法特点,而不是其产生的估计值特性,因此,"稳健均值"和"稳健标准差"应理解为用稳健方法计算的总均值和标准差估算值。当稳健统计方法用于偏态分布和多峰分布时,会引起误导和误用。

经典稳健统计方法是使用中位数和四分位距,这些是数据集中趋势和离散趋势的度量,类似于算术均数和标准差。总之,稳健统计方法是一种较好的剔除离群值的方法。离群值(outlier)是一组数据中被认为与该组其他数据不一致的观测值。离群值可能来源于不同的总体,也可能由于不正确记录或粗大误差结果。

(1)中位数和测量中位数绝对偏差(MAD)、标准四分位距(NIQR):是最简单的稳健统计参数,但会受到以下因素影响统计效果,如离群值数量大于 20%,低于定量检出限结果较多,双峰、多峰、不连续定量分布等。

中位数和 NIQR 法是一种简单的稳健统计方法,是数据总体结果集中和分散的度量,与均值和标准差类似。中位数是对分布中间位置的一个估计,NIQR 等于四分位距(IQR)乘以系数 0.7413,四分位距等于高四分位数(四分之三位数 Q3)和低四分位数(四分之一位数 Q1)差值,多数情况下,Q3 和 Q1 通过数据间内插法获得。

中位数计算公式如下:

$$\text{中位数 } [\text{Med}(x)] = \begin{cases} x_{(p+1)/2}, & p \text{ 为奇数} \\ \{x_{(p/2)} + x_{(p/2+1)}\}/2, & p \text{ 为偶数} \end{cases}$$

$$四分位距（IQR）=Q3-Q1$$

$$标准四分位距（NIQR）=0.7413\times IQR$$

（2）稳健 Z 比分数和离群值：为统计评价结果，可使用基于稳健总统计量的 Z 比分数（中位数和 NIQR 值）。当样品是成对时（如高值 / 高浓度和低值 / 低浓度），可计算两个 Z 比分数，即实验室间 Z 比分数（ZB）和实验室内 Z 比分数（ZW），分别基于结果成对的和与结果成对的差值。

假设结果成对是从 a 和 b 两个样品中获得，把样品 a 所有检验结果的中位数和 NIQR 值分别表示为 Med（a）和 NIQR（a），样品 b 所有检验结果的中位数和 NIQR 值分别表示为 Med（b）和 NIQR（b），对某实验室而言，成对样品 a 或 b 的检验结果的简单稳健 Z 比分数可表示为：

$$Za=\frac{a-Med（a）}{NIQR（a）}$$

$$Zb=\frac{b-Med（b）}{NIQR（b）}$$

若根据成对样品结果 a 和 b 合并计算实验室间 Z 比分数（ZB）和实验室内 Z 比分数（ZW）时，首先计算结果成对标准差（s）和标准化差（D），即：

$$s=(a+b)/\sqrt{2}$$

$$D=(a-b)/\sqrt{2}（保留 D 的 + 或 - 号）$$

计算所有实验室标准差（s）及标准化差（D），得出所有 s 和 D 的中位数和 NIQR，再计算实验室间 Z 比分数（ZB）和实验室内 Z 比分数（ZW）：

$$ZB=\frac{s-Med（s）}{NIQR（s）}$$

$$ZW=\frac{D-Med（D）}{NIQR（D）}$$

依据 Z 比分数来评定检验结果，Z 比分数包括 Za、Zb、ZB、ZW，任一项 Z 比分数的绝对值 ≥ 3，就可判断为离群值。即：|Z| ≤ 2.0，结果可接受；2.0 < |Z| < 3.0，结果给出警告信号，鼓励实验室认真检查结果偏差原因；|Z| ≥ 3.0，测量结果不可接受，实验室应采取纠正措施。

对单一样品 EQA 结果，稳健 Z 比分数（ZA）符号可表明结果太高（+）或太低（-），但不能确定数据离群是由于室间变化的原因还是室内变化的原因，或者二者皆有。

对成对样品 EQA 结果，实验室间离群值 |ZB| 说明实验室间变化原因造成两个结果偏高（+）或偏低（-）。实验室内离群值 |ZW| 说明实验室内结果变化较大，或高值太高、低值太低；或高值做不上去、低值又偏高。所以对离群值进行说明时，必须考虑 Z 比分数的符号和 EQA 计划设计。

（3）稳健统计算法 A：一个评价轮次中有 p 个检验结果（来自不同实验室），按递增顺序排列 p 个数据，表示为 x_1, x_2,…x_i,…x_p，这些数据的稳健均值和标准差记为 x^* 和 s^*。计算 x^* 和 s^* 初始值如下（Med 表示中位数）：

$$x^*=Med(x_i)（i=1、2、…、p）$$

$$s^*=1.483Med|x_i-x^*|（i=1、2、…、p）$$

按以下步骤更新计算 x^* 和 s^* 值：

$$\delta=1.5s^*$$

计算每个 $x_i(i=1、2、\cdots、p)$，计算：

$$x_i^* = \begin{cases} x^*-\delta & x_i < x^*-\delta \\ x^*+\delta & x_i > x^*+\delta \\ x_i & \end{cases}$$

再用下列计算 x^* 和 s^* 新值：

$$x^* = \sum x_i^*/p$$

$$s^* = 1.134\sqrt{\sum(x_i^*-x^*)^2/(p-1)}$$

稳健估计值 x^* 和 s^* 可由迭代计算得出，用已修改数据更新 x^* 和 s^*，直至稳健标准差第三位有效数字在连续两次迭代后不再变化，即认为过程是收敛的。也可使用简化稳健计算方法，即直接使用初始计算 x^* 和 s^* 作为数据均值和标准差稳健值。

（4）稳健统计算法 S：用于计算标准差（或极差）可推出标准差的稳健值。算法 S 类似于算法 A，经若干次迭代计算后得出标准差（或极差）的稳健估计值 w^*，计算步骤如下：

按递增顺序排列 p 个标准差（或极差）数据，表示为 $w_1, w_2, \cdots w_i, \cdots w_p$，这些数据稳健值记为 w^*，每个 w_i 对应的自由度为 ν（当 w_i 为 n 次检测结果标准差时，$\nu=n-1$；当 w_i 为极差时，$\nu=n$）。根据表5-13，查得算法所需修正系数 ζ 和限系数 η 值。

计算 w^* 初始值（Med 表示中位数）：

$$w^* = Med(w_i)(i=1、2、\cdots、p)$$

按以下步骤更新计算 w^* 值。计算：$\psi = \eta \times w^*$

对每个 w_i （$i=1, 2, \cdots, p$），计算：

$$w_i^* = \begin{cases} \psi & 若 w_i > \psi \\ w_i & 其他 \end{cases}$$

再由下列公式计算 w^* 新值：

$$w^* = \zeta\sqrt{\sum(w_i^*)^2/p}$$

稳健估计值 w^* 可由迭代计算得出，即不断更新 w^*，直至稳健标准差的第三位有效数字在连续两次迭代后不再变化，即认为过程是收敛的。该过程可通过计算机编程得以实现。

表 5-13　稳健分析必需的因子：算法 S

自由度 ν	限系数 η	修正系数 ζ
1	1.645	1.097
2	1.517	1.054
3	1.444	1.039
4	1.395	1.032
5	1.359	1.027
6	1.332	1.024
7	1.310	1.021
8	1.292	1.019
9	1.277	1.018
10	1.264	1.017

注：ζ 和 η 值由 GB/T6379.5 附录 B 导出

2. 指定值不确定度、能力评定标准差的确定 指定值标准不确定度的确定依赖于指定值的5类定值方法,且当指定值由参加者的检验结果得到时,不确定度依赖于参加者的数量或其他因素。

采用能力评定标准差来评价参加者的偏移大小,确定能力评定标准差的方法主要有:①根据工作设定一个规定值,或由法规要求确定;②设定为某一符合实验室能力水平的值,等同于检测技术(方法)相适应值;③由测量方法再现性一般模型得出,依赖于被测量本身、检测过程等;④若使用已标化的方法,且该方法重复性和再现性可获得时,可由精密度实验结果确定;⑤由室间质评计划参加者的结果得出,标准差应是所有参加者结果的稳健标准差。

对上述每类指定值的不确定度、能力评定标准差,可参照 GB/T 28043 所述方法进行评定。

当指定值标准不确定度大于能力评定标准差时,对某些参加者来说可能会因指定值不准确而被判定为不满意的结果,而事实并非是参加者本身的问题,提供者应对此种风险进行有效的控制,确定指定值不确定度,并报告给参加者。因此,提供者在选择确定指定值的方法时,应使其符合:标准不确定度 ≤ 0.3 × 能力评定标准差。此时,指定值不确定度可忽略。

当标准不确定度 > 0.3 × 能力评定标准差时,需考虑采用以下方法规避风险:

(1)寻找其他确定指定值方法,使指定值不确定度符合要求。

(2)在室间质评结果解释中使用指定值不确定度(见 En 分数或 Z' 比分数描述)。

(3)通知参加者,存在指定值不准确性,其不确定度不可忽略。

3. 参加者公议值为指定值评定 以指定值采用参加者公议值为例进行介绍。

(1)计算指定值:参加者公议值的计算方法是将该轮次室间质评同一统计组中所有参加者的报告结果稳健均值作为指定值。

因临床实验室中影响检测结果的因素较多,参加者的结果出现离群值的概率较大。提供者在统计设计中通常会采用"3σ原则"或"Grubbs 法"来剔除离群值,再进行指定值计算。如某参加者结果作为离群值被剔除,则在计算总统计量时剔除该值。但这些结果仍应在室间质评计划中予以评价,并进行适当的能力评定。

(2)计算指定值标准不确定度:当指定值由算法 A 得出稳健均值时,指定值(X)标准不确定度 u_x 的估算公式为:

$$u_x = 1.25 \times s^* / \sqrt{p}$$

其中,s^* 由算法 A 计算得到稳健标准差,p 为检测结果的个数(来自该统计组的不同参加者)。

(3)公议值方法局限性:参加者公议值因其仅需通过对参加者结果进行统计即可获得,其数据来源相对其他几种方法更简便,当参加者数足够(一般 ≥ 18 个)时得到的指定值可信度较高,因此,该方法是目前检验领域室间质评提供者最常用的统计方法,但该方法的不确定度是 5 类方法中最大的,其局限性主要为:参加者中可能不存在真正公议值或正确值;该公议值可能包含测量方法本身的偏移,但偏移无法从上述指定值不确定度计算中得到。

理想情况下,若指定值由参加者公议确定,应当有确定该指定值的正确度和检查数据分布程序。如将指定值与一个具备专业能力的实验室(如通过《检测和校准实验室能力认可准则》和《检验医学领域参考测量实验室的特定认可要求》认可的参考测量实验室)得到的参考值进行比较等方法确定指定值的正确度。

（二）室间质评评价标准确定方法

为了评价临床实验室的质量水平是否满足临床对疾病预防、诊治的需求，应对贯穿于实验室检测的每一步骤都制定相应的评价标准或质量规范（quality specification），因此，室间质评提供者在室间质评计划策划中应明确每个项目的合格评价标准，并告知参加者。

在设定室间质评计划的评价标准时最常用的是允许总误差理论，是基于对检测中的随机变异和系统变异的联合效果而设定的可接受标准。通过参加者检测结果与指定值间的差异，分析参加者检测结果是否落在提供者既定允许误差范围内，来判定参加者的检测质量水平是否达标。

总误差有多种计算方法，最常用的方法是偏移（bias）和不精密度（标准差 s 或变异系数 CV）线性相加。当采用报告结果单位表示误差时，采用 s，当采用百分数表示误差时，采用 CV。在计算中，不考虑偏移的正或负，总误差计算公式为：

$$TE=偏移 +Z× 不精密度$$

通常使用 95% 概率（允许 5% 误差）时，系数 Z 为 1.65，计算公式为：

$$TE=偏移 +1.65× 不精密度（95\% 概率）$$

质量规范建立的基本原则为：①满足医学要求；②适用于所有的临床实验室，而不考虑实验室大小、类型或场所；③使用简单，易于理解的模式；④受该领域的专业人员信服，并广泛接受。

2014 年 11 月，欧洲检验医学联合会（European Federation of Clinical Chemistry and Laboratory Medicine，EFLM）与米兰大学检验医学计量溯源中心、欧洲联合研究中心委员会参考物质和测量研究院合作，在意大利米兰召开了议题为"斯德哥尔摩会议 15 年后确定分析性能目标"的会议。会议达成共识，将质量规范分为 3 种模式，分别是：

（1）模式 1：对临床后果有影响。其中，直接法即研究分析性能对临床后果的影响；间接法即研究分析性能对临床分类或决策的影响。通过模拟或决策分析对患者临床后果可能造成的影响。优点是重视质量规范对与患者和社会相关的临床后果的影响；缺点首先是仅适用于依质量规范作出的临床决策与临床后果的关系是直接的或紧密的关系，其次是由临床后果研究导出的质量规范在很大程度上受实际检验方法、研究人群、医疗设施等近期检验质量和结果的影响。

（2）模式 2：依项目生物学变异，尽力排除"分析性变异"对生物学变异的影响。优点是可用于大多数检验项目，可建立以人群为基础的、特定的生物学变异数据；缺点是需仔细评估生物学变异数据的关系和有效性，如存在"恒稳态"、检测时间间隔、近期疾病和浓度水平。

（3）模式 3：依操作水平而定，取决于技术上可实现的最高分析性能水平。可按需设定临床实验室的实现比例，如果最好的临床实验室仅能实现某个质量规范，或按模式 1 或 2 设定的较好质量规范，就需对检验技术进行改良。如果大多数临床实验室可实现某个质量规范，则不符合该质量规范的临床实验室就需要改进检测能力。优点是"操作水平"性能数据随时可用；缺点是需确定哪个"操作水平"是技术上可实现的。

下面介绍室间质评计划中常用的 3 种评价标准的设定策略。

1. 基于法规和室间质量评价的评价标准

（1）美国临床实验室改进法案修正案（CLIA 88）室间质评的评价标准：美国等国家明确

规定分析性能标准,为达到和(或)保持认可状态,实验室就必须满足该标准。CLIA 88 法规给出的允许总误差,即不精密度加偏移,常见检验项目的评价标准见表 5-14。类似法规也存在于德国,但其质量规范完全不同于美国,如德国联邦法律要求不精密度(CV_A)小于 1/12 的参考区间。

表 5-14　美国 CLIA 88 允许总误差质量规范

检验项目	可接受范围
谷丙转氨酶	靶值 ±20%
白蛋白	靶值 ±10%
碱性磷酸酶	靶值 ±30%
淀粉酶	靶值 ±30%
谷草转氨酶	靶值 ±20%
总胆红素	靶值 ±6.8μmol/L 或 ±20%(取大者)
氧分压 PO_2	靶值 ±3s
二氧化碳分压 PCO_2	靶值 ±5mmHg 或 ±8%(取大者)
pH	靶值 ±0.04
总钙	靶值 ±0.25mmol/L
氯	靶值 ±5%
总胆固醇	靶值 ±10%
高密度脂蛋白胆固醇	靶值 ±30%
肌酸激酶	靶值 ±30%
肌酐	靶值 ±27μmol/L 或 ±15%(取大者)
葡萄糖	靶值 ±0.3mmol/L 或 ±10%(取大者)
铁	靶值 ±20%
乳酸脱氢酶	靶值 ±20%
镁	靶值 ±25%
钾	靶值 ±0.5mmol/L
钠	靶值 ±4mmol/L
总蛋白	靶值 ±10%
三酰甘油	靶值 ±25%
尿素	靶值 ±0.71μmol/L 或 ±9%(取大者)
尿酸	靶值 ±17%
肌酸激酶同工酶	靶值 ±3s
乳酸脱氢酶同工酶	靶值 ±30%

采用 CLIA 88 评价标准的优点是比较知名,并易于理解、易于获得,如从 www.westgard.com/clia.htm 网站上即可查到。主要缺点是 CLIA 88 质量要求是基于可达到的标准而不是合

适的标准。换言之,当法规或行业规定了可接受的质量规范后,临床实验室会认为只要达到这个规定的质量规范即可,而不再采用其他更合适的质量规范来改进其分析质量。

(2)欧洲临床化学室间质评评价标准:欧洲各国主要采用两种方式作为评价标准:一种采用生物学变异、专家意见,或两者结合得出"固定限",类似于CLIA 88的要求;另一种采用实际调查结果的统计标准,即"可变限"或称为"当前技术水平"(state of art)。

2. 基于当前技术水平的评价标准　室间质评计划提供者通常可获得有关目前实验室实际可达到的技术水平的数据。如果没有现成可得到的质量规范,则可使用这些数据。但这些分析性能数据可能无法真实反映当前的技术水平,主要是因分发给参加者的质评物存在基质效应,跟患者标本不完全一样。另外,检验人员可能对这些质评物采取特殊方式处理,试图改进其性能(在近理想条件下操作,不同于每天的常规检测)。

室间质量评价计划的当前技术水平是随时间变化的。源于文献的方法学性能、实验室最初的性能评价可能是在最好情况下得到的,因此,这些取得的性能可能与实际医学需要并没有内在关系。因此,这些方法在等级模式下处于较低的位置。

尽管有这些问题存在,室间质评计划因基于当前技术水平质量规范而被广泛提倡使用。通常,用较好实验室(即最佳20%实验室)可达到的性能作为目标(靶值)。换言之,如果5个实验室中有1家实验室能达到这种较高的质量水平,所有实验室从当前技术和方法学来看均可达到此水平。

我国临床实验室开展室间质评已有30年,其评价标准一直以来都采纳美国CLIA 88的允许总误差,基于大量室间质评数据累积,2012年12月我国发布了卫生行业标准WS/T 403《临床生物化学检验常规项目分析质量指标》,目前推荐用于全国的室间质评计划,详见表5-15。

表5-15　我国临床生物化学检验常规项目分析质量指标

项目	不精密度 (CV%)	偏移 (B%)	允许总误差 (TEa%)	指标等级
谷丙转氨酶	6.0	6.0	16.0	优
谷草转氨酶	6.0	5.0	15.0	中
r-谷氨酰基转移酶	3.5	5.5	11.0	优
碱性磷酸酶	5.0	10.0	18.0	低
肌酸激酶	5.5	5.5	15.0	优
淀粉酶	4.5	7.5	15.0	中
乳酸脱氢酶	4.0	4.0	11.0	中
总蛋白	2.0	2.0	5.0	低
白蛋白	2.5	2.0	6.0	低
总胆红素	6.0	5.0	15.0	优
葡萄糖	3.0	2.0	7.0	中
肌酐	4.0	5.5	12.0	低
尿酸	4.5	4.5	12.0	中

续表

项目	不精密度 （CV%）	偏移 （B%）	允许总误差 （TEa%）	指标等级
尿素	3.0	3.0	8.0	中
总胆固醇	3.0	4.0	9.0	中
三酰甘油	5.0	5.0	14.0	优
氯离子	1.5	1.5	4.0	低于低等
钠离子	1.5	1.5	4.0	低于低等
钾离子	2.5	2.0	6.0	中
钙离子	2.0	2.0	5.0	低于低等
镁离子	5.5	5.5	15.0	低于低等
铁离子	6.5	4.5	15.0	优
磷酸根离子	4.0	3.0	10.0	中

3. 基于生物学变异设定质量规范　生物变异数据库（biological variation database）是西班牙临床化学和分子病理学协会（Spanish Society of Clinical Chemistry and Molecular Pathology, SSCCMP）分析质量任务组的 Ricos 等专家研究人类生理节律的成果。生物变异是环绕体液组分自我平衡设定点的天然波动，包括两个组分：个体内变异和个体间变异。该数据库还在不断更新，完整信息可从 www.westgard.com 查到。

基于生物变异数据的方法主要用于设定检测不精密度、偏移和总误差分析质量规范。根据临床监测患者状况要求，建议将分析不精密度（CV_A）保持在个体内生物变异（CV_I）一半以下，分析偏移（bias 或 B_A）保持在个体内（CV_I）与个体间（CV_G）变异之和的四分之一。

运用个体内和个体间生物变异得到质量规范（表 5-16）的方法如下：

表 5-16　临床生化常用项目基于生物学变异质量规范

项目	CV_I	CV_G	CV_A （%）	B_A （%）	适当性能 （%）	最佳性能 （%）	最低性能 （%）
钾	4.8	5.6	2.4	1.8	5.8	2.9	8.7
钠	0.7	1.0	0.4	0.3	0.9	0.4	1.3
氯	1.2	1.5	0.6	0.5	1.5	0.7	2.2
钙	1.9	2.8	1.0	0.8	2.4	1.2	3.6
磷	8.5	9.4	4.3	3.2	10.2	5.1	15.3
葡萄糖	5.7	6.9	2.9	2.2	6.9	3.5	10.5
总蛋白	2.7	4.0	1.4	1.2	3.4	1.7	5.2
白蛋白	3.1	4.2	1.6	1.3	3.9	1.9	5.8
肌酐	5.3	14.2	2.7	3.8	8.2	4.1	12.3
尿素	12.3	18.3	6.2	5.5	15.7	7.8	23.5

续表

项目	CV_I	CV_G	CV_A (%)	B_A (%)	适当性能 (%)	最佳性能 (%)	最低性能 (%)
尿酸	9.0	17.6	4.5	4.9	12.4	6.2	18.6
谷丙转氨酶	24.3	41.6	12.2	12.0	32.1	16.0	48.1
谷草转氨酶	11.9	17.9	6.0	5.4	15.2	7.6	22.8
γ-谷氨酰转移酶	13.8	41.0	6.9	10.8	22.2	11.1	33.3
乳酸脱氢酶	8.6	14.7	4.3	4.3	11.4	5.7	17.1
碱性磷酸酶	6.4	24.8	3.2	6.4	11.7	5.8	17.5
肌酸激酶	22.8	40.0	11.4	11.5	30.3	15.2	45.5
淀粉酶	8.7	28.3	4.4	7.4	14.6	7.4	22.2
总胆红素	23.8	39.0	11.9	11.4	31.1	15.5	46.6
三酰甘油	20.9	37.2	10.5	10.7	27.9	13.9	41.8
总胆固醇	5.4	15.2	2.7	4.0	8.5	4.2	12.7
高密度脂蛋白胆固醇	7.1	19.7	3.6	5.2	11.1	5.5	16.6
低密度脂蛋白胆固醇	8.3	25.7	4.2	6.8	13.6	6.8	20.4
载脂蛋白A1	6.5	13.4	3.3	3.7	9.1	4.5	13.6
载脂蛋白B	6.9	22.8	3.5	6.0	11.6	5.8	17.5
PO_2	N/A	N/A	N/A	N/A	N/A	N/A	N/A
PCO_2	4.8	5.3	2.4	1.8	5.7	2.9	8.6
pH	0.2	N/A	0.1	N/A	N/A	N/A	N/A
糖化血红蛋白	3.4	5.1	1.7	1.5	4.3	2.1	6.4
前白蛋白	10.9	19.1	5.5	5.5	14.5	7.2	21.7
糖化白蛋白	5.2	10.3	2.6	2.9	7.2	3.6	10.8

注:N/A为待定。随着研究的进展,生物学变异数据会不断更新

(1)精密度质量规范计算:用 S_A(或 CV_A)表示分析变异,用 S_I(或 CV_I)表示个体内生物学变异(有些文献用 S_W(或 CV_W)表示),总变异(S_T 或 CV_T)计算公式如下:

$$S_T = \sqrt{S_A^2 + S_I^2}$$

$$CV_T = \sqrt{CV_A^2 + CV_I^2} \text{（均值相同时）}$$

如分析精密度与个体内生物学变异有相同量值,由上述公式可导出:

$$CV_T = \sqrt{CV_A^2 + CV_I^2} = \sqrt{2CV_I^2} = 1.414CV_I$$

说明因分析变异的原因,其固有变异(生物学)已增加41.4%,真实结果变异也增加了41.4%。

类似可得到下述三个级别的精密度质量规范。当 $CV_A < 0.75CV_I$ 时,因分析精密度使

25%的变异被增加到检验结果中,是最宽松的精密度质量规范,用于不易达到适当性能的检验项目,认为是最低性能(minimum performance)要求;当$CV_A < 0.50CV_I$时,因分析精密度使12%的变异被增加到检验结果中,认为是适当性能(desirable performance)要求,是最初的、最广泛接受的,且是基于经验确定的较为合理的质量规范;当$CV_A < 0.25CV_I$时,因分析精密度使3%的变异被增加到检验结果中,认为是最佳性能(optimum performance)要求,是最严格精密度质量规范,用于由当前技术和方法学易达到的适当性能的检验项目。

(2)偏移质量规范计算:虽然分析精密度越差,检验项目参考区间会越宽,但是从正态分布理论可见正负偏移对上下参考限的确定更为重要。

根据医学观点,对临床实验室来说,在相同患者群体范围内应使用相同的参考区间,说明实验室之间数据是可转换的,所以,即使患者看不同科的医师,使用不同的实验室,若仅有很小的偏移,检验结果将是可比的。另外,当实验室改变检测系统或方法时,理想情况是继续使用原参考区间,而不需要修订。

偏移有多大才允许参考区间在不同时间和地区进行转换呢? 如果分析精密度可忽略,则参考区间可由个体内生物变异(CV_I)和个体间生物变异(CV_G)组成,偏移(B_A)可使用方差相加法进行计算:

$$B_A = \sqrt{CV_I^2 + CV_G^2}\,(均值相同时)$$

当临床实验室更换检测系统或方法时,如果使用相同组的参考区间,则分析偏移建议小于1/4组生物变异,或$B_A < 0.25\sqrt{CV_I^2 + CV_G^2}$。

如果精密度一样,应有3种偏移水平的质量规范:适当性能为$B_A < 0.25\sqrt{CV_I^2 + CV_G^2}$;最佳性能为$B_A < 0.125\sqrt{CV_I^2 + CV_G^2}$;最低性能为$B_A < 0.375\sqrt{CV_I^2 + CV_G^2}$。

(3)允许总误差质量规范计算:最为广泛接受的质量规范是基于生物学变异的允许总误差,是第二层次的质量规范。其中,适当性能是$CV_A < 0.50CV_I$,$B_A < 0.125\sqrt{CV_I^2 + CV_G^2}$,允许总误差为$TE_a < 1.65 \times 0.5CV_I + 0.25\sqrt{(CV_I^2 + CV_G^2)}$;以此类推,最佳性能是$CV_A < 0.25CV_I$,$B_A < 0.125\sqrt{CV_I^2 + CV_G^2}$,允许总误差为$TE_a < 1.65 \times 0.25CV_I + 0.125\sqrt{(CV_I^2 + CV_G^2)}$;最低性能是$CV_A < 0.50CV_I$,$B_A < 0.375\sqrt{CV_I^2 + CV_G^2}$,允许总误差为$TE_a < 1.65 \times 0.75CV_I + 0.375\sqrt{(CV_I^2 + CV_G^2)}$。临床生化项目的质量规范见表5-16。

(三)我国室间质评计划的要求和评价方式

我国国家标准《临床实验室室间质量评价要求》(GB/T 20470)、《全国临床检验操作规程》推荐了我国室间质评成绩的基本要求和评价方式。

1. 室间质评的成绩要求

(1)每次活动实验室某一检验项目未能达到至少80%(血型等高风险项目为100%)的可接受结果,称为本次活动该检验项目室间质评成绩不满意(细菌学专业除外)。

(2)每次活动实验室所有检验项目未达到至少80%(血型等高风险项目为100%)的可接受结果,称为本次活动该实验室室间质评成绩不满意。

(3)在规定回报截止日期前,实验室未能将室间质量评价结果回报给室间质评提供者,该实验室室间质评成绩不合格,该次活动室间质评成绩得分为0。

(4)实验室在规定递交结果日期之前不能将标本或部分标本送到其他实验室检测,也不能对室间质评结果的相关问题进行交流;提供者如查实参加者有串通结果行为,则该实验室该次活动室间质评成绩得分为0。

（5）参加室间质评活动得到的室间质评成绩不合格，实验室应对相关检验人员进行适当培训，对导致室间质评失败的问题进行纠正。对室间质评成绩不合格的检验项目或室间质评活动采取纠正措施，并对其进行文件化记录。实验室应保存文件记录至少2年。

（6）对同一检验项目连续2次活动或连续3次活动中2次未能达到满意成绩者，称为该检验项目室间质评成绩不成功（细菌学专业除外）。

（7）所有项目连续2次活动或连续3次中2次活动未能达到满意成绩者，称为室间质评成绩不成功。

2. 室间质评成绩的评价方式

（1）每次测试的标本数和标本检测频率：如有可能，每次活动应提供至少5份标本。每年最好在规定时间间隔内组织2次。每年计划提供的标本，其浓度应包含患者标本浓度范围及医学决定水平。标本可通过邮寄方式提供或由指定人进行现场考核。

（2）检验项目和可接受结果评价标准：检验项目的室间质评标准参见表5-15和表5-16。

（3）检验项目评价：根据下列1）和2）评价检验结果准确度。

1）当靶值不是参考值时，为确定定量检验项目结果的准确度，应将每项检验结果与至少10个或更多个仲裁实验室的90%一致性结果进行比较，或与所有参加实验室的90%一致性结果进行比较。定量项目每一标本得分由下列2）到4）来确定。

2）定量检验项目通过结果偏离靶值的程度（即偏移bias）来确定每一检验项目的结果。对每一项目确定了靶值后，通过基于偏离靶值的百分偏差或百分差值或标准差指数（Z）评价标准来确定结果是否可接受。

$$偏差（\%）或差值（\%）=[（测定结果-指定值）/指定值]×100\%$$

$$Z=（测定结果-组均值）/组标准差$$

3）每次室间质评调查，针对某一检验项目得分的计算公式为：

$$某一检验项目得分=（该项目可接受结果数/该项目总测定标本数）×100\%$$

4）对所有检验项目评价，其得分计算公式为：

$$所有检验项目得分=（全部项目可接受结果总数/全部项目总测定标本数）×100\%$$

5）定性项目的可接受评价标准为阳性或阴性。

6）微生物专业应考虑是否为正确的鉴定，是否为正确的药敏结果。

室间质评计划是实验室质量保证的重要外部监测工具，CLIA 88对室间质评成绩不满意的实验室，要进行跟踪检查，并可责令实验室暂停该项目的检测。我国按2006年发布的《医疗机构临床实验室管理办法》规定，实验室应当参加经卫生行政主管部门认定的室间质评机构组织的临床检验室间质评。目前，室间质评成绩仍作为卫生行政主管部门和医院管理者评价实验室质量的依据。近来，一些室间质评提供者正在按ISO 17043能力验证提供者认可的准则建立质量管理体系，进一步规范室间质评计划的过程，保证给予参加者更加科学、公平、合理的结果，帮助参加者持续提高检验质量，为临床疾病诊治提供更精准的结果。

（居　漪　黄维纲）

第三节　检验结果内部比对

目前，大多数临床实验室设备种类繁多、品牌多样、档次不一、制造商也不尽相同。相同类型项目往往有不止一台分析仪，甚至多台分析仪进行检测，在同一医疗机构就诊，进行同一项目检测，有可能会由于设备、地点、方法或人员不同，导致检验结果出现偏差。这就要求我们保证检测系统的完整性和有效性。《医疗机构临床实验室管理办法》要求实验室内采用不同的方法或设备检验同一项目时，应进行一致性比较，定期实施比对（至少每年一次），及时解决比对试验的问题，并保留此记录。ISO 15189 要求当同样的检验应用不同程序或设备，或在不同地点进行，或以上各项均不同时，应有确切机制验证在整个临床适用区间内检验结果的可比性。应按适合于程序和设备特性的规定周期验证。实验室应文件化并记录比对活动，并针对其结果迅速采取措施，对识别出的问题或不足应采取措施并保留记录。

根据管理办法和 ISO 15189 要求，实施周期性结果比对时，用于检测临床标本的每个检测系统都应进行可比性验证（也称仪器间比对）。需要指出的是，可比性验证只是确认检测系统间同一检验项目的结果一致性，不能取代其他质量保证环节，如校准、室间质评和室内质控等。每个检测系统在实施比对前，应参照 EP9 和（或）EP15 文件的要求，进行全面性能评价。

可比性（comparability）是使用不同检测系统测定某种分析物时所获得的检验结果间的一致性。结果间差异不超过规定的可接受标准时，可认为结果具有可比性。互通性（commutability），又称为互换性、替换性，是用不同的检测系统测量该物质时，各检测系统所得测量结果之间的数字关系，与用这些检测系统测量实际临床标本时所得测量结果的数字关系的一致程度。

一、检测系统之间可比性验证时机和可接受标准

1. 可比性验证时机　临床实验室应定期进行仪器间比对（至少每半年一次）。此外，当实验室出现以下情况时，也应进行仪器间比对：①室内质控结果有漂移时；②室间质评结果不合格，采取纠正措施后；③更换试剂批号（必要时）；④更换重要部件或重大维修后；⑤软件程序变更后；⑥临床医师对结果可比性有疑问时；⑦患者投诉对结果可比性有疑问（需确认）时；⑧需提高周期性比对频率时（如每季度或每月 1 次）；⑨新增设备后。

2. 比对结果的可接受标准

（1）建立结果可接受标准的原则：可比性验证的可接受标准应满足临床需要，同时考虑检测系统的性能状况。如果系统性能无法满足规定的比对标准，可比性验证将会经常失败，此时需改进检测系统性能（更换检测系统或优化检测系统）以达到期望的比对标准。如果基于检测系统的不精密度建立的标准高于临床要求，实验室负责人可根据临床需要适当调整可接受标准。

（2）不同检验项目的分析质量要求：确认参与比对的各检测系统的不精密度均符合要求时，按下列优选顺序确定不同项目的分析质量要求：①按临床研究结果得出的推荐指标；②按医疗机构内医师临床经验提出的建议指标；③按生物学变异确定分析质量要求，对精密度检验结果符合要求的检测系统，同一项目可比性结果的允许差异为个体内生物学变异（CV_I）的 1/3；④按室间质评（EQA）数据设定分析质量要求；⑤按认可机构设置的最低标准；⑥若无适用的外部标准，可依据实验室内部长期不精密度数据确定分析质量要求，所选分析质量要求至少应满足国家或行业标准的要求。

二、检测系统之间可比性验证方法

为保证检测系统的完整性和有效性,相同检验项目在相同检测系统的不同仪器上进行检测时,或在不同地点、不同人员使用相同检测系统检测同一检验项目时,临床实验室应定期(至少每12个月一次)比对检验结果的一致性;相同检验项目在不同检测系统上进行检测时,实验室应在检测系统报告患者结果前验证不同检测系统结果的一致性。

(一)验证方法和程序

1. 确定需进行结果比对的项目 同一医疗机构内,使用多个检测系统向临床报告检验结果的项目均应进行可比性验证。同样,设备由不同人员、在不同地点使用时也应进行可比性验证。

2. 确定需进行结果比对的仪器 实施周期性结果比对时,用于检测临床标本的每个检测系统都应进行可比性验证。

3. 比对标本

(1)标本选择:推荐使用临床新鲜标本作为首选比对物,避免产生干扰因素。如血细胞分析标本不应有小红细胞、破碎红细胞、巨大血小板等。不得不使用其他物质时,应验证比对物质的互通性。这些物质包括室间质评物或其他参考物。

(2)标本浓度水平:需已知比对物质不同浓度水平对应结果的不精密度,故通常选择与质控品浓度水平相近的比对物质进行可比性验证,要求每个检测系统至少检测2个浓度水平(包含正常和异常水平)的标本。

4. 确定检测系统测定结果的不精密度

(1)使用日常工作中质控品的检测数据估计不精密度,尽可能使用累积6个月的检测数据计算长期变异系数(CV),保证不精密度的估计结果有代表性。

(2)比较不同检测系统的不精密度大小,确定最大 CV 与最小 CV 间差异是否小于2倍。若小于2倍,可使用本节比对方案;若大于2倍,应参照 CLSI EP9 和(或)EP15 确认检测系统间结果的可比性。

(3)不同检测系统 $CV_{合并}$ 计算公式为:

$$CV_{合并} = [(CV_1^2 + CV_2^2 + \cdots + CV_i^2 + \cdots + CV_n^2)/n]^{1/2}$$

式中:$CV_{合并}$ 为不同检测系统合并 CV 值;CV_n 为每个检测系统长期 CV 值;n 为参与比对的检测系统数。

使用上述公式计算 $CV_{合并}$ 值的前提是各检测系统长期 CV 值(CV_1, CV_2, ……, CV_n)是通过基本相同检测次数(即相等标本量)计算得出,以确定比对物质的重复检测次数。

5. 确定比对标本浓度范围和重复测定次数 比对标本浓度覆盖范围尽量宽一些,并使标本分析物的含量在参考区间内外各占50%左右。

比对标本重复检测次数一般为2~5次,也可参考我国卫生行业标准 WS/T 407《医疗机构内定量检验结果的可比性验证指南》来确定。

6. 与可接受标准进行比较判断 按已建立的可接受标准进行结果判断。

(1)若未进行重复检测,则直接比较每个检测系统的结果,计算所有检测系统结果的均值。若进行了重复检测,则计算每个检测系统结果均值,然后再计算所有检测系统结果的总均值。

(2)将比对偏差与实验室建立的比对试验结果的可接受标准进行比较:若比对偏差≤分

析质量要求,得出的结论是:在该次评估标本浓度水平,所有检测系统结果具有可比性;若比对偏差＞分析质量要求,得出的结论是:均值差异最大的两个检测系统间可比性不符合要求。

7. 不符合结果的处理措施

(1)对不符合可比性要求的检测系统应分析原因,必要时采取相应措施。将两个检测系统的结果分别与规范操作检测系统(如使用配套试剂、用配套校准物定期进行仪器校准、仪器性能良好、规范开展室内质控、参加室间质评成绩优良、检验程序规范、人员经良好培训的检测系统)的结果进行比较,剔除偏差较大的检测系统结果,对剩余检测系统结果计算比对偏差,并将比对偏差与分析质量要求进行比较,直到剩余检测系统比对偏差≤分析质量要求,以此方法筛出不同检验项目结果可比性不符合要求的检测系统。

(2)维持结果可比性需以检测系统各质量保证环节标准化为前提,必要时通过校准改善结果可比性,即不同检测系统通过结果数字转换获得结果一致性。当结果不可比且难以纠正时,应与临床进行沟通,采用不同参考区间和(或)医学决定水平并在检验报告单上标明。

(二)定性检验内部比对方案

定性检验的样品应有弱阳性和弱阴性2个水平。如实验室既有定性检验,也有同项目定量检验,则可先用定量检验测出样品值,判断其可能为弱阳性或弱阴性,再进行定性比对。比对者对阳性和阴性样品各做20~40次试验(阳性、阴性样品数量各占一半),样品编号顺序应阴、阳性随机分布,计算比对者各自的检验结果阳性率和阴性率,阴阳性总符合率达80%以上为符合。

三、内部比对应用举例

1. 临床血液学检验结果内部比对方法和要求　有两台或两台以上血液分析仪的临床实验室,应每月进行1次内部比对,每次至少取3份新鲜血标本,每份标本各测定1次,做好记录并保留原始数据,每份标本比对结果应符合要求,每年比对标本中至少包括低值和高值新鲜血各5份,血液分析仪比对试验允许偏移范围见表5-17。

表5-17　血液分析仪比对试验允许偏移范围(B为指定仪器值)

项目	比较允许偏移范围
白细胞计数(WBC)*	B ± 5.0%
红细胞计数(RBC)*	B ± 2.5%
血红蛋白测定(Hb)*	B ± 2.5%
血细胞比容测定(HCT)*	B ± 2.5%
红细胞平均体积(MCV)	B ± 3.0%
红细胞平均血红蛋白(MCH)	B ± 3.0%
红细胞平均血红蛋白浓度(MCHC)	B ± 3.0%
血小板计数(PLT)*	B ± 7.0%

注:* 为必须比对合格的基本项目

此外，血细胞形态学能力也应进行内部比对，实验室除参加室间质评外，还需自行组织科室内部比对，根据现有材料，如历年室间质评图谱、实验室内部资料、自行拍摄血细胞图片等进行内部检验人员形态学比对，尤其是对新员工的培训考核。外周血涂片形态学识别包括：①红细胞：正常红细胞、异常红细胞（如大小、形状、结构及排列异常）；②白细胞：正常白细胞（如中性杆状核粒细胞、中性分叶核粒细胞、嗜酸性粒细胞、嗜碱性粒细胞、淋巴细胞和单核细胞）、异常白细胞（如幼稚细胞、中性粒细胞毒性变化、Auer 小体、中性粒细胞核象变化、中性粒细胞核形态异常、淋巴细胞形态异常等）；③血小板：正常血小板、异常血小板（如血小板大小、形态、聚集性和分布异常）；④寄生虫：如疟原虫、微丝蚴、黑热病原虫及锥虫等。由于临床血细胞形态学检验结果更多依赖于检验人员的个人分析、判断和识别，因此应定期（至少每 3 个月 1 次，每次至少 5 份临床标本）进行形态学检验人员的结果比对。

2. 临床体液学检验结果内部比对方法和要求　同一实验室内有多台尿液分析仪等设备，应至少使用 5 份临床样品（含正常和异常样品）进行比对，至少每 6 个月进行一次。定性检测偏差应不超过 1 个等级，且阴性不可为阳性，阳性不可为阴性。应定期（至少每 6 个月 1 次，每次至少 5 份临床样品）进行形态学检验人员的结果比对，形态识别要求：采取至少 20 幅显微摄影照片（包括正常和异常有形成分）或其他形式进行形态学考核，检验人员应能正确识别至少 80%。

3. 临床化学检验结果内部比对方法和要求　实验室用两套及以上检测系统检测同一检验项目时，应有比对数据表明检验结果之间的一致性，比对频次每年至少 1 次，样品数量不少于 20 个，浓度水平应覆盖测量范围，包括医学决定水平，计算回归方程，计算在医学决定性水平下的系统误差（偏移%），应 < 1/2 允许误差范围。

便携式血葡萄糖仪与生化分析仪每半年做一次比对实验（至少 20 个样品，包括高、中、低各种浓度），比对实验及评价标准可参考《医疗机构便携式血葡萄糖检测仪管理和临床操作规范（试行）》[（卫办医政发〔2010〕209 号）试行]。

4. 临床免疫学检验结果内部比对方法和要求　相同定性检验项目采用手工或在不同检测系统上进行检测，每年至少做 1 次比对实验，包括检验人员和不同检测系统间的比对。每个检验项目应选择至少 2 份阴性标本（至少 1 份其他标志物阳性的标本）、3 份阳性标本（至少含弱阳性 2 份）进行比对，检测结果应 80% 符合，并保存比对实验原始记录。定量检验比对方案同临床化学检验，相同定量检验项目在不同检测系统上检测，每半年至少做一批样品比对实验（至少 20 个样品，其浓度均匀分布在试剂盒或检验程序的测量区间，样品类型应与所用试剂盒或检验程序要求的匹配），比对结果应小于 1/2 允许误差范围。

5. 临床微生物学检验结果内部比对方法和要求　由于临床微生物检验结果更依赖于检验人员的个人分析、判断和识别，因此，微生物室应制订检验人员定期比对程序，规定由多个检验人员进行手工检验项目的比对方法和判断标准，至少包括显微镜检查、培养结果判读、抑菌圈测量、结果报告，定期（至少每 6 个月 1 次，每次至少 5 份临床样品）进行检验人员的结果比对。

6. 临床基因扩增检验结果内部比对方法和要求　开展病原体检测、分子遗传、分子病理和药物基因组学等基因扩增技术和基因芯片诊断技术的临床实验室，应定期（每年至少一次）进行实验室内部比对：比对样品数量至少 5 个，浓度包括正常和异常水平。定性检项目结果为阳性或阴性结果与预期结果相符,定量检验项目结果为 T ± 3s(T 为靶值),判定标准应有 ≥ 80% 结果满足要求。

(方文娟　金　磊)

第四节　临 床 实 践

对临床实验室而言,检验中质量管理是全面质量管理体系的基石。室内质控、室间质评和结果比对,是三种临床实验室实际工作中最常见的检验中质量管理技术。本节将以此三项为例,加以说明。

一、血清尿酸检测室内质控数据分析

临床实验室室内质控数据分析可遵循图 5-29 所示的流程。值得注意的是,室内质控数据分析不仅针对失控现象,也包括 L-J 图上出现周期性、趋势性和突发性变化等质控在控的情况。所有检验项目即使质控在控,可能也需要进行质控数据分析。此外,室内质控数据分析的前提条件是实验室有完善的操作记录。

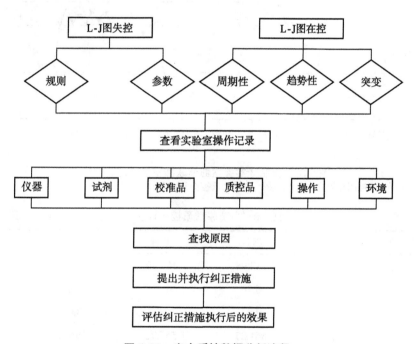

图 5-29　室内质控数据分析流程

发生失控是临床实验室日常室内质控的正常现象。实验室应辩证看待失控现象,失控可帮助实验室发现检验流程中的潜在问题,甚至实验室质量持续改进,离不开一个又一个失控分析和纠正措施。

目前,临床实验室一般采用 Westgard 多规则作为室内质控的失控判断流程,但 Westgard 多规则流程已经历多次修订,本例中实验室采用 1_{2s} 规则作为启动失控判断的经典 Westgard 多规则。此外,如实验室质控规则设置和质控参数建立不当,也会导致错误的数据分析。因此,假设本例实验室质控规则设置和质控参数建立也是符合要求的,且正使用某型号的生化分析仪及配套试剂/校准品,以磷钼酸比色法检测血清尿酸,室内质控品使用独立第三方质控品。

1. 检查室内质控数据图表和参数　　七月初,该临床实验室启动对各检验项目六月份质控数据月度回顾分析,包括血清尿酸室内质控 L-J 图(图 5-30)和质控统计参数(表 5-18)。

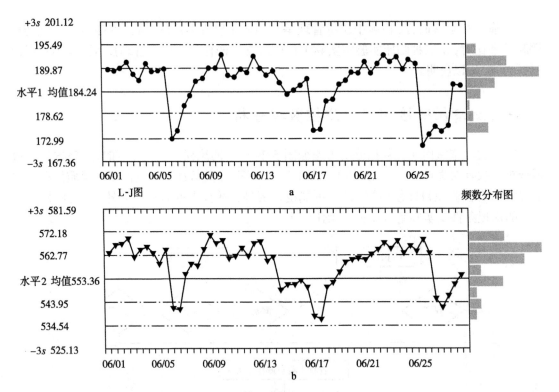

图 5-30　某临床实验室血清尿酸室内质控 L-J 图
注:a 图为水平 1 质控图和频数分布图,b 图为水平 2 质控图和频数分布图

表 5-18　血清尿酸质控统计参数

质控水平	统计参数	当月	上月	累积	L-J 图
	均值	188.96	184.59	184.24	184.24
水平 1	s	5.36	4.96	5.62	5.62
	$CV(\%)$	2.84	2.69	3.05	/
	均值	561.87	555.72	553.36	553.36
水平 2	s	9.15	8.78	9.41	9.41
	$CV(\%)$	1.63	1.58	1.7	/

表 5-18 中最右侧一列“L-J 图”代表该实验室在绘制图 5-30 中血清尿酸 L-J 图时所用质控参数。“当月”“上月”和“累积”分别代表由实际质控数据计算而得的质控统计参数。

对室内质控图和质控统计参数的分析流程为:①检查有无失控:根据经典 Westgard 多

规则失控判断流程,六月份该实验室血清尿酸并无失控;②L-J图参数设置,尤其是均值和s设置是否合理:检查图5-30和表5-18,发现L-J图参数设置与实际计算值无明显差异,因此该实验室血清尿酸室内质控L-J图参数设置符合要求;③质控图形是否呈正态分布:经检查图5-30右侧频数分布图,可发现该实验室尿酸质控L-J图为偏态分布,即大多数质控数据点正向偏离均值;④质控图有无周期性、趋势性和突发性改变:检查图5-30,可发现该实验室尿酸质控数据点出现周期性上升或下降。

2. 检查实验室操作记录　虽对该实验室而言,六月份血清尿酸并未触犯质控规则,但没有失控并不代表无需进行质控数据分析。如图5-30所示,该实验室血清尿酸质控图出现周期性改变,就有必要对此现象进行分析。

质控图和统计参数检查,只能初步判断有无失控及质控参数设置是否有误。更深层次原因分析,需基于实验室操作记录做出判断。因此,良好的操作记录,是顺利进行室内质控数据分析的必要条件。因此,该实验室检查六月与血清尿酸检测有关的操作记录,并汇总成表(表5-19)。

表 5-19　血清尿酸实验室操作相关记录

时间	分类	操作	操作人
16-6-1	/	/	/
16-6-2	/	/	/
16-6-3	仪器	定期维护(周保养)	A
16-6-4	/	/	/
16-6-5	/	/	/
16-6-6	/	/	/
16-6-7	试剂	新开瓶(效期:16-6-17)	A
	定标	全定标	A
	质控品	新开瓶(效期:16-6-12)	B
16-6-8	/	/	/
16-6-9	/	/	/
16-6-10	仪器	定期维护(周保养)	B
16-6-11	/	/	/
16-6-12	质控品	新开瓶(效期:16-6-17)	A
16-6-13	/	/	/
16-6-14	/	/	/
16-6-15	/	/	/
16-6-16	/	/	/
16-6-17	仪器	定期维护(周保养)	B
	试剂	新开瓶(效期:16-6-27)	B
	定标	全定标	A

续表

时间	分类	操作	操作人
	质控品	新开瓶（效期：16-6-22）	A
16-6-18	/	/	/
16-6-19	/	/	/
16-6-20	/	/	/
16-6-21	/	/	/
16-6-22	/	/	/
16-6-23	/	/	/
16-6-24	仪器	定期维护（周保养）	C
16-6-25	/	/	/
16-6-26	试剂	新开瓶（效期：16-7-6）	B
	定标	全定标	B
	质控品	新开瓶（效期：16-7-1）	A
16-6-27	/	/	/
16-6-28	/	/	/
16-6-29	/	/	/
16-6-30	/	/	/

由操作记录表可见，当出现"试剂开新瓶""质控品开新瓶""重新定标"操作行为时，图 5-30 会出现质控结果明显下降。但基于经验判断，"试剂开新瓶""质控品开新瓶""重新定标"操作，血清尿酸质控结果应更为可靠。因此，可初步判断"试剂开新瓶""质控品开新瓶""重新定标"操作"纠正"了实验室血清尿酸质控数据逐渐上升的趋势，使结果下降。上述操作行为可认为是针对试剂、校准曲线和质控品的"纠正"措施。由此判断，血清尿酸质控图周期性改变的原因可能是因为试剂和质控品稳定性不佳所致。

3. 纠正措施及分析报告　在上述分析中，可得出"试剂开新瓶""质控品开新瓶""重新定标"是一种纠正措施。但纠正措施在质控图形上表现为亡羊补牢，如何防患于未然，才是实验室质量改进的核心内容。该实验室决定采取如下措施：①增加定标频率；②缩短试剂和质控品使用周期；③改善实验室现有试剂和质控品存储流程。

室内质控数据分析的最后一个流程即为出具合格的分析报告（图 5-31）。一份合格的分析报告应至少包含如下信息：①质控图；②质控统计参数；③失控数据和违反的质控规则；④有关操作记录；⑤原因及纠正措施。

4. 评估纠正措施　该临床实验室采取质量改进措施后，需将改进后质控图与六月份质控图进行比对，观察质控图周期性上升下降趋势有无消除或缓解，以此评价改进措施的效果。经观察发现，新质控图虽也有周期性趋势，但周期缩短，质控数据最高点和最低点之间间距也缩短，说明该实验室质量改进措施发挥了作用，部分缓解了六月份质控图周期性改变的问题。

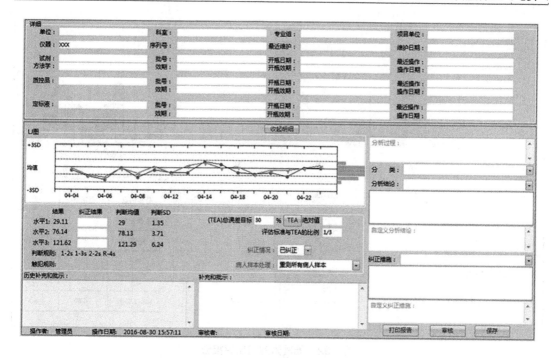

图 5-31　质控数据分析报告设计示例

　　从上述案例可知,该临床实验室并未发生失控,仅是针对质控图出现周期性改变而采取改进措施。但如果实验室出现失控,还需以之前留存的患者标本作为纠正措施评估试验标本,将纠正措施执行后的检验结果与之前的检验结果进行比对,评价失控纠正措施是否有效。

二、血清催乳素检测室间质评数据分析

　　室内质控和室间质评都是临床实验室实现质量改进的重要工具,室内质控反映的是检测系统的稳定性和检验项目的精密度,而室间质评反映的是检验项目的正确度。值得注意的是,室间质评无法体现实验室所有检验中质量问题。因此,不能以室间质评作为评价临床实验室质量的唯一标准,研究显示约 20%~30% 室间质评不合格结果无法找出具体原因。以某临床实验室室间质评报告为例,简要叙述室间质评的数据分析过程。

　　1. 确认基本信息　室间质评报告分析的第一步是确认基本信息,如质评项目、分组信息等内容。如图 5-32 所示,某临床实验室参加的催乳素(prolactin)项目室间质评计划,该室间质评组织定义的催乳素最大允许总误差(TEa)目标见表 5-20。催乳素室间质评结果分为六组:①通用组,即所有开展催乳素检测的实验室;②仪器 A/ 电化学发光组,即使用仪器 A,方法学为电化学发光的开展催乳素检测的实验室;③仪器 B/ 化学发光组,即使用仪器 B,方法学为化学发光的开展催乳素检测的实验室;④仪器 C/ 化学发光组,即使用仪器 C,方法学为化学发光的开展催乳素检测的实验室;⑤电化学发光方法学组,即使用电化学发光方法开展催乳素检测的实验室;⑥化学发光方法学组,即使用化学发光方法开展催乳素检测的实验室。该实验室属于两个分组,即第 1 组和第 5 组。

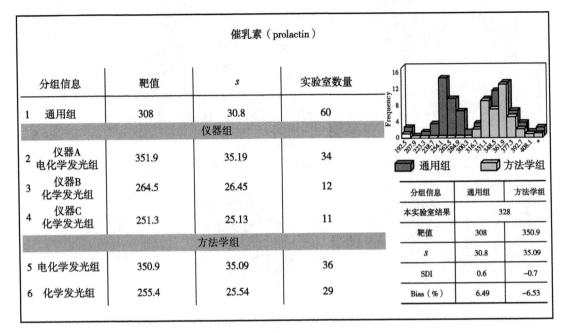

图 5-32 催乳素室间质评报告

表 5-20 某室间质评组织定义的催乳素最大允许总误差目标

催乳素浓度范围	最大允许总误差目标
≤ 100mIU/L	± 30mIU/L
> 100mIU/L	± 30%

大多数室间质评计划将结果分为三类：通用组、仪器 / 方法学组（某些室间质评计划也称为对等组）和方法学组。在本例中，上述六组可分为三个大类，第 1 组为通用组；第 2、3、4 组为仪器 / 方法学组；第 5、6 组为方法学组。

2. 室间质评数据提取 在确认基本信息后，临床实验室需提取室间质评报告数据，并可绘制成表格（表 5-21）。室间质评数据表中应至少包括如下信息：分组、分组靶值和 s、本实验室检测结果、标准差指数（SDI）和偏移（bias）。

表 5-21 某临床实验室催乳素室间质评数据

分组	靶值	s	本实验室结果	SDI	bias
第 1 组	308	30.8	328	0.6	6.49
第 5 组	350.9	35.09		−0.7	−6.53

3. 室间质评结果判断 该室间质评计划以 SDI 作为判断实验室结果是否合格的标准，由表 5-22 可知，该实验室催乳素检测结果无论处在第 1 组还是第 5 组均小于 1.0。因此，该实验室催乳素本轮室间质评结果为合格。

需要注意的是，本例中该室间质评组织以 SDI 作为结果判断标准，但并非所有室间质评都以 SDI 作为判断标准，可能是 Z- 比分数等其他判断标准。

表 5-22 室间质评判断标准

SDI	评价
≤ 1.0	合格
1.0~2.0	警告
≥ 2.0	不合格

4. 不合格结果原因分析及纠正措施 虽然在上例中,某临床实验室催乳素室间质评结果合格,但室间质评结果不合格是较为常见的现象。不合格室间质评结果反映检测系统出现问题,实验室应分析查找原因,提出纠正措施。

室间质评不合格结果分析需检验人员有丰富的理论知识和实践经验,较为规范的做法,实验室可设计室间质评不合格结果调查表(表 5-23)。

表 5-23 室间质评不合格结果调查表范例

室间质评组织:	检测日期:
质评计划代号:	操作者:
请回答下列问题: 1. 收到室间质评标本时,标本状态是否良好? □是 □否,请说明: 2. 有无发现与下列分类有关的问题? 如有,请具体描述于下页。	
A. 书面处理 1. □标本标识错误 2. □结果誊写错误 3. □方法学代码选择错误 4. □电脑数据输入错误 5. □其他请说明:	C. 检测方法 12. □现有检测流程不当 13. □检测系统性能未达标 14. □不恰当的室内质控计划 15. □LIS 软件 / 中间件问题 16. □其他请说明:
B. 操作技术 6. □质评标本混淆 7. □质评标本前处理不当 8. □使用过期的试剂 9. □人员操作技术能力不足 10. □未遵照书面 SOP 操作 11. □其他请说明:	D. 仪器问题 17. □请具体说明: E. 组织因素 18. □人员配置不足 19. □人员训练不足 20. □其他请说明:
纠正措施:	

临床实验室在调查不合格室间质评结果时,可能需要对检测系统重新进行性能验证,并评估对患者标本检验结果的影响。

三、临床实验室内多个血液分析仪结果比对

目前,绝大多数临床实验室不止有一台血液分析仪,甚至仪器制造商也不尽相同。在同一医疗机构内,因不同仪器间的偏差而导致检验结果差异,很难让临床和患者接受。如某医疗机构的急诊和住院患者标本使用不同的血液分析仪。某患者突发高烧于凌晨在急诊检查血常规,白细胞计数为 $20.5 \times 10^9/L$,收治入院后复测结果为 $10.1 \times 10^9/L$,偏差达 50% 以上,在缺乏结果一致性比对的前提下,难以向临床解释白细胞计数结果的差异是由两台血液分析仪间偏差引起的,还是因患者治疗后疾病好转所致。因此,在同一实验室内检验同一项目不同血液分析仪间比对,或同一血液分析仪不同检测模式间结果比对,都至关重要。

(一)同一实验室内不同血液分析仪间结果比对

当临床实验室使用两套及以上检测系统同时开展同一项目时,应通过结果比对试验证明不同检测系统间相同项目结果的一致性。

1. 比对试验频率　频率要求为:①在新仪器启用前,需取 20 例标本在不同仪器间进行比对;②常规使用过程中,应至少每半年进行 20 例标本比对;或可分次进行,每月检测 3~5 例标本;③更换试剂批号或重新定标后;④未通过室间质评/能力验证;⑤仪器主要部件更换或进行大型维修保养后。

2. 标本选择　结果比对试验标本,建议选择源于临床的新鲜全血标本。20 例标本需覆盖血液分析仪各检验项目的浓度范围,尤其考虑白细胞、红细胞、血红蛋白以及血小板浓度。以总数 20 例标本为例,标本浓度及例数如表 5-24 所示。

表 5-24　20 例比对临床标本的浓度及标本例数

检测项目	浓度要求	标本例数
WBC	< 2.0	2
($\times 10^9/L$)	2.0~5.0	2
	5.1~11.0	9
	11.1~50	5
	> 50.1	2
RBC	< 3.0	1
($\times 10^{12}/L$)	3.0~4.0	3
	4.01~5.0	11
	5.01~6.0	4
	> 6.01	1
Hb	< 100	2
(g/L)	100~120	3
	121~160	12
	161~180	2
	> 181	1
PLT	< 40	2

续表

检测项目	浓度要求	标本例数
（×10⁹/L）	40~125	4
	126~300	8
	301~500	4
	501~600	1
	＞601	1

由于血常规标本无法长时间保存,如果比对试验集中在一天内进行,很难保证收集到足够数量的符合上述浓度标本,因此,实验室需在日常工作中收集符合上述浓度的临床标本,并合理储存留待结果比对试验。如果标本浓度不符合要求,则可通过稀释液以配比稀释方式,将标本浓度调整至所需浓度。建议将标本分为2份,同时在靶机以及比对仪器上进行检测,尽量减少标本本身带来的误差。

3. 结果计算　以内部规范化操作且配套检测系统的血液分析仪为靶机,计算至少20例比对仪器比对结果与靶机相对偏差,公式如下:

$$相对偏差 = \frac{X_1（比对）-X_2（靶机）}{X_2（靶机）} \times 100\%$$

4. 评判标准　按我国行业标准 WS/T 406《临床血液学检验常规项目分析质量要求》,每个检验项目的相对偏差符合表5-25要求的比例≥80%。

表5-25　同一实验室内不同血液分析仪间结果比对要求

项目	比对偏差	特殊要求
WBC	≤7.5%	浓度＜2.0, ≤10%
RBC	≤3.0%	－
Hb	≤3.5%	－
PLT	≤12.5%	浓度＜40, ≤15%
HCT	≤3.5%	－
MCV	≤3.5%	－
MCH	≤3.5%	－
MCHC	≤3.5%	－

（二）同一血液分析仪不同检测模式间结果比对

同一血液分析仪可能存在多个不同检测模式,临床实验室有必要对多个不同检测模式进行结果比对。由于患者检验结果会由于不同检测模式而产生变化。以血液分析仪吸样模式为例,吸样模式分为手动进样和自动进样,由于两种模式使用的吸样针是独立的,如实验室同时使用两种吸样模式检测患者标本,两种吸样模式间结果比对就必不可少。

1. 比对频率　在新仪器启用前,需取5例标本在不同进样模式下进行检测。常规使用过程中应每次校准后,取5例标本在不同进样模式下进行检测。通常,推荐室内质控检测要求与患者标本检测模式一致。在实际工作中,由于考虑成本等诸多问题,如室内质控无法覆盖患者标本检测的所有模式,可选择其中一个模式做室内质控,并在室内质控结果在控前提下,其他模式增加2例标本进行结果比对。

2. 标本选择 比对试验标本建议选择源于临床新鲜全血标本,并在2小时内完成检测。如检测5例标本尽可能选择浓度均匀覆盖整个测量范围。如检测2例标本尽可能选择1例标本浓度在参考区间内,1例标本浓度在参考区间外。

3. 结果计算 以检测单个比对试验标本为例,分别在手动模式和自动模式检测两次,计算两种模式下结果均值,如仪器校准或室内质控是以手动模式为前提,则以手动模式结果均值为靶值,计算自动模式结果均值间的差异。结果举例见表5-26。

表5-26 比对试验标本手动进样模式和自动进样模式结果比对

项目	手动1	手动2	手动均值	自动1	自动2	自动均值	偏差(B%)
WBC($\times 10^9$/L)	4.45	4.48	4.47	4.68	4.61	4.65	4.02
RBC($\times 10^{12}$/L)	2.78	2.82	2.80	2.78	2.78	2.78	−0.71
Hb(g/L)	79	78	78.5	78	78	78	−0.64
HCT(L/L)	23.7	24	23.85	23.7	23.6	23.65	−0.84
MCV(fL)	89.4	88.9	89.15	88.8	89.1	88.95	−0.22
PLT($\times 10^9$/L)	171	172	171.5	181	170	175.5	2.33

计算公式如下:

$$手动均值 = \frac{手动1 + 手动2}{2}$$

$$自动均值 = \frac{自动1 + 自动2}{2}$$

$$偏差 = \frac{自动均值 - 手动均值}{手动均值} \times 100\%$$

4. 评判标准 按我国行业标准 WS/T 406《临床血液学检验常规项目分析质量要求》,所有检验项目偏差绝对值都应满足表5-27要求。

表5-27 血液分析仪不同模式的结果可比性要求

检验项目	WBC	RBC	Hb	HCT	MCV	PLT
相对偏差	≤ 5.0%	≤ 2.0%	≤ 2.0%	≤ 3.0%	≤ 3.0%	≤ 7.0%

5. 实验结论 手动操作与自动模式结果不存在差异。

(周之炜 江 叶)

检验后过程质量管理

广义上，检验后过程质量管理是对检验结果可靠性和准确性再进行一次复查和评价，其内容主要包括：结果复核、结果报告、结果发布；标本储存、保留和处置；还可包括检验结果临床评价和沟通。

第一节　检验结果评价

一个检验项目有了结果后，还有许多与检验后流程相关的质量管理问题，主要围绕如何最后确定检验结果的准确性和可靠性。首先，判断检验结果是否属于异常，须直接参考每个检验项目的生物参考区间，有的还要参考临床决定值；其次，要确定检验结果在检验技术层面上的可靠性，须对检验结果做有效复核；第三，在确定结果无误后，须按规定程序进行结果报告和结果发布；最后，还要有程序规定从专业角度对检验结果进行临床符合性评价，或与临床进行沟通。

一、生物参考区间和临床决定值

生物参考区间是临床检验诊断项目的必备指标，临床决定值是临床必须采取相应医疗措施的重要指标。实验室应建立检验项目的生物参考区间和（或）临床决定值，并告知客户。随着对人体变化的认识不断深入和检验方法的发展，参考区间也可发生变化，当某一生物参考区间或临床决定值不再适用服务的医疗人群时，或当检验前、检验程序发生改变时，实验室应重新评审生物参考区间或临床决定值的适用性，确定更新后应再次通知客户。

1. 生物参考区间（biological reference interval）　又称参考区间（reference interval），是判断特定检验项目的检验结果是否处于相对"正常"范围内（包括参考上限值和参考下限值）参照标准。如空腹血葡萄糖参考区间为 3.6~6.1mmol/L，指从参考区间下限值 3.6mmol/L 开始，到参考区间上限值 6.1mmol/L 为止的范围内的所有数值。有时，参考区间可能只包括一个参考上限值或一个参考下限值，如此限值为 X，则相应参考区间可表达为 ≤参考下限值 X（即 0~X），或 ≥参考上限值 X。

已有建议，检验结果范围的参照不再使用"正常范围""正常值"及"临床范围"等术语，因为，实际不存在绝对正常的人群。

参考区间是用于临床实验室分析检验结果、进行临床决策的参照。参考区间来自参考人群，其测量程序如图 6-1 所示。

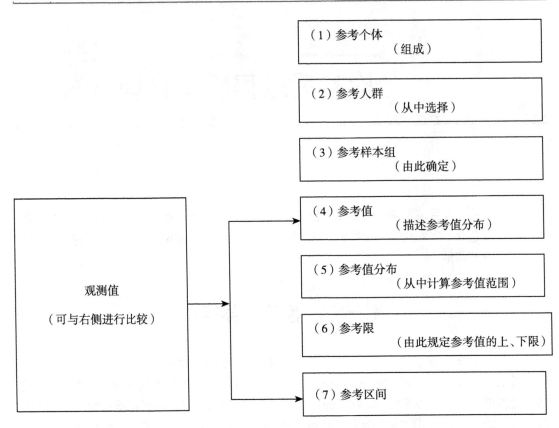

图6-1　生物参考区间建立流程

　　建立参考区间需要设计规范的试验流程。其中,制备参考人群个体调查表(表6-1 显示部分调查内容)是建立参考区间最重要的起始步骤。参考个体调查的内容,包括基本人口统计学项目如性别、年龄等信息和根据检验项目特点需纳入的个体生活习惯(如饮食、吸烟、饮酒等)、疾病史、家族史、服药史、生理状态(如女性妊娠与否)等。

表6-1　生物参考区间参考人群调查表(列举部分项目)

调查对象身份号			样本识别号		
姓名			电话号码		
住址					
年龄		性别	男	女	种族
身高(cm)			体重(kg)		
职业					
医生姓名					
问和答					
1. 您是否认为自己健康?				是	否

续表

	是	否
2. 您是否经常锻炼?	是	否
如回答"是",请说明每周锻炼多少小时＿＿＿＿＿		
活动强度(从弱到强)1　2　3　4　5　6　7　8　9　10		
3. 您最近是否生病?		
如回答"是",请说明:何时＿＿＿＿＿何疾病＿＿＿＿＿		
4. 您是否正在服用处方药?	是	否
如回答"是",请说明:药物名称＿＿＿＿＿		
5. 您是否有高血压?	是	否
6. 您是否服用维生素补充剂或草药制剂?	是	否
如回答"是",请说明:药物名称＿＿＿＿＿		
7. 您工作中是否接触危害性化学物?	是	否
如回答"是",请说明:化学物名称＿＿＿＿＿		
8. 您是否吃特别的食物?	是	否
如回答"是",请说明:食物名称＿＿＿＿＿		
9. 您吸烟吗?	是	否
如回答"是",请说明:何时开始吸烟＿＿＿＿＿每日吸烟量＿＿＿＿＿		

通常,参考区间来自一组参考人群的测量值(整体为 100%)。其中,分布于中间 95% 的测量值作为统计参考区间。例如:健康成人血清钠离子浓度参考区间为 135(下限值)~ 145(上限值)mmol/L,就不包括低于 135mmol/L 和高于 145mmol/L 的各 2.5% 同样是健康参考人群的测定值。

实验室要建立参考区间,每组试验的参考个体至少有 120 个,如果制定同一项目男、女各自的参考区间,则参考个体数量须翻倍(120×2),依次类推。如果实验室采用制造商或其他来源的参考区间,则须满足如下条件:①实验室与制造商检测系统(仪器、试剂、校准品等)应相同;②参考人群有相近的遗传背景;③验证每组参考区间的参考个体至少有 20 个。

纳入参考区间验证的 20 名参考个体,首先应能代表临床实验室日常所遇见的健康人群,并符合相应的纳入标准、排除标准及分组标准;其次,须对检测结果进行离群值检验,若发现有明显离群的测定值,则应先去除,然后替补检测新的参考个体标本,直至获得 20 个完整而无离群值的参考个体检测结果。

在验证检测 20 个参考个体的结果时,若只有 2 个(占检测结果 10%)或以下超过制造商提供的参考区间,则临床实验室可直接使用制造商的参考区间;若有 3 个及以上的检测结果超过制造商所示参考区间,则应重新检查实验室建立参考区间的程序、与制造商参考人群之间的生物学特性差异等,再做新的验证。

在检验报告中,通常附有合适的参考区间,如果检验结果超出参考区间,应在报告上显示醒目的文字或符号标识,如增高(H 或↑)或减低(L 或↓)。

2. 临床决定值(clinical decision value) 又称医学决定水平(medicine decide level, MDL),

是指临床必须采取相应诊治措施的检验项目测定限值或结果。临床决定值不同于一般的参考区间，常可用于排除疾病或确诊疾病，或对疾病严重程度进行分级或分类，或对疾病预后作出估计等。同一检验项目，根据临床需求，常可有不止一种临床决定值，如表6-2所示为中国目前的血脂水平分层标准。

表6-2 中国血脂浓度分层标准(mmol/L)

分层	TC	TG	HDL-C	LDL-C
合适范围	< 5.18	< 1.70	≥ 1.04	< 3.37
边缘增高	5.18~6.19	1.70~2.25		3.37~4.12
增高	≥ 6.22	≥ 2.26	≥ 1.55	≥ 4.14

注：TC，总胆固醇；TG，三酰甘油；HDL-C，高密度脂蛋白胆固醇；LDL-C 低密度脂蛋白胆固醇

临床决定值可来自不同的临床研究：如根据临床视网膜病变结局，空腹血葡萄糖临床决定值为 7mmol/L；根据美国国家心脏基金会共识，三酰甘油临床决定值为 1.5mmol//L 等。

二、结果复核

检验结果复核(result review)是发布结果报告前必需的流程，是针对初步结果的审核。结果复核需参照检验项目的技术标准、室内质控、可利用的临床信息。有时，还须与临床沟通后才能最终确定检验结果。

1. 依据　检验结果复核应依据两类参照，一类是检验技术的质量标准，主要包括检验前标本要求、检验中质控要求和检验结果"正常"、"异常"、仪器"报警"和正确处理等。另一类是伴随检验标本提供的临床信息，主要包括患者年龄、性别、用药情况、之前检验结果(前后检验结果的差值和初步诊断，必要时还包括家族史、遗传史和其他辅助检查信息等。

2. 方法　实验室应建立文件化结果复核程序(包括自动选择和报告程序)、方法和人员授权，制定检验结果复核 SOP 文件，明确复核步骤及内容。例如，获取标本是否合格、标本检测前后有无失控、结果报告时仪器有无"报警"提示、处理方法是否基于制造商、权威指南或文献并经实验室验证。可列出处理结果复核的各种情况及方法清单，例如，目前血液分析仪检验结果的复核标准，实验室一般基于 2005 年国际血液学专家共识小组提出的 41 条标准建议，并结合本实验室检验人群的特点，建立包括血涂片人工显微镜检查在内的合适的复核标准；进一步，有关血细胞形态的定义和识别标准，还可依据权威共识性的血细胞形态标准等，作为实验室结果报告必须遵循的统一判断依据。又如：输血检验的 ABO、RhD 血型和抗体筛查结果，应与患者或献血者之前的检查结果比较，如有不一致，则应分析原因和采取相应措施，确保结果绝对准确，并记录相关情况。

3. 职责　实验室应按照技术能力的要求，授权有特定检验资质、富有临床检验实践经验、现职的工作人员负责检验结果的复核。结果复核者须在报告发布时签名。

三、报告和发布

正确及时地报告和发布检验结果是实验室提供客户服务的两个最终环节，也是实验室质量管理的最后两步，虽然胜利在望，但决不能稍有轻视，以免前功尽弃。

1. 结果报告（result report） 原则是检验结果（包括转录结果）应明确、准确和清晰；应规定电子、纸质报告的格式和发送方式；应包含必要的解释信息；在预计可能报告延误影响患者医疗时，应有通知检验申请者的操作方法。

报告内容首先是显示正确的检验结果，数量单位应尽可能采用 SI 单位制或其他适用单位；其次的重点是完整无误地填写报告上各栏目所需的信息。检验报告的栏目，有些与检验申请栏目相似如患者、申请者、地点或详细联系方式、初步诊断等；更多的是检验流程中的信息，如实验室名称和受委托实验室名称、原始标本采集日期和（或）时间，或进一步可显示标本转运时间、接受时间、检验时间、原始标本类型、检验程序（适用时）、生物参考区间、临床决定值（适用时）、结果解释（适当时基于临床背景信息）及其他警示性或解释性注释、研发性检验项目识别、检验者和复核者的姓名、报告及发布的日期和时间，及全部报告的页码序号和总页数。此外，适用时，附有检验结果合理的解释信息，如：可能影响检验结果的标本质量、危急值等。

有时，实验室应与客户讨论后决定结果的报告格式和传达方式；还应有措施保证转抄、转录受委托实验室检验结果的正确无误。实验室应统一每项检验项目结果的报告时限、格式和术语，以便所有工作人员遵循。例如：临床微生物学检验血液、脑脊液，按国家规定应立即上报法定传染病显微镜检查及培养阳性结果，并报告临床；检查结核分枝杆菌抗酸或荧光染色结果应在收到标本 24 小时内报告；临床血液学抗凝治疗监测时，报告凝血酶原时应采用国际标准化比率（INR）；检验疟原虫血涂片阳性时应同时报告鉴定结果；尿液显微镜检查宜以每高/低倍视野所见形态数量报告，表 6-3 列举了尿液有形成分显微镜检查定性和定量报告形式。

表 6-3 尿液有形成分显微镜检查报告形式

项目	定性报告形式	定量报告形式
红细胞 /HPF	无	0
	数量分级范围	0~2, 2~5, 5~10, 10~25, 25~50, 50~100, > 100
白细胞 /HPF	无	0
	数量分级范围	0~2, 2~5, 5~10, 10~25, 25~50, 50~100, > 100
上皮细胞 /LPF	无	0
	罕见, 少数, 中等, 大量	0~5, 5~20, 20~100, > 100
管型 /LPF	无	0
	数量分级范围	0~2, 2~5, 5~10, > 10
结晶 /HPF	无	0
	罕见, 少数, 中等, 大量	0~2, 2~5, 5~20, > 20
细菌 /HPF	无	0

续表

项目	定性报告形式	定量报告形式
	罕见,少数,中等,大量	0~10,10~50,50~200,> 200
黏液丝/LPF	无	0
	罕见,少数,中等,大量	0~1,1~3,3~10,> 10

注:HPF,高倍视野;LPF,低倍视野

2. 结果发布(result release) 在完成填写检验报告全部内容后,就可正式向客户发布检验结果。总原则是应建立文件化的程序,有对结果发布者及接收者如何操作的详细要求。例如,如何说明有不合格的原始标本对检验结果的影响,如何发布处于"警示"或"危急"区间的检验报告,如何规定检验结果自动选择和报告,如何修改发布后的报告。检验结果发布后,实验室还应提供客户咨询的机会,解答有关检验技术或实验诊断的各种问题。

(1)危急值(critical value):又称"警示区间(alert interval)"或"危急区间(critical interval)",指检验结果提示患者可能存在伤害或死亡的直接风险。危急值虽有重大临床意义,但同一检验项目的危急值在各临床医院可不尽相同,故实验室应与临床协商确定检验项目的危急值。

如检验结果是危急值,则应按程序,立即通知临床医师或其他授权者。须记录发布活动过程中涉及的发布者、接受者、发布日期和时间、发布方式(电话、手机等)、保密措施及发布时所遇的任何困难。需注意:凡是口头发布结果后,必须后续一份书面报告;实验室对基因、感染性疾病或肿瘤检验的结果,可能需做特殊咨询,而不能将有严重含意的结果直接告知患者。

(2)检验结果自动选择和报告发布:应有程序规定自动选择和报告的标准,如规定检验结果:如何与患者的历史数据进行比较,何时需检验人员进行干预,如何应对出现不合理、不可能或危急值结果,如何提示影响检验结果的标本溶血、黄疸、脂血等情况、如何中止自动选择和报告发布,等等。

(3)修改报告(revised report):实验室应建立纠正错误结果报告的机制。修改报告须遵循以下原则:①要有指导修改报告的书面说明,如:有明确的修改后报告标识,有原始报告日期和患者的识别和确保客户知晓报告已作修改;②对被修改的内容不能涂抹而只能用删除线,以保留原始文字清晰可见,修改记录要显示修改日期、时间及修改者姓名(表6-4);③修改后的记录中要保留原始报告的条目;④要在后续累积报告中保留已用于临床决策的被修改过的结果,应维持并可检索原始报告和修改报告。

表6-4 检验结果报告修改标准操作程序示例(部分)

步骤	实施措施和要求	修改示例:将原报告"阴性"改为"阳性"
1	在错误内容处用深色笔划一条删除横线	尿蛋白:~~阴性~~
2	在错误处旁、之上或之下清晰显示正确内容	尿蛋白:~~阴性~~ 阳性
3	在近修改处签上修改者姓名	尿蛋白:~~阴性~~ 阳性 张三
4	在近签名处写上修改日期和(或)时间	尿蛋白:~~阴性~~ 阳性 张三 2017-2-3 9:32

重要说明:①原错误处:不要涂擦、改写,也不要用胶带或修正液等覆盖;②不要废弃原始报告记录

四、临床评价

检验结果的临床评价侧重在检验结果是否符合临床以及出现不符合的情况时如何与临床进行沟通。

1. 检验结果的临床符合性　通常，应在检验申请的同时提供有关患者的临床资料，如性别、年龄和临床初步诊断。其他重要信息包括：患者症状、体征、过去史、家族史、药物史及影像学、病理学检查结果等。当检验项目结果出现可能与患者临床信息不符的情况时，实验室应咨询临床后才能给予合理解释。例如，慢性肾病患者，之前尿液干化学蛋白质检查常出现不同程度的阳性结果，但本次结果却变为阴性，似与患者病情不符，在排除了技术问题后，实验室应及时向临床了解用药等情况，以排除是否因临床给患者使用大剂量青霉素、庆大霉素、磺胺及含碘造影剂等所致的尿蛋白检测假阴性的结果。

2. 检验结果的临床沟通　实验室应有与客户双向咨询沟通的机制，如关于检验结果的问题及其解释、关于患者特定病情的检验结果及临床应用、原始标本保留要求及附加检验或后续检验问题、检验项目参考区间和周转时间等。如此，实验室能进一步发现自己的服务是否满足临床和患者的需求，从而有持续改进的机会。

五、标本保留和处置

对检验后标本应制定识别、收集、保留、检索、访问、维护和安全处置的政策、流程和程序。标本保留时限和标本安全处置方式均应符合法规或建议，并与实验室服务客户共同评审后确定。内容至少包括：标本质量、安全性和保存期。应规定保持原始标本稳定性的地点、条件和时间，以方便复查或附加检验。如对分子检验，应记录保存凝胶图像和斑点杂交条带结果；对用于细胞学检查的标本应保存至细胞病理学诊断报告发出后，阳性病例保存更长时间。对于不再检验的标本应按废弃物处置法规或推荐方法进行处置，避免污染环境和产生交叉感染。

总之，检验后质量管理的重点就是准确有效的结果报告和发布，以及正确的标本处理。

（胡晓波）

第二节　循证检验医学

循证医学（evidence-based medicine，EBM，曾译为"证据医学""实证医学"等）的理念可追溯到 20 世纪 60 年代或更早。1967 年，美国流行病学家 Feinstein 发表了"临床判断（*Clinical Judgement*）"，重点关注临床推理作用并确定了各种偏移对临床推理的影响。1972年，英国临床流行病学家 Cochrane 发表了"疗效与效率（*Effectiveness and Efficiency*）"，描述了许多之前认为有效的临床实践实际上缺乏临床对照试验的支持。20 世纪 90 年代，Sackett 等出版了《循证医学：如何实践和教学》（*Evidence-Based Medicine：How to Practice and to Teach*），将流行病学的研究方法转为临床医师的临床决策方法。这些著名的临床医学研究专家为当今的循证医学铺平了道路。

1981年，以加拿大McMaster大学Sackett教授为首的临床流行病学家小组，发表了系列文章，指导临床医师如何检索、阅读和严格评价在临床医学杂志上发表的文献，以及如何将这些文献用于解决日常诊治患者中遇到的难题。1991年，McMaster医学院临床流行病学家小组Guyatt教授在为美国医师学会杂志俱乐部（ACP Journal Club）上撰写的述评*Evidence-based medicine*短文中首次出现了"循证医学"一词，用以表达临床医学的一种新思维和一种新实践方式。

EBM采用了一种新的临床实践策略：首先，明确临床存在什么样的问题；然后，快速找到与临床问题直接有关的最新研究文献；接着，在严格评价这些文献的前提下，将最佳研究成果应用于自己的临床实践、解决临床的问题；最后，对自己的实践进行评价。换言之，EBM要求临床医师具备提出问题、文献检索、严格评价、整合信息的技能，以及具备结合自己的临床经验和患者的意愿、判断证据是否适用于临床实践的决策能力。

EBM的宗旨是解决临床患者疾病的问题。与传统行医模式比较，EBM采用系统的临床实践程序，突出临床研究证据和结果解释的重要性，强调EBM如何补充和提高传统临床实践的技能，而将无系统组织的个人临床行医经验、无临床证据的所谓"权威"的个人意见或仅限于病理生理的机制置于较低的证据水平。

当前，EBM已成为解决临床诊断问题规范的实践方法，越来越为包括中国在内的世界各国临床医学专业组织广泛接受。以下，对循证医学和循证检验医学、实施步骤（包括"人群P、干预I、比较C、结局O"的PICO模式）、实验诊断项目的性能指标、系统评价及荟萃分析的基本概念和方法做简要介绍。

一、基本概念

自EBM于20世纪90年代初流行之时，循证检验医学（evidence based laboratory medicine，EBLM）作为EBM的一个分支也应运而生。EBM和EBLM遵循的是相同的临床医学思维和实践原则，即侧重在如何将有说服力、达成共识性的研究证据应用于日常自己的临床实践中。在实验诊断项目的临床应用中，医学伦理始终是不可动摇的基石；临床医师若不具备医学伦理人文素质的先决条件，则实验诊断项目就达不到最有利于患者结局的目的，就有可能对患者造成无效、甚至有害的结局。EBM和EBLM就是指导临床医师树立"患者利益至上"的医学职业道德，具备"利他主义、知识渊博、技术熟练和尽职尽责"的职业特征。

1. 循证医学 Sackett等首先对循证医学做了简明的定义，指出EBM就是"在对患者的医疗决策中，审慎地、明确地和明智地应用当前最好的证据"，即整合当前的最佳研究证据、医师的临床专业经验和患者的价值观，对患者做出最佳的临床决策；其本质是以诊治患者的结局、不以疾病的机制作为判断临床疾病诊治质量的最终标准。EBM强调，临床诊断需结合患者意愿，强调个人临床经验需结合迄今为止所能获得的最佳证据。2014年，Guyatt进一步完善循证医学的定义为：临床实践需结合临床医生的个人经验、患者意愿和来自系统化评价和合成的研究证据。

（1）EBM证据水平：主要根据临床研究问题类型的科学性（研究过程的偏移越小，证据水平就越高）对证据水平的高低进行分级。例如，将证据从高到低分为"Ⅰ~Ⅴ"级：①Ⅰ级：基于随机对照试验的系统评价或荟萃分析的证据；②Ⅱ级：基于设计良好的随机对照试验的证据；③Ⅲ级：基于设计良好的观察性研究的证据；④Ⅳ级：基础研究，如实验室指标、动物研究或人体生理学研究的证据(临床应用须谨慎);⑤Ⅴ级:专家个人意见、个人临床经验、描述性研究。

最佳临床研究证据主要来自多中心大样本盲法临床随机对照试验(randomized control test, RCT)、系统评价(systematic review, SR)及荟萃分析(meta-analysis, meta 分析)。

中国循证医学中心主任最近指出:"早期循证实践聚焦疾病防治,故以随机对照试验(RCT)及其 meta 分析为最高级别的研究证据。但随着研究和实践的深入,证据分级扩展到不同临床问题,包括治疗、预防、病因、危害、预后、诊断等。在证据应用中发现,高级别证据不等于研究本身质量得到保证;不同临床问题的证据类别存在差异。例如,质量较低的RCT 也可能产生误导性的结果,诊断的准确性评价并非一定采用 RCT 设计"。

(2)EBM 证据推荐分级:在临床实践指南中,常对使用循证证据的建议提出共识性的推荐分级。这些推荐分级的依据主要基于研究中观察到的患者的重要结局,是当前结合证据质量的推荐强度分级标准。证据推荐可分为"高、中、低和极低"4 个等级;推荐强度是依据多大程度上能够确信推荐意见"利与弊"的原则,分为强、弱 2 个等级(表6-5)。在专业组织的临床实践指南中,常各自定义推荐等级,使用不同的符号(数字或字母)顺序表示推荐强度从高到低的变化层次。

表6-5　GRADE 证据推荐分级:证据质量与推荐强度等级

证据质量等级	描述
高(A)	对证据的预测值接近真实值,非常有把握
中(B)	对证据的预测值有中等把握:预测值可能接近真实值,也可能差别很大
低(C)	对证据的预测值把握有限:预测值可能与真实值有很大差别
极低(D)	对证据几乎没有把握:预测值与真实值极可能有很大差别
推荐强度等级	描述
强(1)	干预措施明确显示:利大于弊或弊大于利
弱(2)	利弊不确定,或证据无论质量高低均显示利弊相当

2. 循证检验医学　EBLM 的核心原则同 EBM 几乎相同,但其目标是通过临床科学研究,客观评价现有可用的、或待用的数以千计的实验诊断项目,以便临床选择最有价值的检验项目和方法。在研究和评价新旧实验诊断项目性能时,需始终持有客观的批判性思维;"新"试验未必总是好的诊断项目,而"旧"项目未必总是差的试验,无论新旧检验项目均应经循证的临床实践加以科学证明。

EBLM 用临床流行病学方法规范实验诊断项目临床研究设计和项目评价,在最佳方法灵敏度、特异性和质量保证体系的基础上,向临床提供最能准确反映患者疾病的最佳诊断灵敏度和特异性。EBLM 在临床上应用的目标就是如何在正确的时间、对正确的患者、选用正确的检验项目。

EBLM 和 EBM 的实施步骤一样,均以 5 个实施步骤作为一次临床研究的循环,此循环永无止境,但其临床应用价值则呈螺旋式不断增高。这 5 个步骤是:

(1)提出临床需要解决的实验诊断问题:提出有关患者疾病实验诊断问题是实施 EBLM 过程的第一步。若提问内容和方式不正确,则很难得到问题的正确答案。EBLM 因临床诊断需求而起,因此,提出一个合适可解决的临床问题就特别重要。循证医学专家构建了在 EBM 和 EBLM 实践中一个规范的提问格式,称为 PICO 模式(PICO model),即研究人群(population,P)、干预措施(intervention,I)、比较对照(control,C),研究结局(outcome,O)。每个临床待研究的提问均可由 PICO 的四部分构成。例如:女性,55 岁,因呼吸困难、有肾损害史而急诊;实验室检查:B 型钠尿肽(BNP)385pg/ml、血清肌酐(Cr)327μmol/L,估计肾小球滤过率(eGFR)45ml·min^{-1}·$(1.73m^2)^{-1}$。采用 PICO 模式提出一个待研究的问题,可表达为:有肾损害的女性患者(人群 P)的血 BNP 浓度(干预 I 及结局 O)是否高于肾功能正常 [eGFR > 60ml·min^{-1}·$(1.73m^2)^{-1}$] 的同龄女性(对照 C)?

(2)检索临床实验诊断项目的最新相关文献:EBLM 的第二步就是检索与问题相关、可解决患者临床问题的最佳诊断证据。检索前,应基于 PICO 格式,先列出最合适的检索关键词。例如,检测血清<u>胱抑素 C</u>(Cystatin C,干预 I)判断患者(人群 P)肾功能<u>肾小球滤过率</u>(glomerular filtration rate)的<u>诊断准确性</u>(diagnostic accuracy,结局 O)是否高于检测<u>血肌酐</u>(creatinine,对照 C)? 其中,下划线部分的术语可作为检索的基本关键词。然后,再确定在何处、检索何类证据。

在互联网创世之前,文献主要来源于图书馆的传统手工检索,文献包括教材、参考书、期刊等。如今,互联网检索方式最为实用、方便和普及。常用的通用网站和 EBM、EBLM 网站及其专业期刊举例见表 6-6。

表 6-6　常用临床医学和 EBM、EBLM 网站举例

网址	名称
http://www.ncbi.nlm.nih.gov/pubmed	美国国家医学图书馆网(PubMed)
http://bestpractice.bmj.com	英国医学杂志-"临床证据"网(Clinical Evidence)
http://acpjc.acponline.org	美国内科医师学会杂志俱乐部网和杂志(ACP Journal Club)
http://ebm.bmj.com	英国医学杂志-循证医学网和杂志(EBM)
http://www.ifcc.org	国际临床化学和检验医学联合会网和杂志(IFCC International Federation of Clinical Chemistry and Laboratory Medicine)
http://www.aacc.org	美国临床化学协会网和杂志(American Association for Clinical Chemistry:Clinical Chemistry)
http://www.cap.org	美国病理学家学会网和杂志(Archives of Pathology & Laboratory Medicine)
http://clsi.org	临床和实验室标准协会网
http://www.ahrq.gov/gam/	美国国家指南交换中心
https://labtestsonline.org	检验医学在线
http://www.cjebm.com/	中国循证医学杂志
http://guide.medlive.cn/	中国医脉通网

要实施 EBLM,就需优先选择现有的循证临床决策信息源,临床推荐的文献的质量等级层次见图 6-2。

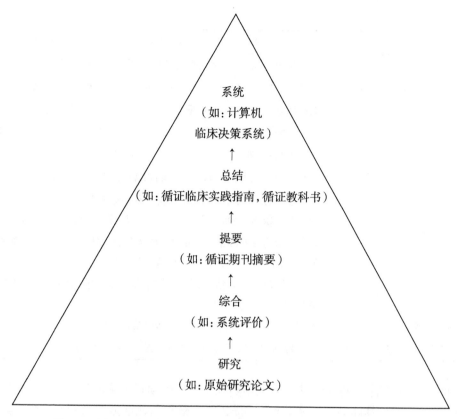

图6-2　循证临床决策文献层次金字塔(层次越高,临床推荐等级越高)

（3）评价文献的有效性和有用性：严格评价文献是实践 EBLM 必不可少的过程,因为文献的质量有高低,况且"闪闪发光的未必都是金子"。再者,初始检索到的多数文献与所构建的临床问题并非能完全匹配。严格评价是一种结构严谨的评价方法,针对与临床有关的3个基本问题：①评价文献研究结果与临床问题的相关性；②评价文献研究对象的合适性；③评价文献研究质量潜在的各种偏移。目前,高质量的文献评价多由临床医学专家和临床流行病学专家等共同完成,常以临床医学实践指南、系统评价或荟萃分析的形式发布。如英国国家卫生与临床优化研究所(National Institute for Health and Care Excellence, NICE)、美国国家指南交换中心(National Guideline Clearinghouse, NGC)和美国国家临床生物化学学院(National Academy of Clinical Biochemistry, NACB)所提供的循证临床医学实践指南。在EBLM 实践中,参阅这些指南,结合自己实际临床工作,可初步决策下一步的实验诊断实践。表6-7是 NACB 发布的糖尿病实验室检验项目临床应用指南部分内容。

表6-7　糖尿病实验室检验项目临床应用指南(NACB, 2011年)

项目	临床应用、证据等级和推荐强度(A/B/C/GPP)
血葡萄糖	诊断糖尿病：应在认可实验室测定静脉血葡萄糖。A
	诊断或筛检糖尿病：应在认可实验室测定血浆葡萄糖。GPP(Good practice point: Expert consensus on best practice；规范实践要点：最佳实践专家共识)
	常规检测：无须在认可实验室测定血浆葡萄糖。B

续表

项目	临床应用、证据等级和推荐强度（A/B/C/GPP）
血葡萄糖仪	糖尿病诊断或筛检：无证据支持用手提血葡萄糖仪检测。C
口服葡萄糖耐量试验（OGTT）	诊断妊娠性糖尿病：推荐用口服 75g 无水葡萄糖 OGTT。A
尿葡萄糖	糖尿病常规治疗监测：不推荐使用半定量尿葡萄糖试验。B
血尿酮体	辅助诊断糖尿病酮症酸中毒：仅用于居家或住院糖尿病患者。GPP
糖化血红蛋白（Hb A1c）	测定方法：应有许可证、可溯源至 IFCC 参考值。GPP
	所有糖尿病患者：均应常规检测 Hb A1c；记录血葡萄糖控制程度。A
尿清蛋白	在无蛋白尿症状青春期开始、或青春期诊断为 1 型糖尿病之后 5 年、或 2 型糖尿病确诊时：无论治疗与否，均应每年检测尿清蛋白。B
基因标志物	1 型糖尿病诊断和治疗：常规检测无价值；对于选择性糖尿病综合征如新生儿糖尿病可获有价值基因突变。A
	2 型糖尿病诊断和治疗：常规检测无价值；仅限于对糖尿病综合征的研究和评价。A
自身免疫标志物	不用于 1、2 型糖尿病的常规诊断或筛检。B
胰岛素、C 肽、胰岛素原	大多数糖尿病患者常规检测胰岛素、C- 肽或胰岛素原无作用。B

（4）结合个人临床经验和最佳文献证据实施实验诊断项目临床应用新决策：此为 EBLM 实践的第 4 步，即从具体的临床实验诊断问题出发，根据循证证据层次及有效性，采用证据应用核查表（表 6-8）做出临床决策。

文献证据有效性包括：①证据内部有效性：指文献研究证据的系统误差或偏移是否最小化；②证据外部有效性：指文献证据是否适用于自己的临床问题。

表 6-8　通用证据应用核查表

类别	内容
人群（P）	自己的患者与文献研究中所描述的是否相似
	——患者是否与此文献研究中的患者在年龄、性别、种族、疾病阶段上相匹配
干预（I）	是否正确地描述和确认了新试验的方法
	——文献研究是否确认了新试验方法的准确性
比较（C）	是否正确地描述和确认了比较试验的方法
	——文献研究是否确认了比较试验方法的准确性
结局（O）	是否实事求是，并稳健地测量了患者的结局
	——文献研究是否明确地描述了对患者结局的测量
医疗管理	是否涉及医疗管理程序的改变
	——文献研究所述的试验是否使医疗获益明显增加

（5）评价实施临床新决策后的实验诊断项目对患者疾病诊断的结局：EBLM 实践活动就是把 EBLM 作为一个终身学习和提高的过程，因此，需对自己的 EBLM 实践活动的有效性进行评估，由此可进一步理解 EBLM 融入最佳证据、获取患者最好临床诊治结局的原则。随

着新的实验诊断标志物的开发和应用,终身动态学习才能不断获得新的生命力,才能趋于至善至美。因此,每个 EBLM 活动的循环,都应自问:自己的临床实践是否解决了临床问题?是否比之前使患者受益更多? 这样,可将有益的经验教训纳入下一次的 EBLM 实践中去。

二、实验诊断项目性能指标

评价实验诊断项目在临床诊断应用中的价值,主要依据检验项目的诊断性能,包括临床诊断灵敏度、特异性等指标。

1. **实验诊断项目**　按实验诊断项目的临床功能可分为两大类:一类是用于疾病筛查,要求这类项目的诊断灵敏度高而不漏诊疾病,同时也要求尽可能避免假阳性(将无病错诊为患病);另一类是用于疾病确诊,要求这类检验项目的诊断特异性高而不误诊疾病,同时也要求尽可能避免假阴性(将患病漏诊为无病)。

2. **诊断金标准(gold standard)**　指当前公认的确诊疾病的最佳诊断依据。金标准可以是单项指标、也可以是一组指标。常用作诊断“金标准”的有:血培养(确定有无病原菌)、外科手术(确定有无病灶)、病理检查(确定有无病理改变)、骨髓涂片(确定有无白血病细胞等)及长期随访患者的最终结局(有无痊愈、发病、死亡等)等。只有用疾病诊断的金标准才能正确区分出研究试验的对象是否为“患病者”(患有目标疾病者)还是“无病者”(无目标疾病者,常为对照者,包括无目标疾病的患者或健康者)。通常,在诊断准确性试验的研究中,金标准多作为待评试验的参考标准(reference standard)。

3. **诊断试验研究评价四格表**　在诊断试验研究中,采用诊断试验四格表可获得诊断试验多项性能指标(详见第四章第二节)。一般先将被研究的对象分为“患病者”和“无病者”两组,任何一项待评诊断试验的结果:①在“患病者”中:呈阳性结果称为真阳性(true positive, TP),用 A 表示例数;呈阴性结果称为假阴性(false negative, FN),用 C 表示例数。②在“无病者”中:呈阳性结果称为假阳性(false positive, FP),用 B 表示例数;呈阴性结果称为真阴性(true negative, TN),用 D 表示例数。

4. **实验诊断项目性能指标**　指评价检验项目诊断疾病准确性的指标。诊断灵敏度和诊断特异性是任何一项诊断试验最基本的两个性能指标,也是计算其他诊断性能指标的基础,如准确性、阳性预测值、阴性预测值、阳性似然比、阴性似然比等。理解诊断性能指标的概念是正确应用实验诊断项目的重要前提。

(1)**灵敏度(sensitivity, Se)**:在“患病者”中,一个待评项目结果的真阳性比率。灵敏度高,则假阴性少。常用于目标疾病的纳入诊断。计算公式 A/(A+C)。

(2)**特异性(specificity, Sp)**:在“无病者”中,一个待评项目结果的真阴性比率。特异性高,则假阳性少。常用于目标疾病的排除诊断。计算公式 D/(B+D)。

(3)**准确性**:在全部“患病者”和“无病者”中,一个待评项目全部结果的真阳性和真阴性的比率。计算公式(A+D)/(A+B+C+D)。

(4)**阳性预测值(positive predictive value, PPV)**:在待评项目结果的全部真假阳性的对象中,“患病者”真阳性所占的比率。PPV 越大,患病的可能性越高。计算公式 A/(A+B)。

(5)**阴性预测值(negative predictive value, NPV)**:在待评项目结果的全部真假阴性对象中,“无病者”真阴性所占的比率。NPV 越大,患病的可能性越低。计算公式 D/(C+D)。

(6)**阳性似然比(positive likelihood ratio, +LR)**:待评项目结果“患病者”的真阳性率与

"无病者"的假阳性率的比率。+LR 越大（＞1），患病的可能性越大。计算公式 Se/（1-Sp）。

（7）阴性似然比（negative likelihood ratio，-LR）：待评项目结果"患病者"的假阴性率与"无病者"的真阴性率的比率。-LR 越小（＜1），患病的可能性越小。计算公式（1-Se）/Sp。

+LR 或 -LR 是稳定的性能指标，均同时反映了诊断性能 Se 和 Sp 的效应，不受疾病预测值的影响，其临床应用价值见表 6-9。在临床实践中，一项实验诊断项目的 +LR 越大和 -LR 越小，则纳入疾病或排除疾病的诊断价值就越高。

表 6-9 临床实践中试验项目诊断性能阴性、阳性似然比应用价值

阳性似然比	阴性似然比	临床判断
＞10	＜0.1	可基本确定或排除诊断（应用价值：确定）
5~10	0.1~0.2	试验前后诊断概率呈中度变化（应用价值：较确定）
2~5	0.2~0.5	试验前后诊断概率变化较小（应用价值：极小）
1~2	0.5~1	试验前后诊断概率基本无变化（应用价值：基本无）

（8）患病率（prevalence，Prev）：一定时期内新、旧患病人群所占人群的比率；在诊断试验全部对象中，真正"患病者"所占的比例。PPV 和 NPV 的高低均与 Prev 的高低有关。PPV 可随患病率增加而增加，例如，一个检验项目的 Se 和 Sp 均为 90%，在 Prev 为 0.1% 时，PPV 为 0.9%，在 Prev 为 5.0% 时，则 PPV 增至 32%。类似地，NPV 随 Prev 增加而减低，然而其作用相对较小。计算公式：Prev=（A+C）/（A+B+C+D）。

（9）比数比（odds ratio，OR）：诊断试验阳性似然比与阴性似然比的比率。数值越大，表明诊断试验区分"患病者"与"无病者"的能力越大。OR 是 meta 分析中常用的综合评价指标。计算公式：OR=+LR/-LR=（A×D）/（B×C）。

5. 受试者操作特征曲线（receiver operator characteristic curve，ROC） 这是一种同时显示一个或比较多个诊断试验项目灵敏度和特异性的图形（图 6-3）。ROC 曲线越接近坐标的左上角，其下的面积就越大，即诊断的性能就越高。

ROC 曲线作图原则：设纵坐标 Y 轴为诊断灵敏度，横坐标 X 轴为诊断特异性（1- 特异性），先计算出诊断疾病时随检验项目临界值系列变化时所对应的每一对灵敏度和特异性，然后在坐标上标出各对灵敏度和特异性相应的交点，最后将各交点连成一条平滑的曲线（可由统计软件完成）。

ROC 曲线主要的意义是可解决以下临床问题：①如何同时兼顾一个诊断试验项目最适的灵敏度和特异性？此时，只要选择曲线与坐标对角线（即：纵坐标灵敏度 1.0 的点与横坐标 1- 特异性 1.0 的点连成的直线）交点相对应的一对灵敏度和特异性（同时确定了诊断临界值），就能同时满足要求。②如何在多个诊断试验项目中遴选出诊断性能最佳的一个项目？此时，可选取 ROC 曲线下面积（area under ROC curve，AUC）最大的一个项目。

检验项目的诊断性能可从 ROC 曲线中 AUC 得到判断，一般认为 AUC 有价值的范围为 0.5~1.0，AUC 值越大，诊断性能越强，如：① AUC=0.5，该项目没有诊断性能；② 0.5＜AUC ≤ 0.7，该项目诊断性能较低；③ 0.7＜AUC ≤ 0.9，该项目诊断性能中等；④ AUC＞0.9，该项目具备较高诊断性能。

6. 诊断试验准确性报告标准（standard for reporting diagnostic accuracy，STARD） 指

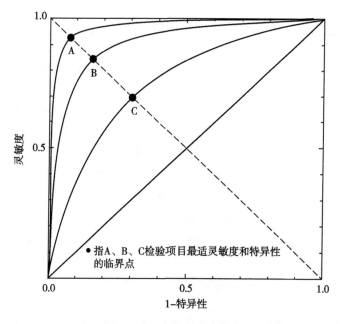

图6-3　受试者操作特性曲线图

A、B、C分别代表3个实验诊断项目的ROC曲线；A、B项目AUC ≥ 0.8，表示
诊断性能均良好，且A项目最佳，C项目AUC < 0.8，诊断性能较差；各曲线与坐
标对角线交点的临界值可满足各自实验诊断项目最适诊断灵敏度和特异性

由STARD专家组制定的、用于评估临床诊断准确性研究报告质量（完整性和透明度）的指
南。2015年STARD更新版整合了关于诊断准确性偏移和变异性来源的最新证据，列出了
一份含有30项基本要素的核查清单（表6-10），作为评估临床诊断准确性研究报告的标准。
STARD提供了在研究假设、受试者典型流向（图6-4）、研究局限性、研究样本量大小、研究
试验预期用途和临床作用等众多研究环节中必须明确的质量标准。

表6-10　诊断性研究STARD报告规范清单

章节主题	项目	解释
题目或摘要	1	确认为诊断准确性研究，使用至少一种测量诊断准确性的性能指标，如灵敏度、特异性、预测值或受试者操作特征曲线下面积（AUC）
摘要	2	结构化摘要：研究设计、方法、结果和结论（即：解读研究设计、方法、结果和结论的关键点，有助于读者理解对研究报告准确性的估计）
前言	3	科学和临床背景：含目标试验预期用途和临床作用（即描述试验的目标应用，有助于读者解释报告准确性的含义）
	4	研究目标和假设（即：如果研究目标和假设不具体，就会导致对研究结果泛泛作解，继而得出的研究结论会令人感到困惑）
方法 - 研究设计	5	数据采集：是在实施目标试验和参考标准之前（前瞻性研究）还是之后（回顾性研究）

章节主题	项目	解释
- 受试者	6	合格标准（即读者要评价研究的预期精密度和重要性，以及作者是否成功地招募到目标受试者的数量）
	7	确定潜在合格受试者的依据（如受试者注册时的症状、之前试验的结果）
	8	确定潜在受试者的时间、地点（环境、地点和日期）
	9	受试者系列：连续性、随机性或随意性
- 试验方法	10a	目标试验：详述细节以便其他研究者复制
	10b	参考标准：详述细节以便其他研究者复制
	11	选择参考标准的基本原理（如有替代试验）
	12a	目标试验阳性结果的临界值或分类的定义和基本原理：区分预先指定的还是探索性的
	12b	参考标准阳性结果的临界值或分类的定义和基本原理：区分预先指定的还是探索性的
	13a	目标试验的操作者或试验结果的读者是否可用临床信息和参考标准的结果
	13b	参考标准的评估者是否可用临床信息和目标试验的结果
- 分析	14	诊断准确性测量的估计方法或比较方法
	15	如何处理目标试验或参考标准未确定的结果
	16	如何处理目标试验和参考标准缺失的数据
	17	诊断准确性变异分析：区分预先制定的还是探索性的
	18	预期样本的大小及其如何确定大小的方法（即读者要评价研究所预期的精密度和功效，以及作者招募目标受试者的数量是否成功）
结果		
- 受试者	19	受试者流向：采用流程图表达
	20	受试者人口统计学基线和临床特征
	21a	目标疾病受试者的病情程度分布状况
	21b	无目标疾病受试者的其他诊断分布状况
	22	目标试验和参考标准之间的时间间隔及临床干预措施
- 试验结果	23	目标试验结果（或其结果分布）和参考标准结果的 2×2 列 4 格表
	24	诊断准确性和精密度（如 95% 置信区间）的判断
	25	目标试验或参照标准中出现的任何不良事件
讨论	26	本研究局限性：含潜在偏移、统计不确定性来源，及临床可适用性
	27	对临床实践的影响：含目标试验的预期用途和临床作用
		（26~27 项：为了防止研究报告做出毫无根据的结论，要求作者牢记目标试验的应用目标，讨论本研究的局限性并得出结论。参见项目 3）
其他信息	28	注册号码及名称（即：前瞻性试验准确性的研究均为尝试性研究，为此，在研究开始前均应在临床试验注册机构如 ClinicalTrials.gov 进行登记，使这些试验便于获得认同并防止对研究结果做出选择性报告）

续表

章节主题	项目	解释
	29	获取完整研究方案的地址(即:可在其他地点获得完整的研究方案,连同预先规定的有关研究方法信息,以便使评估更严格和更细化)
	30	资金和其他资助来源;资助者的影响程度(即:遵守科学和道德的原则,并符合研究应遵守的其他目标如显示研究资金来源等;要认识到存在研究人员之间潜在利益冲突造成损害的影响,诊断试验准确性研究也不例外)

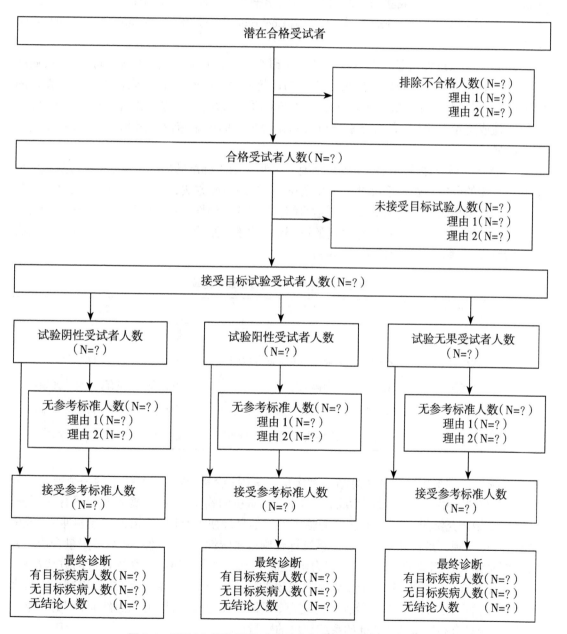

图 6-4 STARD 报告研究过程受试者典型流向图(N:例数)

三、系统评价

目前,临床医学研究的信息量已海量增长,通常,并非所有的临床医学工作人员均有足够的时间和技术去查找、评价和解释研究证据,并用于临床医疗决策。因此,由 EBM 和 EBLM 专业人员,采用循证、客观、系统的研究方法和格式,查找、评价和综合迄今为止某个临床医学专题的研究证据,向临床医学其他工作人员提供最有用的临床研究信息。系统评价已成为 EBM、EBLM 临床实践的重要信息源。当前,公认最著名的临床医学研究的系统评价提供者,是 1993 年成立的、以英国流行病学家 Cochrane 命名的英国 Cochrane 中心,现成立了国际知名组织 Cochrane 协作网,中国 Cochrane 中心是国际 Cochrane 协作网的 14 个中心之一。

1. **概念** 系统评价是一种摘要性的二次研究文献,针对某一具体临床问题(如疾病病因、诊断、治疗、预后),严格按照事先规定的评价程序,系统、全面检索已发表或未发表的临床研究,采用临床流行病学评价文献的严格的原则和方法,筛选出符合质量标准的文献,进行定性或定量合成(后者为荟萃分析),得出综合性的可靠结论。因此,系统评价是高级别的证据。

2. **特点** 系统评价的目的是收集所有符合预定纳入标准的研究证据、并进行整理评价来回答具体的研究问题。系统评价采用明确、系统的研究方法,尽力减少单个研究的偏移,为使用者提供更为可靠的研究结果,提高临床决策的正确性。诊断性试验的系统评价就是全面评价诊断试验项目诊断目标疾病的准确性。虽然,系统评价与传统综述均是总结已有的原始研究,但两者有重要区别(表6-11)。

表 6-11 系统评价与传统综述比较

原始研究特征	系统评价	传统综述
临床问题	侧重具体人群、干预、比较和结局	很少报告;或解决一般性问题
文献检索	有明确详细全面检索证据源说明	少有报告;如有,也不全面
文献选择	有明确纳入和排除标准	少有报告;如有,常有选择偏移
质量评价	有对原始论文方法学的质量评估	少有报告;如有,常缺乏系统性
结果总结	系统总结(定性或定量"荟萃分析")	定性总结;常缺乏系统性

传统综述常采用叙述方法总结一种疾病在病因、诊断、预后或治疗中的一个或多个方面的临床问题,很少采用系统性方法去构建所要解决的临床问题、去检索和选择有效证据、去评估原始研究结果,因而,所选用的临床疾病信息即使很有用,但结论常互相冲突、或信息滞后、或与现有最佳证据不一致。系统评价则以系统性、可重复性、乃至可定量合成的方法全面总结各种相关的原始研究,着力解决最为关注的临床问题。系统评价的方法严格,不但选择符合入选标准(即研究偏移和随机误差尽可能小)的原始研究文献,以减少评价者的主观性,而且制定了撰写系统评价的规范,评价过程透明,方法可靠。然而,相对于临床治疗,至今具有高质量的 EBLM 的系统评价的数量仍较少。

3. **方法** 系统评价的主要特征是:目的明确、预设文献纳入标准清晰;方法明确且可重复;检索所有符合纳入标准的研究文献;依据专家推荐的量表评估纳入研究结果的质量（真实性）如评估偏移风险。系统评价可定性描述或定量综合统计分析（荟萃分析）各原始研究。

系统评价一般采用回顾性评价,首先需要有一个评价计划,然后要有规范的评价格式,以减少系统评价的主观偏移,增强评价的透明性。各临床医学组织或杂志对系统评价可能有不同的格式要求。例如:

（1）Cochrane 系统评价计划书格式:①题目;②计划书一般信息:作者、时间、新内容、历史;③计划书:背景、目的、方法（纳入标准含:研究类型、受试者类型、干预措施类型、结局指标类型;检索策略;数据采集和分析）、致谢、参考文献、表格和图;④补充信息:附录和反馈（题目、摘要、回复、贡献）;⑤本研究信息:作者贡献、利益冲突声明、（内部和外部）资源支持和发表备注。

（2）美国国家临床生物化学学院系统评价格式:采用美国国家科学院医学研究所（Institute of Medicine, IOM）"系统评价标准",格式如下:

1）使用结构化层次准备最终报告:①报告标题;②摘要;③执行概要;④为公众撰写概要;⑤绪论（理由和目标）;⑥方法部分:研究方案、合格标准,含系统评价研究纳入标准和排除标准、分析框架和关键问题、用于确定相关研究的数据库和其他信息源、检索策略、研究选择过程、数据提取过程、处理丢失信息的方法、提取研究中的信息、评价各个研究质量的方法、总结效应量测量如风险比和方法差异、合并或不合并全部研究结果的理由、合成证据的方法（含定性和荟萃分析,如做了其他分析则指明哪些为给定值）;⑦结果部分:重复每个关键问题、研究选择过程、列出排除研究清单及排除理由、评价各个研究的质量、定性质量合成、荟萃分析结果（如已作分析解释理由,如做了其他分析则指明哪些为给定值）、表格和图表;⑧讨论部分:证据概述、系统评价优势和局限性、每个关键问题的结论、证据差距和未来研究需求;⑨资金来源及利益冲突。

2）同行审查报告草案:使用第三方管理同行评审过程;提供公众评论报告期限和公开处理意见报告。

3）发布最终报告,确保公众免费访问。

四、荟萃分析

临床医学研究本应建立在可重复的多次临床试验基础上,但许多情况下,单个独立试验研究结果很难对临床科学的发展作出显著的贡献。即使有多个单个试验,因试验对象或条件不尽相同,研究结果可不同甚至相互矛盾。为了减少单个独立原始试验抽样等误差,采用定量荟萃分析就成为 EBM 和 EBLM 对文献资料进行系统评价的基本统计方法,现已广泛应用于包括临床疾病病因、诊断、治疗和预后研究的各个领域。

1. 概念 meta 分析的"meta"有"变化、超越、之后"的含义。1976 年,英国心理学家 Gene V.Glass 第一个正式使用"meta-analysis"术语,meta 分析指对多个独立研究的统计量进行合并统计分析的方法,是分析的分析（合并统计量）,即运用定量方法汇总多个研究结果的一种系统综述。

系统评价采用 meta 分析的主要意义有:①增加统计学检验效能:有时单个独立研究的结果可能因样本量偏小而无统计学意义,如能综合同一目的的多个独立研究,则可扩大样本量,提高有统计学意义检验效能,为同一临床问题提供系统、可重复而客观的综合结果;②提高精确性:如纳入统计的信息量越多,则估计的精确性越高,就能回答单个试验研究不能回答的问题,或解决有明显矛盾研究结果的争论,探索结果不一致的原因;③提出新的研究方向:可发现既往研究的不足,为进一步的临床研究或决策提供科学依据。

meta 分析主要适用于临床随机对照试验的原始研究,故用于观察性原始研究时应慎用,因可能增加原有的偏移。meta 分析使用不当,则可能弊大于利:①如原始研究之间有临床差异,则 meta 分析可能无意义,还可能掩盖真正的差异;②如原始研究有偏移,则做 meta 分析可产生严重误导,比如原始研究有发表偏移,用 meta 分析就不恰当。因此,如原始研究缺乏临床实践的合理性、缺乏可靠的研究结果,则 meta 分析造成的信息误导比信息缺乏更糟糕。

2. 方法 广义的 meta 分析与系统评价一样,包括事先设计提出问题,检索相关文献,制订文献纳入和排除标准,采集和描述各独立研究的基本信息(如发表刊物、作者姓名、文献名称、发表年代)、研究背景、研究类型和方法、研究人群性别和年龄等基本特征、随机取样、样本量大小、结果测量(如诊断性能指标)、干预措施和对照标准、统计分析,最后进行定量综合分析等全过程;狭义(本文采用)的 meta 分析仅指系统评价定量综合分析。

meta 分析中,评价单个原始研究的质量应特别关注:①偏移:指系统误差,原始研究的设计和实施是否采取了避免或减小偏移的措施;②精密度:指随机误差,一般用可信限表示,小样本研究易受抽样误差影响,精密度常较差;③外部真实性:原始研究结果是否能适用于其他研究场景。meta 分析包括以下基本过程:

(1)数据提取:采集提取数据时,应采用多种途径和有效的质控措施,确保数据全面完整,如双人独立同步提取数据可防止测量偏移,如参照 STARD 严格评价诊断试验原始研究数据质量的真实性。应按统一的表格提取数据,将纳入研究的重要信息进行汇总。可使用 meta 分析软件(如 RevMan、MetaView)或其他统计软件(如 SPSS、SAS、EXCEL)等建立数据库。

(2)异质性检验:各原始研究之间的变异性称为异质性(heterogeneity),包括:①临床异质性:受试者、干预措施和研究结局方面的变异性;②方法学异质性:研究试验设计和质量方面的异质性;③统计学异质性:是综合临床异质性及方法学异质性的结果。

meta 分析适用于合并统计同质的原始研究,否则只能做定性描述。因此,在 meta 分析前须进行异质性检验(test for heterogeneity),就是判断其是否具有同质性,用假设检验的方法检验多个独立研究的异质性是否具有统计学意义。

1)异质性检验方法:主要有:①图形法:有森林图(forest plot)、拉贝图(L'Abbe plot)、Galbrain 星状图(Galbrain radial plot)、Z 比分数图等。优点是简明,从点估计值的变异及可信区间重叠程度可初步判断是否存在异质性。若可信区间大部分重叠,点估计值中无明显异常值,一般可认定同质性较高。缺点是主观性较强,主要用于初步判定是否有异质性。②统计学法:是评价异质性的主要方法,如 Q 检验及 I^2 统计量、H 统计量等法。目前较常用的是 Q 检验,但检验效能较低,有时出现假阴性结果。I^2 统计量,利用自由度校正了研究数量对 Q 值的影响,结果更稳定。在 Cochrane 系统评价中,只要 $I^2 \leq 50\%$,就可接受此异质性。

2)处理异质性的措施包括:①检查单个研究原始数据及提取数据方法是否正确;②若

异质性明显,应放弃 meta 分析,而进行定性描述;③选择随机效应模型(random effect model)估计合并效应量;④使用亚组分析或 meta 回归探寻异质性原因;⑤进行敏感性分析,通过排除有异质性的个体研究,比较纳入此个体研究前、后的 meta 分析结果,探讨此个体研究对合并效应的影响。

(3)合并效应量估计

1)数据类型及合并效应量:meta 分析数据可有:①二分类变量:如存活、死亡,复发或不复发等;②数值连续变量:如血葡萄糖、尿蛋白等;③等级变量:按程度或等级差异区分,如痊愈、显效、有效、无效等。

效应量(effect size)是临床上有意义的值或改变量。数据类型不同决定了效应量不同的表达方式。当结局观察指标为:①二分类变量时,效应量可用 OR 等,解释 OR 合并的统计量,与单个研究的效应量相同。②数值连续变量时,效应量用均数差值(mean difference,MD)或标准化均数差值(standardized mean difference,SMD)等。SMD 无单位,用于单位不同或均数较大数据的汇总分析,在解释结果时要慎重。③等级变量时,可据实际情况转换化为二分类变量或连续性变量进行处理后,选用相应效应量。

2)合并效应量估计:meta 分析是合并多个同类研究的结果获得一个单一效应量来评价这些研究的综合效应。meta 分析常用的合并效应量估计方法:①当异质性检验无统计学意义时,选择固定效应模型(fixed effect model):Mantel-Haenszel(M-H)法(适用于分类变量)、Peto 法(改良 M-H 法,适用于分类变量,OR 值分析)和方差倒置法(inverse variance,IV;适用于数值变量或分类变量);②随机效应模型:DerSimonian-Laird(D-L),适用于数值变量或分类变量,主要对权重进行校正。

(4)合并效应量的假设检验:合并效应量,需经假设检验来判定是否具有统计学上的显著性差异,常用 Z 检验。

$$Z = \frac{InOR_{MH}}{\sqrt{Var(InOR_{MH})}}$$

统计量 Z 服从于标准正态分布,用于检验合并效应量是否有统计学意义。根据 Z 值得到合并效应值 P 值,若 $P \leq 0.05$,合并效应量具有统计学意义;若 $P > 0.05$,合并效应量无统计学意义。

典型的 meta 分析结果可用森林图显示全部纳入研究的各单项原始研究之间的结果关系。森林图是以统计指标和统计分析方法为基础(包括检验异质性的卡方检验),用数值运算结果绘制图形,在图形平面直角坐标系中,以一条垂直 X 轴的无效线(横坐标刻度为 1 或 0)为中心,用平行于 X 轴的多条水平横线段描绘每个被纳入研究的效应量和可信区间,可信区间范围越广,横线段越长,横线中间的小方块代表统计量(OR、AUC 等)的点估计值位置,大小代表此研究的权重,权重示各研究结果占总体结果的百分比,通常,样本量越大权重越大,横线段与无效竖线相交表示此研究结果无统计学意义,用一个棱形(或其他图形)描绘多个研究合并的效应量及可信区间。

例如,Louie KS 等所做的一项 meta 分析,研究各种前列腺癌风险模型是否能提高前列腺特异性抗原(PSA)筛查预测前列腺癌的准确性。其中,采用随机效应模型计算了16 项独立研究的总 PSA 的受试者工作特征曲线下面积(AUC)及其 95% 可信区间。16 项研究报告 PSA 测定预测前列腺癌的 AUC 范围为 0.53~0.83,总 AUC 为 0.66(95% 可信区间:

0.59~0.73）。前列腺癌风险模型 PSA 测定的 AUC 识别前列腺癌准确率：Prostataclass 模型为 0.65，PCPT 模型为 0.62，ERSPC RC3 模型为 0.75（图 6-5）。

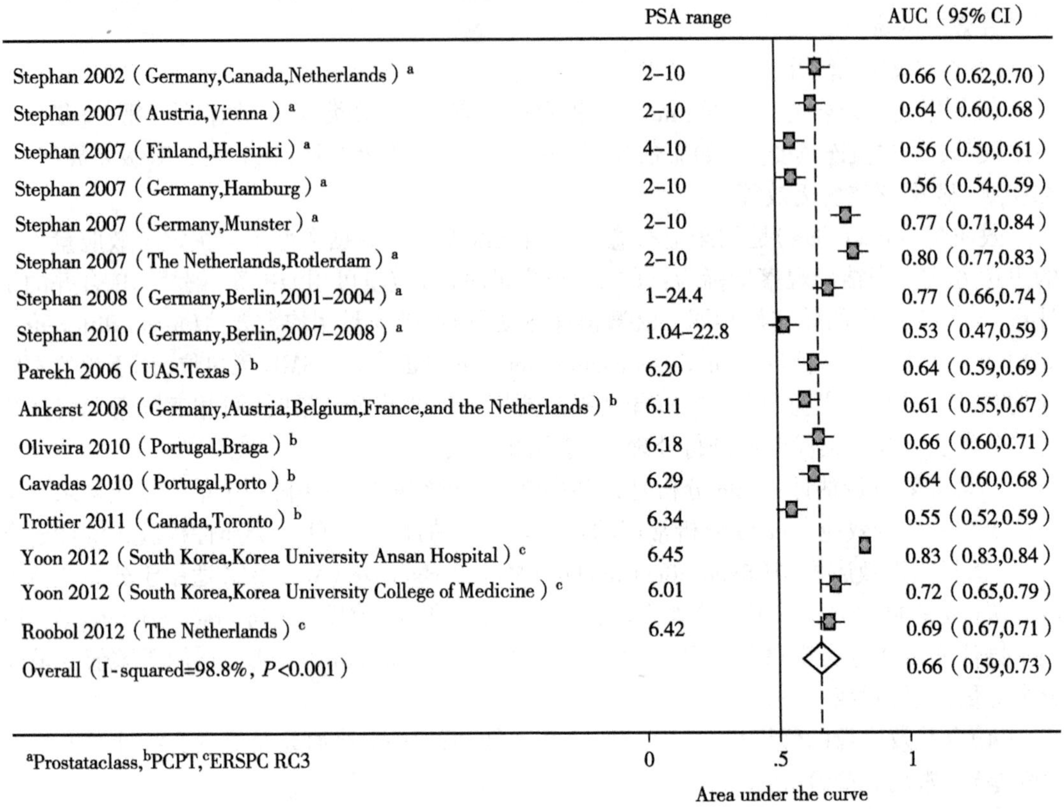

	PSA range		AUC（95% CI）
Stephan 2002（Germany,Canada,Netherlands）[a]	2–10		0.66（0.62,0.70）
Stephan 2007（Austria,Vienna）[a]	2–10		0.64（0.60,0.68）
Stephan 2007（Finland,Helsinki）[a]	4–10		0.56（0.50,0.61）
Stephan 2007（Germany,Hamburg）[a]	2–10		0.56（0.54,0.59）
Stephan 2007（Germany,Munster）[a]	2–10		0.77（0.71,0.84）
Stephan 2007（The Netherlands,Rotlerdam）[a]	2–10		0.80（0.77,0.83）
Stephan 2008（Germany,Berlin,2001–2004）[a]	1–24.4		0.77（0.66,0.74）
Stephan 2010（Germany,Berlin,2007–2008）[a]	1.04–22.8		0.53（0.47,0.59）
Parekh 2006（UAS.Texas）[b]	6.20		0.64（0.59,0.69）
Ankerst 2008（Germany,Austria,Belgium,France,and the Netherlands）[b]	6.11		0.61（0.55,0.67）
Oliveira 2010（Portugal,Braga）[b]	6.18		0.66（0.60,0.71）
Cavadas 2010（Portugal,Porto）[b]	6.29		0.64（0.60,0.68）
Trottier 2011（Canada,Toronto）[b]	6.34		0.55（0.52,0.59）
Yoon 2012（South Korea,Korea University Ansan Hospital）[c]	6.45		0.83（0.83,0.84）
Yoon 2012（South Korea,Korea University College of Medicine）[c]	6.01		0.72（0.65,0.79）
Roobol 2012（The Netherlands）[c]	6.42		0.69（0.67,0.71）
Overall（I-squared=98.8%，P<0.001）			0.66（0.59,0.73）

[a]Prostataclass,[b]PCPT,[c]ERSPC RC3

Area under the curve

图 6-5 PSA 检测识别前列腺癌风险的 ROC 曲线下面积（AUC）meta 分析

注：PSA range，前列腺特异性抗原范围，ng/ml；ROC，受试者操作特征曲线；Prostataclass 模型，PCPT 前列腺癌预防试验模型，ERSPC RC3 欧洲前列腺癌风险筛查随机研究计算器 3 模型；Overall，合并 PSA；CI，可信限；█■，中心小方块代表每个原始研究的平均效应，水平线代表 95% 可信区间；◇，代表总效应量和 95% 可信区间

（5）发表偏移识别和分析：发表偏移是指原始研究因某些因素促使其更易于发表、从而造成综合分析（如 meta 分析）系统误差所致的偏移。常见的发表偏移的原因包括：结果阳性（相对结果阴性）的原始研究、结果有统计学差异（相对无统计学差异）的原始研究、用英语撰写（相对非英语撰写）的原始研究等。

正确识别与处理发表偏移有 3 类较简单方法：漏斗图法、剪补法及公式法。其中，漏斗图（funnel plots）法最常用，可直观上识别是否有发表偏移：①横坐标：为原研究效应量如 OR 等（或效应量对数）；②纵坐标：为原研究样本量（或效应量标准误的倒数）。

样本量越小，分布越分散；样本量越大，分布越集中。若无偏移，漏斗呈对称形；若有偏移，则呈不对称形（偏态分布）。即样本量小的研究数量多、精度低，主要分布在漏斗图的底部呈左右对称排列；样本量大的研究精度高，分布在漏斗图的顶部且向中间集中（图 6-6）。绘制漏斗图，需纳入较多研究个数，原则上要求 ≥ 5 个点。

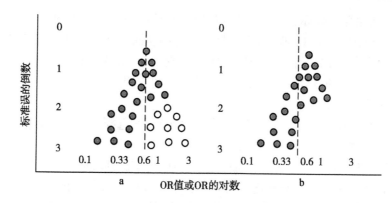

图 6-6　漏斗图示意（OR）

a. 所有研究围绕中心线对称分布,示无发表偏移,空心散点表示结果无效的小样本研究,其效应量变异较大,极端值机会多于大样本研究;b. 所有研究围绕中心线呈不对称分布,示有发表偏移,缺失部分为结果无统计学意义的小样本研究

五、临床实践指南

临床实践指南（clinical practice guidelines, CPG）是针对具体临床问题、可指导临床做出正确诊治决策系统而完善的临床实践声明性文件,是临床医学专业组织对多种有效的系统评价和（或）荟萃分析等文献再次总结,依据原始研究证据的水平和当前临床实践的实际情况,达成共识性文件,特别有助于指导临床整合运用各类临床研究证据,做出合适的临床决策。目前,制定临床实践指南有严格的质量规范要求和写作层次,且须定期或不定期更新。国、内外提供临床实践指南的网站有:临床和实验室标准协会（http://www.clsi.org）、美国国家指南交换中心（http://www.ahrq.gov/gam）和医脉通（http://guide.medlive.cn/）等。

（胡晓波）

第三节　临床实践

临床实验室的全面质量管理,除检验前和检验中流程外,还包括检验结果评价和解释、检验报告审核和发布、已检标本储存管理等检验后流程质量管理。本节列举心肌肌钙蛋白临床性能评价和前列腺特异性抗原荟萃分析。

一、急性心肌梗死心肌肌钙蛋白诊断性能评价

根据检验项目诊断性能评价方法,一般包括 5 个步骤:①确定项目;②明确诊断金标准;③建立研究评价四格表;④计算性能指标;⑤制作受试者操作特征曲线,估计曲线下面积,得出最佳诊断临界点。以心肌肌钙蛋白为例,叙述如下。

（一）确定项目

急性心肌梗死（AMI）是一个严重影响人类健康的疾病。AMI 引发心肌缺血性坏死后,

心肌细胞膜完整性受到破坏,常伴有结构蛋白和其他细胞内大分子物质释放,这些心肌坏死标志物包括心肌肌钙蛋白、肌酸激酶、肌红蛋白、乳酸脱氢酶和谷草转氨酶等。与其他标志物相比,心肌肌钙蛋白仅存在于心肌细胞中。理论上,心肌肌钙蛋白是一个优秀的急性心肌梗死诊断标志物,但这需要有临床研究数据证明。因此,第一步明确以心肌肌钙蛋白应用于急性心肌梗死诊断性能评价作为研究课题。

在试验设计阶段需注意:①遵守医学伦理学规范;②选择合适受试者标本(对照组/试验组);③选择合适标本数;④选择有效统计方法。

1. 遵守医学伦理学规范　本例心肌肌钙蛋白应用于急性心肌梗死诊断性能评价研究,首先须遵守国际公认的"赫尔辛基宣言"医学伦理学规范,通过相应伦理委员会审查认可。

2. 选择合适受试者标本(对照组/试验组)　根据上述研究课题,以诊断明确的 AMI 患者血清作为试验标本。对照组设置是为了体现特异性,即该检验项目鉴别诊断能力。因此,对照组应和试验组症状相似而非健康人群。本课题对照组标本为胸痛伴有 AMI 高风险(高血压、高血脂、糖尿病、吸烟史)因素的疑似 AMI 患者血清。

3. 选择合适标本例数　标本量太少,统计效率低下;标本量太多,不仅造成经济上浪费,还增加试验结果的不确定性。标本例数评估有两类方法:①基于检验项目特异性和灵敏度;②基于 ROC 曲线下面积(AUC)。本例共纳入 718 例血清标本,其中 123 例为确诊AMI 患者血清(试验组),595 例被排除 AMI 患者血清(对照组)。受试者基本临床信息的统计数据如表 6-12 所示。

表 6-12　急性心肌梗死实验组和对照组基本临床信息

属性	所有人群	试验组(AMI)	对照组(疑似而非 AMI)	P 值
年龄(岁)				< 0.001
中位数	64	72	62	
四分位范围	51~75	59~80	49~74	
男性(%)	471(66)	88(72)	383(64)	0.13
风险因素(%)				
高血压	438(61)	87(71)	351(59)	0.02
高血脂	311(43)	63(51)	248(42)	0.05
糖尿病	116(16)	25(20)	91(15)	0.17
吸烟史	242(34)	37(30)	205(34)	0.35

4. 选择有效统计方法　在检验项目 ROC 分析中,AUC 直接反映了项目诊断性能,而AUC 统计学方法分为参数法和非参数法。考虑到 ROC 统计分析较为复杂,建议在试验设计初,咨询医学统计学专业人士。本例中,连续变量以均值($\bar{x} \pm s$)或中位数(四分位数)表示,并用秩和检验;分类变量以计数和百分比表示,采用卡方检验,以 SPSS 统计软件作为数据处理工具。

试验设计完成并确认临床评判标准后,进入标本检测阶段。在该阶段需遵循以下两个基本原则:①盲法试验;②检测系统可靠性。

(1)盲法试验:进行盲法试验目的是为了克服可能来自研究者或受试者主观因素所致的

研究偏移。本例采取回顾性研究分析,并选用某个确定时间段内的所有研究对象数据,尽可能消除研究偏移对结果和结论的影响。

（2）检测系统可靠性:对临床科研观察而言,数据真实性、完整性等方面均有非常严格的要求。参与本课题研究的临床实验室已构建完善 QMS,心肌肌钙蛋白检测系统有性能验证证据、室内质控数据和室间质评结论等相关记录。

（二）明确诊断金标准

医学课题要建立一套能分辨研究对象"真实的"临床状态评判标准,也称"诊断金标准"。临床评判标准通常包括病理活检、手术或尸检结果、影像资料、长期临床观察,或明确的实验室检测如细菌培养、显微镜寄生虫检验。本例 AMI 临床评判标准基于中华医学会心血管病学会推荐的 2012 年国际组织专家共识性文件(ESC/ACCF/AHA/WHF: Expert Consensus Document. Third Universal Definition of Myocardial Infarction)第三版中"心肌梗死全球定义"。

（三）建立研究评价四格表

受试者心肌肌钙蛋白检测结果如表 6-13 所示。

表 6-13　心肌肌钙蛋白检测结果(例)

心肌肌钙蛋白检验结果	试验组	对照组
> 0.04μg/L	109	48
≤ 0.04μg/L	14	547

（四）计算性能指标

诊断灵敏度和诊断特异性是任何一项诊断试验最基本的两个性能指标,也是计算其他诊断性能指标的基础,如准确性、阳性预测值、阴性预测值、阳性似然比、阴性似然比等。根据表 6-13,计算所得结果如下:诊断灵敏度 88.6%;诊断特异性 91.9%;阳性预测值 69.4%;阴性预测值 97.5%;诊断准确性 91.4%。

（五）制作受试者操作特征曲线

以 1– 特异性为横轴,灵敏度为纵轴,横轴与纵轴长度相等,形成正方形。在图中将 ROC 工作点标出,用直线连接各相邻两点构建 ROC 曲线。构建曲线时,需对照组和试验组服从统计学分布,并以拟合计算生成。无论资料类型如何,曲线一定通过(0,0)和(1,1)这两点。

理论上,有完美诊断价值的表现为灵敏度(真阳性率)=1,假阳性率(1– 特异性)=0,在图中表现为 ROC 曲线从原点垂直上升到图左上角 Y 轴 1.0 点。图 6-7 所示为 AMI 心肌肌钙蛋白诊断性能 ROC 曲线。

由图 6-7 中曲线可计算得到,当心肌肌钙蛋白浓度大于 0.04μg/L 时,其 AUC 值为 0.92,说明对 AMI 有较高诊断性能,是一项较为理想 AMI 指标。

检验项目能否被临床所接受,除本身诊断性能外,还要综合考虑临床实际需要,如分析物本身是否稳定,检测成本是否低廉,检测时间是否快速等。心肌肌钙蛋白除具有较高诊断性能外,也符合临床实际需要,因此心肌肌钙蛋白目前是临床实验室开展较为普遍的判断 AMI 的检测项目。

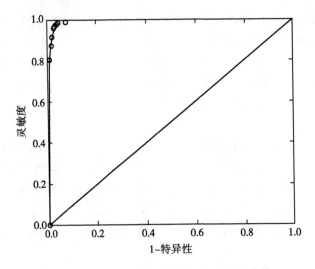

图 6-7　心肌肌钙蛋白诊断 AMI 的 ROC 曲线

二、前列腺癌前列腺特异性抗原荟萃分析

目前,荟萃分析存在广义和狭义两种概念,尚未统一。但无论广义和狭义荟萃分析,通常将研究分为如下几个流程:①提出研究问题;②文献检索;③确定研究材料纳入排除标准;④原始材料质量评价;⑤数据提取;⑥统计分析;⑦结果解释与讨论。

以前列腺特异性抗原(PSA)应用于前列腺癌筛查的研究为例,简要说明遵循 Cochrane 系统评价标准的荟萃分析基本流程。

(一)提出研究问题

进行荟萃分析研究,应首先进行科研设计,并制订研究方案。正确选题是最重要和最基本的步骤,选题应遵循实用性、必要性、科学性、创新性、可行性五大原则。

PSA 用于筛查前列腺癌价值是学术界争论较多的热点问题。研究提示,以 PSA 为基础的筛查虽显著提高了前列腺癌发现率,但多为进展缓慢、侵袭性低、无临床症状的隐匿性前列腺癌,仅有少量因有高侵袭性、发生转移而导致患者死亡。经筛查发现,23%~42% 患者存在过度治疗,增加社会医疗负担,也给患者增加不必要的痛苦和损伤。为明确此问题,美国及欧洲分别进行了两项前瞻性验证研究,但两项研究得出结论截然相反,从而引发了对 PSA 应用于筛查前列腺癌价值的讨论。因此,通过 PSA 检测筛查前列腺癌诊断价值作为研究问题,符合荟萃分析选题标准。

(二)文献检索

在荟萃分析中,需多途径、多渠道、尽可能全面系统地检索所有与研究问题相关的临床研究文献。文献检索常用方法包括计算机检索和人工检索。

对 PSA 检测筛查前列腺癌诊断价值荟萃分析,检索如下电子数据库 MedLine(PubMed)、Embase、CENTRAL(Cochrane Registry of Controlled Trials)。以 CENTRAL 为例,表 6-14 和图 6-8 给出计算机检索策略和网络界面。同时,通过人工检索,搜集了 2005 年至 2010 年美国泌尿外科学会(AUA)、欧洲泌尿外科学会(EAU)和美国临床肿瘤学会(ASCO)相关会议论文。

表6-14 计算机检索策略

#1	Mesh descriptor Mass Screening（主题词）
#2	Mesh descriptor Early Detection of Cancer（主题词）
#3	Mesh descriptor Prostatic Neoplasms（主题词）
#4	（#1 OR #2 AND #3）

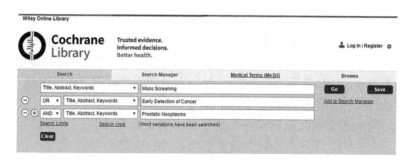

图6-8 CENTRAL检索界面

（三）确定研究材料纳入排除标准

在对PSA检测筛查前列腺癌的诊断价值荟萃分析中，选择时间跨度为2005年1月~2010年7月，比较是否检测PSA对前列腺癌进行筛查的随机对照试验（RCT）纳入原始研究材料。同时，该研究中2名独立研究者应用GRADE方法对研究数据进行质量评估，由1名主要课题研究人员对数据进行审核，排除不符合要求的原始研究材料。图6-9为研究材料纳入排除流程图。经该流程逐步筛选，确立6份文献作为原始研究材料，387286例受试者随机接受前列腺癌筛查。

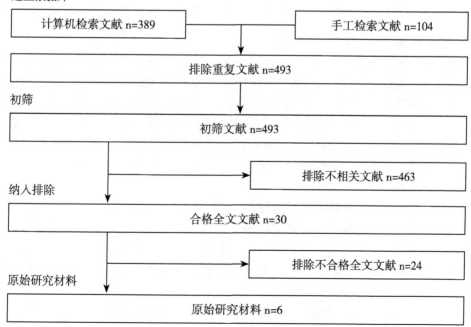

图6-9 研究材料纳入排除流程图

传统收集和整理文献资料需花费很多时间和精力,简单文献管理可利用 Excel 表格查找相应文献存储名,对应电子文献阅读器打开文献和做笔记。当文献积累到一定数量时,Excel 表格进行二次检索就很难,需借助专业文献管理软件。目前,常用文献管理软件有 EndNote、Reference Manager、ProCite、NoteExpress 和医学文献王等。在通过 PSA 检测筛查前列腺癌诊断价值的荟萃分析中,选用 EndNote 作为文献管理软件。

(四)原始研究材料质量评价

如原始研究材料质量不高,可能误导荟萃分析结论。因此,评价纳入原始研究材料的质量,对客观判断荟萃分析结论的真实性、可靠性至关重要。评价任何原始研究材料质量时,需考虑研究设计方案是否适合研究目的、研究偏移风险和其他与研究质量相关的因素,如干预措施实施情况、指标选择、统计方法、报告质量和适用性等。通过 PSA 检测筛查前列腺癌诊断价值的荟萃分析中,以随机分配、分配方案隐藏、随访对象失访、盲法评价、污染(对照组受到干预措施影响)、意向筛查分析等因素对 6 份原始研究材料进行质量评价(表6-15),并在统计分析时给予不同临床研究以不同统计权重值。

表 6-15　原始研究材料质量评价

材料编号	随机分配	分配方案隐藏	随访对象失访	盲法评价	污染	意向筛查分析
1	正确	不完善	未描述	不正确	未描述	未分析,但有数据
2	准随机化	不完善	有描述	不正确	未描述	是
3	正确	不完善	不清楚	正确	有描述	是
4	不清楚	不清楚	不清楚	不清楚	不清楚	不清楚
5	正确	完善	有描述	正确	有描述	是
6	正确	不完善	有描述	正确	未描述细节	是

(五)数据提取

数据提取是从原始研究全文或研究者提供资料中收集相关数据过程,是荟萃分析中的重要步骤。数据提取不仅从原始文献中摘抄信息,还涉及数据处理和数据分析。数据提取主要方法是填写数据提取表。数据提取表可以是纸质的,也可以是电子文档,两者各有优势。数据提取表电子文档有多种形式,常用软件或工具包括:①利用 Word、PDF 或 HTML 创建电子文档;②利用电子表格软件(如 Excel)或数据库软件(如 Access)创建电子文档。在 PSA 检测筛查前列腺癌的诊断价值荟萃分析中,以 Excel 制作数据提取表。

(六)统计分析

荟萃分析时对多个同类研究结果进行合并汇总分析,从统计学角度达到增大标本含量,提高检验效能的目的,尤其当多个研究结果不一致或没有统计学意义时,采用荟萃分析可得到更加接近真实情况的综合分析结果。统计分析可借助专业软件如 Review Manager 5 软件,该软件有利于系统评价制作人员学习系统评价的架构和分析方法,并能够协助完成荟萃分析统计计算过程。

1. 异质性检验　按统计学原理,只有同质资料才能进行统计量合并,反之不能。因此,在荟萃分析合并统计量前,需对多个研究结果进行异质性检验,以判断多个研究是否有同质性。如异质性检验结果为 $P > 0.10$ 时,可认为多个同类研究无异质性;当异质性检验结果为 $P \leq 0.10$ 时,可认为多个研究结果有异质性。原始研究材料异质性大小可用 I^2 衡量,I^2 计算公式为:

$$I^2 = \frac{Q-(k-1)}{Q} \times 100\%$$

计算公式中,Q 为异质性检验卡方值(c^2),k 为纳入荟萃分析的原始研究个数。只要 I^2 不大于 50%,其异质性就可接受。通过 PSA 检测筛查前列腺癌诊断价值荟萃分析中,对 6 份原始研究材料不同研究结果资料进行异质性检验(表 6-16)。

表 6-16 异质性检验结果

结果	P	I^2	c^2
全因死亡	0.60	0%	1.89
前列腺癌致死	0.06	55%	8.89
诊断为前列腺癌	< 0.001	97%	126.69
诊断为前列腺癌 I 期	< 0.001	96%	79.32
诊断为前列腺癌 II 期	< 0.001	97%	114.38
诊断为前列腺癌 III 和 IV 期	0.75	0%	1.22

由表 6-16 可见,6 份原始研究材料对受试者诊断为前列癌研究结果存在一定异质性。因此,进一步采用亚组分析(前列腺癌诊断分期)。如同类研究结果仍有异质性,可使用随机效应模型。

2. 合并统计量 荟萃分析需将多个同类研究结果合并(或汇总)成某单一效应量或效应尺度,即用某个合并统计量反映多个同类研究综合效应。对同质研究资料,采用固定效应模型:①如需分析的指标是数值变量,可选择均数差值(MD)、加权均数差(weighted mean difference,WMD)或标准均数差值(SMD)为合并统计量;②如需分析的指标是二分类变量,可选择比数比(OR)、相对危险度(relative risk,RR)或危险差(risk difference,RD)为合并统计量,用于描述多个研究合并结果。对异质研究资料,采用随机效应模型多使用 D-L 法,即通过增大小样本资料权重,减少大样本资料权重来处理资料间的异质性。但这种处理存在较大风险,故对随机效应模型结论应慎重解释。表 6-17 列出通过 PSA 检测筛查前列腺癌诊断价值荟萃分析中,对同质性资料进行合并统计量处理。

表 6-17 同质性研究资料合并统计量

结果	试验组(千分率)	对照组(千分率)	相对危险度	模型选择
全因死亡	200	198	0.99	固定效应
前列腺癌致死	8	7	0.88	固定效应
诊断为前列腺癌 III 和 IV 期	5	5	0.94	固定效应

(七)结果解释与讨论

荟萃分析目的是帮助患者、医生、卫生管理者和卫生政策制定者进行卫生决策。因此,简洁的结果、慎重的讨论和明确的结论是荟萃分析不可或缺的部分。结果解释可从五个层面叙述：①主要结果总结；②证据总体完整性和适用性；③证据质量；④荟萃分析可能偏移或局限性；⑤与其他研究相同点和不同点及解释。以上五部分讨论可很容易得出正确结论，结论最好分成两方面：①临床实践意义；②临床研究意义。

在对 PSA 检测筛查前列腺癌诊断价值荟萃分析中，研究结果解释与讨论如下：PSA 筛查结果与前列腺癌诊断（RR=1.46，$P < 0.001$）和 Ⅰ 期前列腺癌可能性增加（RR=1.95，P=0.005）具有相关性。PSA 筛查对前列腺癌死亡率（RR=0.88，P=0.25）或总体死亡率（RR=0.99，P=0.44）并无显著影响。所有试验存在 1 个或多个主要方法局限性。没有数据显示 PSA 筛查能影响患者生活质量。很少有数据证实存在与 PSA 筛查有关的潜在危害。因此，来自随机对照试验的现有数据不支持常规检测前列腺特异性抗原筛查前列腺癌。关于 RR 可以表示成暴露组及非暴露组的疾病发生概率之比。这虽很容易理解，但缺点是受非暴露组疾病发生概率的影响太大，为了避免此局限性，对于两个比例的问题可用比数比（OR）性能指标表示，见本章前述"比数比"。

荟萃分析作为一种定量综合既往研究资料方法，成为循证医学的最佳证据之一。但由于荟萃分析属于描述性二次分析，存在混杂偏移、文献报道偏移、分析方法本身的缺陷，在医学实践中应正确认识和合理应用荟萃分析结论。

（程伟志）

参考文献

[1] 丛玉隆, 王前. 临床实验室管理. 2 版. 北京: 中国医药科技出版社, 2010.

[2] 陈耀龙, 姚亮, 杜亮, 等. GRADE 在诊断准确性试验系统评价中应用的原理、方法、挑战及发展趋势. 中国循证医学杂志, 2014, 14(11): 1402-1406.

[3] 康德英, 许能锋. 循证医学. 3 版. 北京: 人民卫生出版社, 2015.

[4] 李艳, 李山. 临床实验室管理学. 3 版. 北京: 人民卫生出版社, 2012.

[5] 李幼平, 李静, 孙鑫, 等. 循证医学在中国的起源与发展: 献给中国循证医学 20 周年. 中国循证医学杂志, 2016, 16(1): 2-6.

[6] 刘鸣. 系统评价、meta- 分析设计与实施方法. 北京: 人民卫生出版社, 2011.

[7] 尚红, 王毓三, 申子瑜. 全国检验操作规程. 4 版. 北京: 人民卫生出版社, 2014.

[8] 四川大学华西医院中国 Cochrane 中心, 兰州大学循证医学中心.《Cochrane 干预措施系统评价手册》中文翻译版. The Translation of Cochrane Handbook for Systematic Reviews of Interventions. (2014-12-01). http://community-archive. cochrane. org/sites/default/files/uploads/handbook/CochraneHandbookChinese. [2016-10-16].

[9] 杨惠, 王成彬. 临床实验室管理. 北京: 人民卫生出版社, 2015.

[10] James O. Westgard. 医学实验室质量控制实践基础. 3 版. 杨卫冲, 译. 上海: 上海科学技术出版社, 2015.

[11] James O. Westgard. 医学实验室方法确认基础. 杨卫冲, 译. 上海: 上海科学技术出版社, 2016.

[12] 中华人民共和国国家卫生和计划生育委员会. 医疗机构临床基因扩增检验实验室管理办法. http://www. nhfpc. gov. cn/zwgkzt/pyzgl1/201012/49981. shtml. [2010-12-06].

[13] 中华人民共和国国家卫生和计划生育委员会. 医疗机构临床基因扩增检验实验室工作导则 http://www. nhfpc. gov. cn/zwgkzt/pyzgl1/201012/49981. shtml. [2010-12-06].

[14] 张俊, 徐志伟, 李克. 诊断性试验 Meta 分析的效应指标评价. 中国循证医学杂志, 2013, 13(7): 890-895.

[15] 郑明华. Meta 分析软件应用与实例解析. 北京: 人民卫生出版社, 2013.

[16] 中国合格评定国家认可委员会. CNAS-CL02 医学实验室质量和能力认可准则. https://www. cnas. org. cn/rkgf/sysrk/jbzz/2015/06/868980. shtml. [2013-11-22].

[17] 中国合格评定国家认可委员会. CNAS-CL03 能力验证提供者认可准则. https://www. cnas. org. cn/rkgf/sysrk/jbzz/2015/06/868978. shtml. [2010-12-31].

[18] 中国合格评定国家认可委员会. CNAS-CL43 医学实验室质量和能力认可准则在临床血液学检验领域的应用说明. https://www. cnas. org. cn/rkgf/sysrk/rkyyzz/2012/09/722829. shtml. [2012-09-13].

[19] 中国合格评定国家认可委员会. CNAS-GL02 能力验证结果的统计处理和能力评价指南. https://www.

cnas. org. cn/rkgf/sysrk/rkzn/2015/06/868968. shtml. [2014-09-15].

[20] 中国合格评定国家认可委员会. CNAS-GL39 化学分析实验室内部质量控制指南—控制图的应用. https://www. cnas. org. cn/rkgf/sysrk/rkzn/2016/03/874858. shtml. [2016-03-01].

[21] 中国合格评定国家认可委员会. CNAS-TRL-001 医学实验室 __ 测量不确定度的评定与表达. https://www. cnas. org. cn/rkgf/sysrk/jsbg/2012/11/722858. shtml. [2012-11-08].

[22] 中国国家标准化管理委员会. GB/T 28043 利用实验室间比对进行能力验证的统计方法. http://www. gb688. cn/bzgk/gb/newGbInfo? hcno=A04F780E7718C5D8D0C28424F1ABC313. [2011-10-31].

[23] 中华人民共和国卫生部. WS/T 348 尿液标本的收集及处理指南. http://www. nhfpc. gov.cn/zhuz/s9492/201110/53170. shtml. [2011-09-30].

[24] 中华人民共和国卫生部. WS/T 356 基质效应与互通性评估指南. http://www. nhfpc. gov.cn/zhuz/s9492/201112/53782. shtml. [2011-12-14].

[25] 中华人民共和国卫生部. WS/T 359 血浆凝固实验血液标本的采集及处理指南. http://www. nhfpc. gov. cn/zhuz/s9492/201112/53787. shtml. [2011-12-14].

[26] 中华人民共和国卫生部. WS/T 403 临床生物化学检验常规项目分析质量指标. http://www. nhfpc. gov. cn/zhuz/s9492/201301/c8dd48222ab14387a6503667be78bec3. shtml. [2012-12-25].

[27] 中华人民共和国卫生部. WS/T 406 临床血液学检验常规项目分析质量要求. http://www.nhfpc. gov. cn/zhuz/s9492/201301/c9746a6f2093456f9430045db01b1175. shtml. [2012-12-25].

[28] 中华人民共和国卫生部. WS/T 407 医疗机构内定量检验结果的可比性验证指南. http://www. nhfpc. gov. cn/zhuz/s9492/201301/6cdf57d92f6a4250847ba532df5ed488. shtml. [2012-12-25].

[29] 中华人民共和国国家卫生和计划生育委员会. WS/T 442 临床实验室生物安全指南. http://www. nhfpc. gov. cn/zhuz/s9492/201407/e3bfedb945e44cdf92abcc0811dbae9d. shtml. [2014-07-03].

[30] 中华人民共和国国家卫生和计划生育委员会. WS/T 496 临床实验室质量指标. http://www. nhfpc. gov. cn/zhuz/s9492/201702/93f8eb60e0f34fc896af74f13ac53562. shtml. [2017-01-15].

[31] Armbruster D. Metrological traceability of assays and comparability of patient test results. Clin Lab Med, 2017, 37(1): 119-135.

[32] Clinical and Laboratory Standards Institute. C24-A4 Statistical Quality Control for Quantitative Measurement Procedures. https://clsi. org/standards/products/clinical-chemistry-and-toxicology/documents/c24/. [2016-09-29].

[33] Clinical and Laboratory Standards Institute. EP17-A2 Evaluation of Detection Capability for Clinical Laboratory Measurement Procedures. https://clsi. org/standards/products/method-evaluation/documents/ep17/. [2012-06-18].

[34] Clinical and Laboratory Standards Institute. EP24-A2 Assessment of the Diagnostic Accuracy of Laboratory Tests Using Receiver Operating Characteristic Curves. https://clsi. org/standards/products/method-evaluation/documents/ep24/. [2011-11-30].

[35] Clinical and Laboratory Standards Institute. EP28-A3c Defining, Establishing, and Verifying Reference Intervals in the Clinical Laboratory. https://clsi. org/standards/products/method-evaluation/documents/ep28/. [2010-10-19].

[36] Clinical and Laboratory Standards Institute. EP31-A Verification of Comparability of Patient Results Within One Health Care System. https://clsi. org/standards/products/method-evaluation/documents/ep31/. [2012-08-22].

[37] Clinical and Laboratory Standards Institute. QMS13-A Quality management system: equipment. https://clsi.

org/standards/products/quality-management-systems/documents/qms13/. [2011-08-22].

[38] Clinical and Laboratory Standards Institute. MM19-A Establishing Molecular Testing in Clinical Laboratory Environments. https: //clsi. org/standards/products/molecular-methods/documents/mm19/. [2011-11-30].

[39] Clinical and Laboratory Standards Institute. QMS01-A4 Quality Management System A Model for Laboratory Services. https: //clsi. org/standards/products/quality-management-systems/documents/qms01/. [2011-06-30].

[40] Fritsma GA, McGlasson D. Quick guide to laboratory statistics and quality control. Washington: AACC press, 2012.

[41] Institute of Medicine. Finding What Works in Health Care: Standards for Systematic Reviews. Washington, DC: The National Academies Press, 2011.

[42] International Organization for Standardization. ISO/TS 20658 Medical laboratory examinations—Requirements for collection, transport, receipt and handling of samples. 2016.

[43] Kinkus CA, Laposata M. Laboratory management: quality in laboratory diagnosis. New York: Demos Medical Publishing, 2012.

[44] Louie KS, Seigneurin A, Cathcart P, et al. Do prostate cancer risk models improve the predictive accuracy of PSA screening? A meta-analysis. Annals of Oncology. 2015, 26, 848-864.

[45] McPherson RA, Pincus MR. Henry's clinical diagnosis and management by laboratory methods. 23rd ed. St. Louis, Missouri: Elsevier, 2017.

[46] Pang R. A Practical Guide to Internal Quality Control (IQC) for Quantitative Tests in Medical Laboratories (Version 2. 0). Hong Kong: Hong Kong Association of Medical Laboratories Ltd, 2015.

[47] 朱一丹,李会娟,武阳丰. 诊断准确性研究报告规范(STARD)2015 介绍与解读. 中国循证医学杂志. 2016, 16(6): 730~735.

[48] Bossuyt PM, Reitsma JB, Bruns DE, et al. STARD 2015: An Updated List of Essential Items for Reporting Diagnostic Accuracy Studies. Clinical Chemistry. 2015; 61(12): 1446-1452.

[49] Westgard JO. Historical Perspective on Laboratory QC: Where we've been and where we're going!. https: // www. westgard. com/history-and-future-of-qc. htm. [2011-09-17].

[50] WHO, CLSI. Supplement to the laboratory quality management system training toolkit, Module 16-Documents and records. (2013). http://www. who. int/ihr/training/laboratory_quality/Quality_Manual_template. doc? ua=1. [2016-9-27].

[51] WHO. Tuberculosis Laboratory Biosafety Manual. Geneva: WHO Press, 2012.

[52] WHO. Laboratory quality management system handbook. Geneva: WHO Press, 2011.

中英文名词对照索引

H

J

K

L

M

N

O

P

W

X

Y